Kognitiv-psychoedukative Therapie zur Bewältigung von Depressionen

Kognitiv-psychoedukative Therapie zur Bewältigung von Depressionen

Kognitiv-psychoedukative Therapie zur Bewältigung von Depressionen

Ein Therapiemanual

von

Annette Schaub, Elisabeth Roth
und Ulrich Goldmann

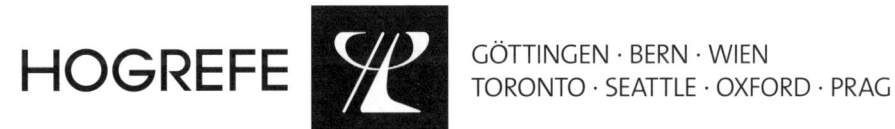

HOGREFE   GÖTTINGEN · BERN · WIEN
TORONTO · SEATTLE · OXFORD · PRAG

Dr. phil. Annette Schaub, geb. 1958. 1977-1984 Studium der Psychologie in Mainz und Bonn. 1992 Promotion. 1984-1991 Wissenschaftliche Assistentin an der Psychiatrischen Universitätsklinik Bonn und 1993-1996 an der Psychiatrischen Universitätsklinik in Bern. Ausbildung zur Verhaltens- und Familientherapeutin; Supervisorin. 1992 Tätigkeit bei verschiedenen Forschungsprojekten an der University of California, Los Angeles, sowie an dem Eastern Pennsylvania Institute, Philadelphia. Seit 1995 Wissenschaftliche Assistentin und seit 1997 leitende Diplom-Psychologin an der Klinik für Psychiatrie und Psychotherapie der Ludwig-Maximilians-Universität München.

Dipl.-Psych. Elisabeth Roth, geb. 1967. 1990-1996 Studium der Psychologie in Trier. 1997 Tätigkeit in einer Fachklinik für Abhängigkeitserkrankungen. 1998-2000 im Bereich Personalauswahl und -entwicklung sowie im Bereich Psychotraumatologie tätig. 2000-2004 Mitarbeiterin an der Klinik für Psychiatrie und Psychotherapie der Ludwig-Maximilians-Universität München. 1998-2003 Weiterbildung zur Psychologischen Psychotherapeutin und seither in freier Praxis tätig.

Dipl.-Psych. Ulrich Goldmann, geb. 1963. 1988-1998 Studium der Philosophie und Psychologie in München. Seit 1998 Wissenschaftlicher Mitarbeiter in der Abteilung für Klinische Psychologie an der Ludwig-Maximilians-Universität München und seit 2004 stellvertretender Leiter der psychotherapeutischen Hochschulambulanz. 1998-2004 forschend und klinisch-therapeutisch an der Klinik für Psychiatrie und Psychotherapie der Ludwig-Maximilians-Universität München tätig. 2004 Approbation zum Psychologischen Psychotherapeuten.

Bibliografische Information der Deutschen Nationalbibliothek

Die Deutsche Nationalbibliothek verzeichnet diese Publikation in der Deutschen Nationalbibliografie; detaillierte bibliografische Daten sind im Internet über http://dnb.d-nb.de abrufbar.

© 2006 Hogrefe Verlag GmbH & Co. KG
Göttingen · Bern · Wien · Toronto · Seattle · Oxford · Prag
Rohnsweg 25, 37085 Göttingen

http://www.hogrefe.de
Aktuelle Informationen · Weitere Titel zum Thema · Ergänzende Materialien

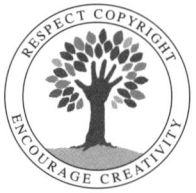
Satz: Beate Hautsch, Göttingen
Gesamtherstellung: Hubert & Co, Göttingen
Printed in Germany
Auf säurefreiem Papier gedruckt

ISBN-10: 3-8017-1999-5
ISBN-13: 978-3-8017-1999-9

Inhaltsverzeichnis

CD-ROM

Die CD-ROM enthält PDF-Dateien aller Arbeitsmaterialien, die zur Durchführung der Gruppentherapie (Flipcharts und Teilnehmermaterialien), der Einzeltherapie (Arbeitsmaterialien) sowie der Angehörigengruppen (Flipcharts und Teilnehmermaterialien) verwendet werden können.

Die PDF-Dateien können mit dem Programm Acrobat® Reader (eine kostenlose Version ist unter www.adobe.com/products/acrobat erhältlich) gelesen und ausgedruckt werden.

Geleitwort

Ein großer Teil an Depressionen erkrankter Menschen muss phasenweise auch stationär in einer Klinik behandelt werden. Meist sind es die Heftigkeit der Erkrankung, das Vorliegen von Selbstverletzungstendenzen oder ein schwer zu behandelnder Verlauf, die einen Klinikaufenthalt erforderlich machen. Heute ist die stationäre Behandlung jedoch in der Regel von kurzer Dauer und übersteigt selten 10 Wochen. Diese gegenüber früher effiziente und patientengerechte Therapie wurde möglich, weil heute bei der stationären Depressionsbehandlung verschiedene Behandlungskomponenten wie Medikamente, Bewegungs- und Gestaltungstherapie, Sozio- und vor allem Psychotherapie eingesetzt werden.

Werden im ambulanten Rahmen die antidepressive Medikation bzw. die Psychotherapie selten kombiniert bzw. ergänzend eingesetzt, so bestimmt in der Klinik die Kombinationsbehandlung das Vorgehen. Unter den Psychotherapien hat die kognitive Verhaltenstherapie sicherlich die beste wissenschaftliche Absicherung erfahren (De Jong-Meyer, R., Hautzinger, M. Kühner, C. & Schramm, E. (2005), Leitlinien: Psychotherapie affektiver Störungen, Deutsche Gesellschaft für Psychologie; http://www.klinische-psychologie-psychotherapie.de). Doch bestimmen dabei die Studien an und mit ambulanten depressiven Patienten das Bild.

Es war daher nahe liegend, dass im Rahmen des „Kompetenznetzes Depression und Suizidalität" (http://www.kompetenznetz-depression.de) eine Studie zur stationären (Gruppen-)Psychotherapie durchgeführt werden sollte. Das Ergebnis dieser Studie liegt nun mit diesem Therapiehandbuch vor. Darin werden vor allem konkrete Vorgehensweisen, die Ausgestaltung der insgesamt 12 Gruppensitzungen und der Umgang mit schwierigen Situationen beschrieben. Besonders hervorzuheben ist der ergänzende und bislang kaum beachtete Aspekt der Arbeit mit Angehörigen, wozu hier sogar ein eigenes Gruppenkonzept samt aller Materialien und Hilfsmittel vorgelegt wird.

Diese Therapieanleitung zur stationären Psychotherapie der komplizierten, komorbiden, oft chronischen Depressionen ist daher eine echte Bereicherung. Sie baut auf den erfolgreichen ambulanten Konzepten der kognitiven Verhaltenstherapie auf (vgl. Hautzinger, M., 2003, Kognitive Verhaltenstherapie bei Depressionen, 6. Auflage. Beltz/PVU, Weinheim) und ergänzt und erweitert den Ansatz für die Besonderheit der Klinikbedingungen. Damit wird auch gewährleistet, dass eine meist erforderliche ambulante Fortführung der Psychotherapie nach der Klinikentlassung gelingt. Der Therapieansatz wird nicht nur beschrieben, sondern es werden auch die empirischen Evidenzen zugunsten dieser Behandlung berichtet. Also insgesamt ein wichtiger, hilfreicher Beitrag zu einer evidenzbasierten, wissenschaftlich begründeten Depressionstherapie. Was will man mehr? Diesem wichtigen, ergänzenden Beitrag zur Depressionsbehandlung ist eine breite Akzeptanz und Anwendung zu wünschen.

Tübingen, im Februar 2006   Martin Hautzinger

Vorwort der Autoren

Dieses Buch will den Leser anhand des detailliert beschriebenen Behandlungsmanuals ermutigen, sich bei depressiven Patienten und ihren Angehörigen im stationären sowie im ambulanten Bereich therapeutisch zu engagieren. Das Manual basiert auf einer kombiniert pharmakologisch-psychotherapeutischen Behandlung. Es werden psychoedukative und kognitiv-behaviorale Ansätze in ein Behandlungskonzept zusammengefasst, da diese Ansätze vielversprechend erscheinen. Dies gilt sowohl hinsichtlich der Bereitschaft zur Mitarbeit der Patienten bei der pharmakologischen und psychotherapeutischen Behandlung als auch hinsichtlich des Krankheitsverlaufs bei depressiven Erkrankungen. Den Betroffenen werden Möglichkeiten aufgezeigt, wie sie ihre Erkrankung beeinflussen können, was wiederum zu einer größeren Selbstakzeptanz und Hoffnung beiträgt.

Das vorliegende Buch beruht auf den Erfahrungen mit stationären und ehemals stationären Patienten, die im Rahmen einer Evaluationsstudie an einer Gruppen- und Einzelintervention teilgenommen haben. Diese vom Bundesministerium für Bildung und Forschung (BMBF) geförderte Studie („Einfluss von Psychoedukation und Krankheitsbewältigung auf die Compliance und den Krankheitsverlauf bei Patienten mit depressiven Störungen", BMBF-FKZ 01 GI 9919; ab 2002: FKZ 01 GI 0219) wurde 1999 bis 2005 an der Klinik für Psychiatrie und Psychotherapie der Ludwig-Maximilians-Universität München (Projektleitung: A. Schaub) durchgeführt. Die Studie war in den Förderschwerpunkt „Kompetenznetze in der Medizin", und zwar in das Kompetenznetz Depression-Suizidalität (Antragsteller: H.-J. Möller, F. Holsboer & U. Hegerl) eingebettet. Übergreifendes Ziel dieser Studie ist die Entwicklung spezifischer und effizienter psychotherapeutischer Interventionen für depressive stationäre Patienten zur Verbesserung ihrer Behandlungscompliance und zur Stabilisierung einer akuten Depression. Weitere Ziele beziehen sich auf den angemessenen Umgang mit Anzeichen einer beginnenden Depression bei ambulanten Patienten und die Prävention einer weiteren Chronifizierung. Nach Ende der Förderung wurde die Gruppenintervention fest in die stationäre Versorgung integriert.

Die Studie orientiert sich am Leitgedanken einer randomisierten Effectiveness-Studie. Dieses Behandlungskonzept wird unter Bedingungen der Routineversorgung eingesetzt, um die Generalisierbarkeit der Ergebnisse zu gewährleisten. Es wird geprüft, ob Patienten mit einer kombiniert psychopharmakologisch-psychotherapeutischen Behandlung im Hinblick auf kurz- und mittelfristige Zielgrößen wie hinreichende Informiertheit über die Krankheit, Mitarbeitsbereitschaft mit der pharmakologischen Behandlung, Strategien zur Belastungs- und Krankheitsverarbeitung sowie Aspekte des Selbstkonzeptes besser abschneiden als Patienten der psychiatrischen Standardversorgung. Längerfristige Zielgrößen beziehen sich auf die soziale Anpassung, die Lebenszufriedenheit und den Krankheitsverlauf. Merk- und Gedächnisleistungen sowie subjektive Krankheitskonzepte werden als Prädiktoren einer optimalen Therapiepassung analysiert. Die ersten Ergebnisse dieser Studie belegen, dass schwer depressiv erkrankte Patienten (HAMD > 22) hinsichtlich ihres Selbstwertes und ihrer Problemlösefähigkeit stärker von einer kombinierten Behandlung profitieren als Patienten der Standardversorgung. Dieses Ergebnis stimmt mit aktuellen Studien überein, denen zufolge kombinierte Behandlungsansätze einem rein psychotherapeutischen oder rein psychopharmakologischen Vorgehen überlegen sind.

Das Buch setzt sich aus zwei Teilen zusammen: Der theoretische Teil gibt einen Überblick über das Krankheitsbild, Diagnostik, Ätiologie, Epidemiologie und Therapieforschung. Der praktische Teil umfasst umfangreiche und detaillierte Handlungsanleitungen und Materialien für die therapeutische Arbeit mit den Patienten und ihren Angehörigen. Dieses strukturierte Manual umfasst kognitiv-verhaltenstherapeutische Behandlungselemente, die ihre Effizienz bereits in Therapiestudien bestätigt haben:
- Psychoedukation über die Erkrankung und ihre Behandlungsmöglichkeiten zur Förderung eines funktionalen Krankheitsmodells, anhand dessen der Patient seine Einflussmöglichkeiten erkennen sowie mit der pharmakologischen Behandlung kooperieren kann,
- das Erkennen und der angemessene Umgang mit Frühwarnsignalen zur Rezidivprophylaxe,
- das Einüben von Strategien (wie Aktivitätenaufbau und kognitive Umstrukturierung), um die für die unipolare Störung typischen Symptome besser bewältigen zu können,
- Sensibilisierung für unangemessene Krankheitskonzepte sowie dysfunktionale Lebensstile

durch das Erkennen der zu Grunde liegenden Grundüberzeugungen als Rückfallschutz,
- die Mitarbeit der Angehörigen, denen Gelegenheit zu entlastenden Gesprächen und einem vertieften Krankheitsverständnis gegeben wird.

Alle benötigten Materialien können von der CD-ROM zum sofortigen Gebrauch ausgedruckt werden. Aus Gründen der besseren Lesbarkeit sprechen wir im Text von Betroffenen, Patienten, Gruppenteilnehmern, Therapeuten und Ärzten nur in der maskulinen Form. Selbstverständlich sind jeweils auch weibliche Betroffene, Patientinnen, Gruppenteilnehmerinnen, Therapeutinnen und Ärztinnen eingeschlossen.

Die therapeutischen Bausteine sind vom Therapeuten flexibel zu handhaben und jeweils auf den einzelnen Klienten bzw. auf den Entwicklungsprozess der Gruppe abzustimmen. Der therapeutische Leitfaden ist für die Einzel- und Gruppentherapie im ambulanten sowie im stationären Setting geeignet. Um den persönlichen Entscheidungs- und Handlungsspielraum des Patienten so weit wie möglich zu vergrößern und den Einfluss des Therapeuten und anderer Autoritätspersonen zu verringern, wird der Selbsthilfe besonders große Bedeutung beigemessen und der Patient als Experte seiner Erkrankung ernstgenommen.

Unser herzlicher Dank gilt den Teilnehmern der kognitiv-psychoedukativen Gruppen sowie der Angehörigengruppen, die uns einen Einblick in ihr Schicksal gewährt haben. Ihre Offenheit, Gesprächsbereitschaft und engagierte Mitarbeit haben dieses Manual erst ermöglicht.

Dem Bundesministerium für Bildung und Forschung (BMBF) danken wir herzlich für die finanzielle Unterstützung im Rahmen des Förderschwerpunktes „Kompetenznetze in der Medizin". Unser Dank gilt auch dem Pharmakonzern Smith Kline Beecham, der durch seine finanzielle Unterstützung unsere Implementierungsstudie ermöglichte. Herrn Prof. Dr. Hans-Jürgen Möller, dem Direktor der Klinik für Psychiatrie und Psychotherapie der Ludwig-Maximilians-Universität München, und Herrn Prof. Dr. Ulrich Hegerl, dem Oberarzt der auf depressive Störungen spezialisierten Station (C1), möchten wir für ihr Interesse an der Durchführung der kognitiv-psychoedukativen Gruppen für unipolare Patienten danken.

Wir danken Frau Dipl.-Psych. Marketa Charypar für ihren unermüdlichen Einsatz bei der Rekru-tierung der Patienten und Verwaltung der Daten, Frau Dipl.-Psych. Jana Kopinke für die Dateneingabe und Recherche von Patientendaten sowie das Korrekturlesen des Manuals, Frau Dipl.-Psych. Christine Ott für die Hilfe bei der Evaluation der Angehörigengruppen und Frau Dipl.-Psych. Barbara Wiese für die Ausarbeitung des ersten Leitfadens für die Durchführung von Angehörigengruppen. Die Mitarbeiter der Station C1 haben durch die Bereitstellung von Räumlichkeiten zur Etablierung der stationsinternen Gruppen beigetragen, die dann im weiteren Verlauf stationsübergreifend stattfanden. Für die Durchführung und Mitgestaltung von kognitiv-psychoedukativen Gruppen mit unipolaren Patienten und für inhaltliche Anregungen zur Manualgestaltung bedanken wir uns besonders bei Frau Dr. Dr. med. Gaby Stotz und Frau Dipl.-Psych. Johanna Graf. Unser Dank gilt auch Frau Dipl.-Psych. Jutta Arzt, Frau Dipl.-Psych. Seher Asar, Herrn Dipl.-Psych. Lars Auszra, Herrn Dipl.-Psych. Martin Beer, Herrn Dr. med. Thomas Baghai, Herrn Dipl.-Psych. Stefan Duschek, Herrn Dr. med. Peter Dobmeier, Frau Dr. med. Anette Douhet, Frau Dr. med. Sigrid Ehrentraut, Frau Dipl.-Psych. Diane Ernst, Frau Dr. med. Daniela Eser, Herrn Dipl.-Psych. Michael Fetscher, Frau Dipl.-Psych. Martina Haimerl, Frau Dr. med. Elisabeth Hofschuster, Herrn Dr. med. Markus Jäger, Frau Dipl.-Psych. Susanne Kaff, Herrn Dr. med. Florian Müller-Siecheneder, Herrn Dr. med. Patrick Mickaiel, Frau Dr. med. Gabriela Neundörfer, Frau Dipl.-Psych. Regina Roeder, Frau Dr. med. Gisela Schmitt, Frau Dr. med. Konstanze Schorr, Herrn Dr. med. Cornelius Schüle, Herrn Dipl.-Psych. Michael Simon, Herrn Dipl.-Psych. Zoltan Stiftl, Frau Dr. med. Bettina Täschner, Herrn Dipl.-Psych. Gerd Unterholzner, Frau Dr. med. Ulrike Wegner und Frau Dipl.-Psych. Brigitte Wolf. Herrn Prof. Manfred Ackenheil und Herrn Dr. Markus Schwarz danken wir für die freundliche Unterstützung bei der Kontrolle der Plasmaspiegel.

Für die Durchführung und Validierung der einzeltherapeutischen Interventionen danken wir ganz besonders Frau Dipl.-Psych. Susanne Amann, Frau Dipl.-Psych. Claudia Beyer, Frau Dipl.-Psych. Eva Hoch, Frau Dipl.-Psych. Mariella Karsten, Frau Dipl.-Psych. Petra Kümmler, Frau Dipl.-Psych. Monika Kulzer, Frau Dipl.-Psych. Anke Neusser, Frau Dipl.-Psych. Marion Kramer-Rosenzweig, Frau Dipl.-Psych. Ann-Kathrin Schmidt, Frau Dipl.-Psych. Ingrid Scholler, Frau Dipl.-Psych. Ursula Sedlmayer, Frau Dipl.-Psych. Karin Welsch und Frau Dipl.-Psych. Karin Wilke. Mit Ausnahme der vom BMBF geförderten drei Psychologen, einer Hilfskraft und meiner Person (A. Schaub) waren alle Psychologen auf einer unbezahlten Basis im Rahmen ihres einjährigen Praktikums für ihre Psychotherapieausbildung tätig.

Den Nutzern des Manuals wünschen wir viel Freude und Erfolg bei der Durchführung der kogni-tiv-psychoedukativen Gruppen sowie bei der Anwendung von Bausteinen und Materialien in der Einzeltherapie. Wir sind sehr an Ihren Erfahrungen mit der Umsetzung des Konzepts interessiert und freuen uns über Ihre Rückmeldungen.

München, im Januar 2006   Annette Schaub
                                            Elisabeth Roth
                                            Ulrich Goldmann

Kapitel 1

Störungsbild Depression

Das Erscheinungsbild depressiver Störungen ist zunächst durch das Leitsymptom der depressiven Verstimmung geprägt. Der Terminus „Depression" leitet sich vom lateinischen Wort „deprimere" (herunterdrücken, niederdrücken) ab. Die Verstimmung kann unterschiedliche, auch wechselnde Qualitäten wie Niedergeschlagenheit, traurige und ängstliche Gefühlszustände bis hin zur Panik, ein Gefühl der Leere, Gereiztheit, Missmut oder Desinteressiertheit aufweisen. Auch Gefühle der Hilflosigkeit, der Resignation, Erschöpfung, Verzweiflung, Hoffnungs- und Ausweglosigkeit können auftreten. Das physiologische Erregungsniveau kann erniedrigt oder gesteigert sein. Unter Depression leidende Menschen können einen gebremsten, gehemmten und sehr inaktiven Eindruck machen, während andere sehr unruhig, äußerlich ständig in Bewegung sind und sich nicht stillhalten können („agitierte Depression"). Die Extremausprägungen können vom depressiven Stupor (völlige Inaktivität und fehlende Reaktionen auf Reize aus der Außenwelt) bis hin zu panikartigen Angstzuständen reichen. Ebenso unterschiedlich kann das Interaktionsverhalten sein: Manche Depressive suchen sehr stark den Kontakt zu anderen Menschen, dem Pflegepersonal und dem Behandler, wollen sich aussprechen, ihr Leid klagen, wünschen oder fordern Rückversicherung und Unterstützung. Andere wiederum sind weitgehend oder völlig in sich zurückgezogen, meiden den Kontakt zu allen anderen Menschen und reagieren im Extremfall auch nicht mehr, wenn man auf sie zugeht. Die Symptomatik kann einen weiten Bereich von Beeinträchtigungen auf verschiedenen Ebenen (emotional, kognitiv, verhaltensmäßig, somatisch-körperlich) umfassen. Das Leitsymptom muss nicht in jedem Fall im Vordergrund stehen, so dass die Gefahr einer Fehldiagnose durchaus gegeben ist. Die Tatsache, dass nicht wenige Depressionen eher eine ängstlich-agitierte Symptomatik aufweisen, kann bei nicht hinreichend genauer Diagnostik zu einer Fehldiagnose – etwa einer Panikstörung – führen. Affektive Störungen insgesamt können vom Stimmungs- und Krankheitsverlauf her unterschiedliche Ausprägungen annehmen (vgl. Abb. 1).

Diese grundsätzliche Unterscheidung zeigt sich auch in den Diagnosesystemen DSM-IV (Diagnostic and Statistical Manual of Mental Disorders; Saß, Wittchen, Zaudig & Houben, 2003) und ICD-

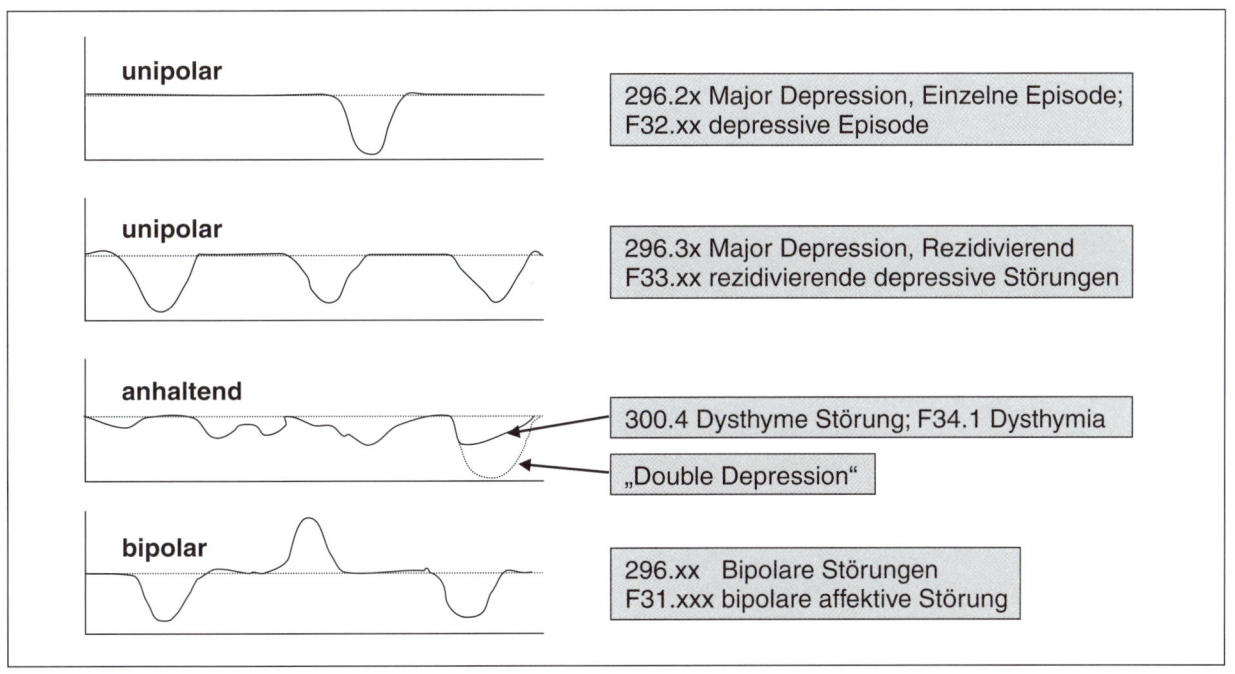

Abbildung 1: Verlaufsformen affektiver Störungen

10 (International Classification of Diseases; Dilling, Mombour & Schmidt, 2000). Alle folgenden Ausführungen beziehen sich auf die unipolare Depression und ansatzweise auf die Dysthymia, soweit diese neben einer aktuellen depressiven Phase besteht. Oft treten vor oder während einer Depression weitere Symptome wie Substanzmissbrauch, Angsterkrankungen, Zwänge auf, oder es sind gleichzeitig weitere Störungen auf der Achse I (klinische Störungen) oder II (Persönlichkeitsstörungen) des DSM-IV vorhanden. Weitere Informationen dazu finden sich in den Abschnitten „Komorbiditäten" und „Differenzialdiagnose" sowie in einigen Abschnitten des Therapiemanuals. Komorbiditäten haben oft eine große Bedeutung für die Behandlung und den Verlauf von Depressionen und können auch zu Fehldiagnosen bzw. dem Übersehen einer depressiven Störung führen, wenn etwa die Angstsymptomatik zeitweise imponiert.

Kapitel 2

Klassifikation und Diagnostik

2.1 Diagnostische Kriterien

Früher wurden die Formen der Depression nach ätiologischen Gesichtspunkten unterschieden. So sprach man von endogener, neurotischer oder reaktiver Depression. Generell wurde diese Einteilung in den modernen Diagnosemanualen aufgegeben, da die Forschung die in den Bezeichnungen enthaltenen ätiologischen Annahmen nicht bestätigen konnte. Nach der Logik der Diagnosesysteme DSM und ICD werden ungesicherte ätiologische Annahmen nicht in der nosologischen Unterteilung der Störungsbilder aufgegriffen, sondern die Unterscheidung erfolgt durch phänomenologische Beschreibung, d. h. nach Vorhandensein und Schweregrad der Symptome. Nicht wenige psychiatrische Lehrbücher reproduzieren jedoch auch heute noch die eingangs erwähnte einfache Unterteilung. Diese suggeriert, man habe es mit unterschiedlichen, jeweils monokausal bedingten Unterformen zu tun; dies ist nicht nur wissenschaftlich unhaltbar, sondern behindert auch integratives Denken bzw. die Formulierung eines integrativen Störungsmodells, das gerade für eine Kombinationsbehandlung notwendig ist.

Heute geht man von multifaktoriellen Entstehungsmodellen unterschiedlicher Ausprägung und Komplexität aus, was im Kapitel 4 detailliert ausgeführt wird.

2.1.1 DSM-IV

Die diagnostischen Kriterien im DSM-IV sind im Vergleich zu früheren Klassifikationen stringenter formuliert und die Entscheidungsfindung ist vollständiger und genauer beschrieben. Im DSM-IV ist eine einzelne Episode per se nicht diagnostizierbar (hat also keinen eigenen diagnostischen Code); sie dient vielmehr als Teilelement der eigentlichen Diagnose. Das Vorliegen einer *depressiven Episode* ist somit notwendige, aber noch nicht hinreichende Voraussetzung für die codierbare Störung *Major Depression*. Auch eine einzelne (bzw. die erste) Episode wird als „Major Depression, depressive Episode" bezeichnet. Die ersten drei Ziffern der DSM-IV-Codierung für die Major Depression lauten 296. Eine einzelne Episode wird mit .2 an vierter Stelle verschlüsselt, also 296.2. Handelt es sich um eine rezidivierende Depression, ist die Codierung an vierter Stelle .3. Die Symptome und Bedingungen, die laut DSM-IV vorhanden sein müssen, damit die Kriterien für eine *depressive Episode* erfüllt sind, finden Sie auf der folgenden Seite.

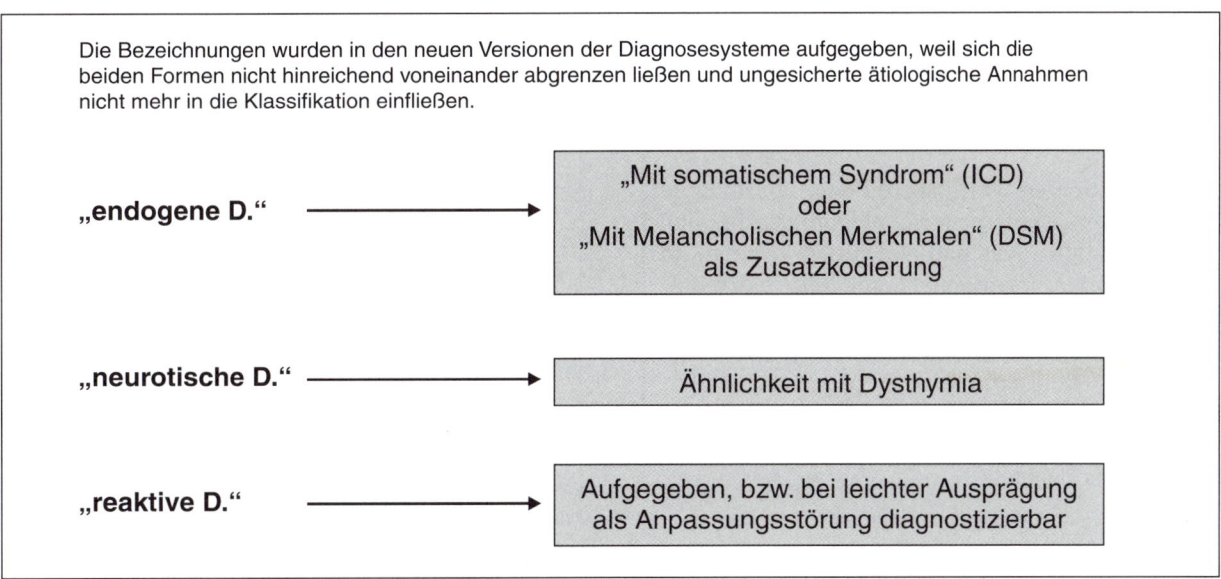

Die Bezeichnungen wurden in den neuen Versionen der Diagnosesysteme aufgegeben, weil sich die beiden Formen nicht hinreichend voneinander abgrenzen ließen und ungesicherte ätiologische Annahmen nicht mehr in die Klassifikation einfließen.

„endogene D." ⟶ „Mit somatischem Syndrom" (ICD) oder „Mit Melancholischen Merkmalen" (DSM) als Zusatzkodierung

„neurotische D." ⟶ Ähnlichkeit mit Dysthymia

„reaktive D." ⟶ Aufgegeben, bzw. bei leichter Ausprägung als Anpassungsstörung diagnostizierbar

Abbildung 2: Was ist aus der endogenen, der reaktiven und der neurotischen Depression geworden?

**Kriterien für eine Episode einer
Major Depression nach DSM-IV
(Saß et al., 2003, S.406 f.):**

A. Mindestens fünf der folgenden Symptome bestehen während derselben Zwei-Wochen-Periode und stellen eine Änderung gegenüber der vorher bestehenden Leistungsfähigkeit dar; mindestens eines der Symptome ist entweder (1) Depressive Verstimmung oder (2) Verlust an Interesse oder Freude. Beachte: Auszuschließen sind Symptome, die eindeutig durch einen medizinischen Krankheitsfaktor, stimmungsinkongruenten Wahn oder Halluzinationen bedingt sind.

1. Depressive Verstimmung an fast allen Tagen, für die meiste Zeit des Tages, vom Betroffenen selbst berichtet oder von anderen beobachtet. (Beachte: kann bei Kindern und Jugendlichen auch reizbare Verstimmung sein.)

2. Deutlich vermindertes Interesse oder Freude an allen oder fast allen Aktivitäten, an fast allen Tagen, für die meiste Zeit des Tages (entweder nach subjektivem Ermessen oder von anderen beobachtet).

3. Deutlicher Gewichtsverlust ohne Diät oder Gewichtszunahme (mehr als 5 % des Körpergewichtes in einem Monat); oder verminderter oder gesteigerter Appetit an fast allen Tagen. Beachte: Bei Kindern ist das Ausbleiben der zu erwartenden Gewichtszunahme zu berücksichtigen.

4. Schlaflosigkeit oder vermehrter Schlaf an fast allen Tagen.

5. Psychomotorische Unruhe oder Verlangsamung an fast allen Tagen (durch andere beobachtbar, nicht nur das subjektive Gefühl von Rastlosigkeit oder Verlangsamung).

6. Müdigkeit oder Energieverlust an fast allen Tagen.

7. Gefühle von Wertlosigkeit oder übermäßige oder unangemessene Schuldgefühle (die auch wahnhaftes Ausmaß annehmen können) an fast allen Tagen (nicht nur Selbstvorwürfe oder Schuldgefühle wegen des Krankseins).

8. Verminderte Fähigkeit zu denken oder sich zu konzentrieren oder verringerte Entscheidungsfähigkeit an fast allen Tagen (entweder nach subjektivem Ermessen oder von anderen beobachtet).

9. Wiederkehrende Gedanken an den Tod (nicht nur Angst vor dem Sterben), wiederkehrende Suizidvorstellungen ohne genauen Plan, tatsächlicher Suizidversuch oder genaue Planung eines Suizids.

B. Die Symptome erfüllen nicht die Kriterien einer Gemischten Episode[1]

C. Die Symptome verursachen in klinisch bedeutsamer Weise Leiden oder Beeinträchtigungen in sozialen, beruflichen oder anderen wichtigen Funktionsbereichen.

D. Die Symptome gehen nicht auf die direkte körperliche Wirkung einer Substanz oder eines medizinischen Krankheitsfaktors zurück.

E. Die Symptome können nicht besser durch Einfache Trauer erklärt werden, d.h. nach dem Verlust einer geliebten Person dauern die Symptome länger als zwei Monate an oder sie sind durch deutliche Funktionsbeeinträchtigungen, krankhafte Wertlosigkeitsvorstellungen, Suizidgedanken, psychotische Symptome oder psychomotorische Verlangsamung charakterisiert.

Wenn diese Voraussetzungen vorliegen, ist nach DSM-IV eine depressive Episode vorhanden, die jedoch, wie schon erwähnt, nicht eigenständig codierbar ist. Erst wenn weitere Bedingungen hinzutreten, kann man die Diagnose „Major Depression, einzelne Episode" stellen:

**Kriterien für eine Major Depression,
einzelne Episode nach DSM-IV
(Saß et al., 2003, S. 426):**

A. Vorhandensein einer einzelnen Episode einer Major Depression.

B. Die Episode einer Major Depression kann nicht durch eine Schizoaffektive Störung besser erklärt werden und überlagert nicht eine Schizophrenie, Schizophreniforme Störung, Wahnhafte Störung oder Psychotische Störung.

C. In der Anamnese gab es niemals eine Manische, eine Gemischte Episode oder eine Hypomane Episode. Beachte: Dieser Ausschluss gilt nicht, wenn alle einer Manischen, Gemischten oder Hypomanen Episode ähnlichen Symptombilder substanz- oder behandlungsinduziert oder die direkte Folge eines medizinischen Krankheitsfaktors waren.

---

[1] Die Kriterien für sowohl eine Manische Episode (siehe DSM-IV) als auch eine Episode einer Major Depression sind fast täglich über einen mindestens einwöchigen Zeitraum erfüllt. Weitere Bedingungen für das Vorliegen einer Gemischten Episode siehe DSM-IV.

Zu beachten ist, dass folgende Zusatzmerkmale an fünfter Stelle codiert werden können (zur genaueren Erläuterung s. Saß et al., 2003):

- *Schweregrad:* .x1 = Leicht, .x2 = Mittelschwer, .x3= Schwer ohne Psychotische Merkmale, .x4 = Schwer mit Psychotischen Merkmalen.
- *Psychotische Symptome:* bei Codierung .x4 wird zwischen „Stimmungskongruenten" und „Stimmungsinkongruenten Psychotischen Merkmalen" unterschieden.
- *Remissionsgrad:* .x5 = Teilremittiert, .x6 = Vollremittiert, .x0= Unspezifisch
- *Chronisch:* In den vergangenen zwei Jahren waren die Kriterien für eine Episode einer Major Depression durchgehend erfüllt.
- *Mit Katatonen Merkmalen:* Das klinische Bild wird bestimmt durch mindestens zwei der fünf folgenden Symptome: motorische Hemmung oder gesteigerte motorische Aktivität, Negativismus, bizarre Willkürbewegungen oder Echolalie bzw. Echopraxie; diese Form der Depression kommt sehr selten vor.
- *Mit Melancholischen Merkmalen:* Hier ist zum Einen der Verlust von Interesse oder Freude an den meisten oder allen Aktivitäten und zum Anderen die fehlende Reagibilität auf Dinge, die normalerweise als angenehm erlebt werden, zu verzeichnen. Zusätzlich müssen drei der folgenden Symptome vorhanden sein, um die Zusatzcodierung vergeben zu können: Morgentief, besondere Qualität der Verstimmung, morgendliches Früherwachen, deutliche psychomotorische Veränderung (Hemmung oder Agitiertheit), Appetitlosigkeit oder Gewichtsverlust, übermäßige Schuldgefühle.
- *Mit Atypischen Merkmalen:* Hier bestehen das Hauptmerkmal in der Aufhellbarkeit der Stimmung (also genau im Gegensatz zur Depression mit „melancholischen" Merkmalen), darüber hinaus müssen mindestens zwei der folgenden Symptome vorhanden sein: Hypersomnie, Gewichtszunahme oder vermehrter Appetit, bleiernes Schweregefühl im Körper oder in den Extremitäten, anhaltende Überempfindlichkeit gegenüber (subjektiv wahrgenommenen) persönlichen Zurückweisungen.
- *Mit Postpartalem Beginn:* Trat die depressive Episode innerhalb von vier Wochen nach einer Entbindung auf, kann diese Zusatzcodierung verwendet werden.

Ist vor der aktuellen Episode bereits mindestens eine weitere depressive Episode aufgetreten, ist im Sinne des DSM-IV eine „Major Depression, Rezidivierend", zu diagnostizieren.

Kriterien für eine Major Depression, Rezidivierend nach DSM-IV (Saß et al., 2003, S.426 f.):

A. Vorhandensein von zwei oder mehreren Episoden einer Major Depression. Beachte: Episoden werden als getrennt gewertet, wenn in einem mindestens zweimonatigen Intervall die Kriterien für eine Episode einer Major Depression nicht erfüllt sind.

B. Die Episoden einer Major Depression können nicht durch eine Schizoaffektive Störung besser erklärt werden und überlagern nicht eine Schizophrenie, Schizophreniforme Störung, Wahnhafte Störung oder Nicht Näher Bezeichnete Psychotische Störung.

C. In der Anamnese gab es niemals eine Manische Episode, eine Gemischte Episode (siehe oben) oder eine Hypomane Episode (siehe DSM-IV). Beachte: Dieser Ausschluss gilt nicht, wenn alle einer Manischen, Gemischten oder Hypomanen Episode ähnlichen Symptombilder substanz- oder behandlungsinduziert oder die direkte Folge eines medizinischen Krankheitsfaktors waren.

Zusätzlich zu den schon unter „Major Depression, einzelne Episode" verwendbaren Zusatzcodierungen können Codierungen des Langzeitverlaufs (mit bzw. ohne Vollremission im Intervall, siehe DSM-IV) und „Mit Saisonalem Muster" (siehe DSM-IV) hinzugefügt werden.

2.1.2 ICD-10

Die ICD-10 unterscheidet generell zwischen manischer Episode und bipolarer affektiver Störung, zwischen depressiver Episode (F32) und rezidivierenden depressiven Störungen (F33), anhaltenden affektiven Störungen und sonstigen affektiven Störungen. Von Interesse sind hier nur die depressive Episode, die rezidivierende depressive Störung, von den anhaltenden Störungen auch ansatzweise die Dysthymie, wenn sie komorbid auftritt. Zur Vergabe aller F32- und F33-Diagnosen müssen manische oder hypomanische Episoden in der Anamnese, der Missbrauch psychotroper Substanzen sowie das Vorliegen einer organischen psychischen Störung als Ursache ausgeschlossen sein, und die Kriterien müssen mindestens über einen Zeitraum von zwei Wochen erfüllt sein.

Für die depressive Episode nennt die ICD-10 die folgenden Kriterien:

Zentrale Symptome der leichten (F32.0), mittelgradigen (F32.1) oder schweren (F32.2 und F32.3) depressiven Episoden nach ICD-10 (Malchow & Dilling, 2002) sind:

1. Gedrückte Stimmung.
2. Interessenverlust und Freudlosigkeit.
3. Verminderung des Antriebs, erhöhte Ermüdbarkeit und Aktivitätseinschränkung.

Andere häufige Symptome sind:

1. Verminderte Konzentration und Aufmerksamkeit.
2. Vermindertes Selbstwertgefühl und Selbstvertrauen.
3. Schuldgefühle und Gefühle von Wertlosigkeit (sogar bei leichten depressiven Episoden).
4. Negative und pessimistische Zukunftsperspektiven.
5. Suizidgedanken, erfolgte Selbstverletzung oder Suizidhandlungen.
6. Schlafstörungen.
7. Verminderter Appetit.

Typische Merkmale des somatischen-Syndroms nach ICD-10 (Malchow & Dilling, 2002):

1. Interessenverlust oder Verlust der Freude an normalerweise angenehmen Aktivitäten.
2. Mangelnde Fähigkeit, auf eine freundliche Umgebung oder freudige Ereignisse emotional zu reagieren.
3. Frühmorgendliches Erwachen; zwei oder mehr Stunden vor der gewohnten Zeit.
4. Morgentief.
5. Der objektive Befund einer psychomotorischen Hemmung oder Agitiertheit.
6. Deutlicher Appetitverlust.
7. Gewichtsverlust, häufig mehr als 5% des Körpergewichts im vergangenen Monat.
8. Deutlicher Libidoverlust.

Ferner finden sich in der ICD-10 folgende Erläuterungen: „Die gedrückte Stimmung ändert sich wenig von Tag zu Tag, reagiert meist nicht auf die jeweiligen Lebensumstände, sie kann aber charakteristische Tagesschwankungen aufweisen. Wie bei den manischen Episoden zeigt das klinische Bild beträchtliche individuelle Varianten; ein untypisches Erscheinungsbild ist besonders in der Jugend häufig. In einigen Fällen stehen zeitweilig Angst, Gequältsein und motorische Unruhe mehr im Vordergrund als die Depression. Die Stimmungsänderung kann durch zusätzliche Symptome wie Reizbarkeit, exzessiven Alkoholgenuss, histrionisches Verhalten, Verstärkung früher vorhandener phobischer oder zwanghafter Symptome oder durch hypochondrische Grübeleien verdeckt sein. Für die Diagnose depressiver Episoden aller drei Schweregrade wird gewöhnlich eine Dauer von mindestens 2 Wochen verlangt. Kürzere Zeiträume können berücksichtigt werden, wenn die Symptome ungewöhnlich schwer oder schnell aufgetreten sind. Einige der oben genannten Symptome können auffällig sein und ein charakteristisches Bild mit spezieller klinischer Bedeutung ergeben." (Malchow & Dilling, 2002)

Zusatzcodierung „mit somatischem Syndrom"

Das somatische Syndrom kann erst dann diagnostiziert werden, wenn mindestens vier der im obi-gen Kasten genannten Symptome vorhanden sind. Das hier als „somatisch" bezeichnete Syndrom entspricht der im DSM-IV verwendeten Zusatzcodierung „mit Melancholischen Merkmalen".

Zusatzcodierung der Schwere

Bei der Differenzierung zwischen leichter (F32.0), mittelgradiger (F32.1) und schwerer depressiver Episode (F32.3 = ohne psychotische Symptome, F32.4 = mit psychotischen Symptomen) sollen einerseits Anzahl, Art und Schwere der Symptome, andererseits aber auch Faktoren wie das psychosoziale Funktionsniveau bzw. die soziale Integration herangezogen werden. Kurze Beschreibungstexte zu den unterschiedlichen Schweregraden, die auch Anhaltspunkte für die Anzahl der erforderlichen Symptome beinhalten, erleichtern die Einteilung. Im Text wird darauf hingewiesen, dass im stationär-psychiatrischen Kontext in erster Linie schwere, im allgemeinmedizinischen Bereich bzw. in der Primärversorgung eher leichte bis mittelschwere Depressionen vorherrschen (Malchow & Dilling, 2002).

Eine *rezidivierende depressive Störung (F33)* wird dann codiert, wenn sich in der Vorgeschichte mindestens eine depressive, jedoch keine manische oder hypomanische Episode findet. Die Zusatzcodierungen des Schweregrades und des somatischen Symdroms erfolgen wie bei der einzelnen depressiven Episode F32.

2.1.3 Crosswalk DSM-IV zu ICD-10

Abbildung 3 verdeutlicht die Zusammenhänge zwischen den beiden Diagnosesystemen:

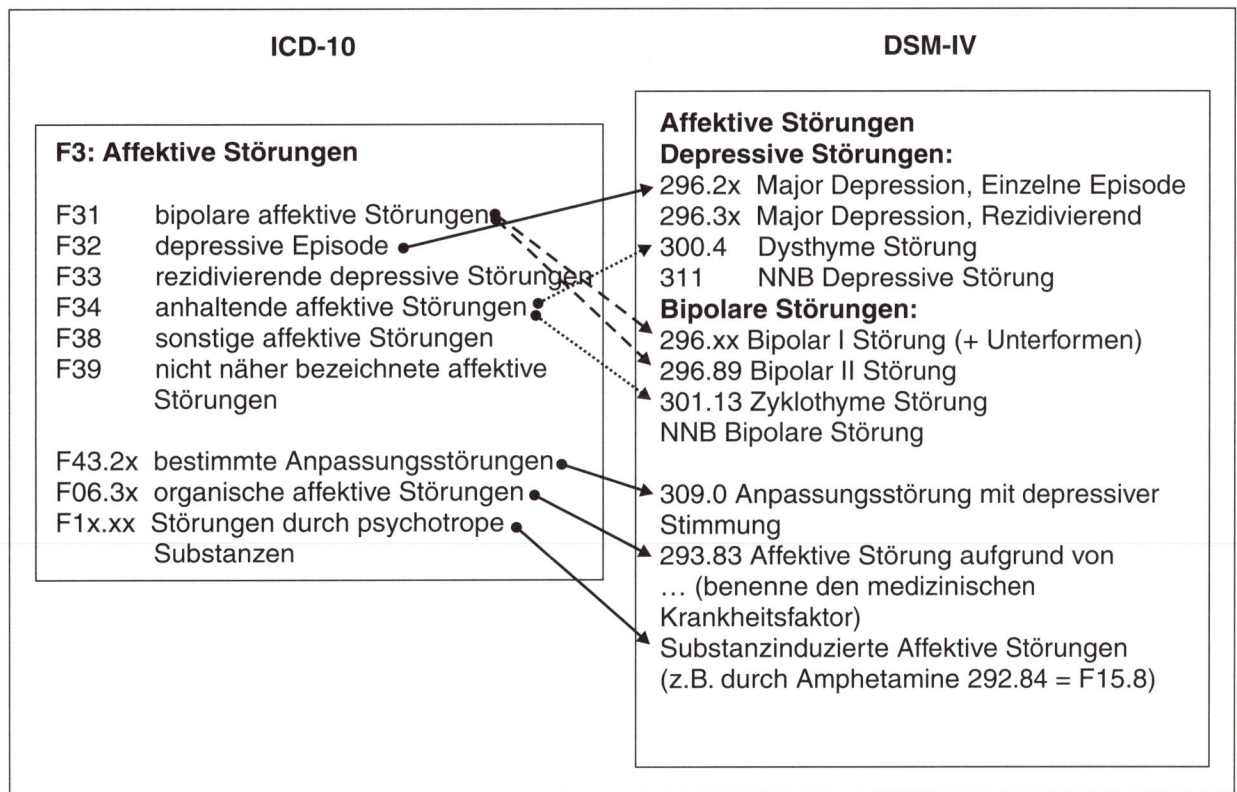

Abbildung 3: Crosswalk DSM-IV zu ICD-10

2.2 Differenzialdiagnose

2.2.1 Abgrenzung von bipolaren Störungen

Besondere Sorgfalt ist auf das Erkennen möglicher hypomaner Phasen in der Anamnese zu verwenden. Während es relativ unwahrscheinlich, aber doch möglich ist, eine voll ausgebildete manische Phase in der Vorgeschichte zu „übersehen", ist die Gefahr einer Fehldiagnose (fälschlicherweise unipolare Depression anstatt Bipolar II Störung) bei ausschließlich hypomanen Phasen in der Vorgeschichte wesentlich größer. Diese Phasen werden von den Patienten und auch von ihrer Umgebung oft nicht als „krankheitswertig" wahrgenommen und deshalb auch nicht spontan berichtet. Es muss also auf jeden Fall direkt und explizit gefragt werden, ob die Symptome einer hypomanen Phase jemals bestanden. Die Wichtigkeit der sorgfältigen Diagnosestellung ist insofern hoch, weil sich daraus nachhaltige Konsequenzen für eine eventuelle medikamentöse oder somatische Mitbehandlung ergeben. Sowohl eine nicht auf die Diagnose einer bipolaren Störung abgestimmte Pharmakotherapie als auch eine Wachtherapie-Behandlung

können bekanntermaßen einen „Switch" in eine hypomane Phase auslösen sowie den Verlauf der Erkrankung verschlechtern (Gefahr des „rapid cycling" bei inadäquater Medikation). Auch die Psychotherapie bipolarer Störungen unterscheidet sich in bestimmten Punkten klar von der Therapie reiner Depressionen: Sie ist z.B. um Maßnahmen zur Früherkennung und Bewältigung hypomanischer Symptome zu ergänzen und beinhaltet Behandlungselemente (Vermeidung von Überstimulation, Aufrechterhaltung sozialer Rhythmen, Schlafhygiene), die üblicherweise in Depressionsprogrammen nicht notwendig sind. Zudem spielt das Thema „Compliance mit medikamentöser Behandlung" in der Therapie bipolarer Erkrankungen eine wesentlich größere Rolle. Dies liegt daran, dass diese Patienten häufiger stimmungsstabilisierende Medikamente einnehmen (sollten), die oft ein belastenderes Nebenwirkungsprofil haben als Antidepressiva. Zum anderen werden auch die Hochphasen der Stimmung durch die Medikation nivelliert, was verständlicherweise oftmals als Verlust empfunden wird; vor allem künstlerisch tätige Menschen klagen unter stimmungsstabilisierender Medikation auch über eine Beeinträchtigung der Kreativität.

2.2.2 Abgrenzung von der „affektiven Störung aufgrund eines medizinischen Krankheitsfaktors" und von „substanzinduzierter affektiver Störung"

Wie die Bezeichnungen schon nahe legen, handelt es sich hier um depressive Störungen mit klarer Genese, die von der Major Depression bzw. depressiven Episode unterschieden werden. Die Diagnose „affektive Störung aufgrund eines medizinischen Krankheitsfaktors" stellt man, wenn die Störungen der Stimmungslage als direkte *körperliche* Folge eines bestimmten medizinischen Krankheitsfaktors angenommen werden. Wenn die Depression jedoch eine psychische Folge einer körperlichen Erkrankung ist, dann wird sie als Major Depression diagnostiziert. Bei der „substanzinduzierten affektiven Störung" wird im Unterschied zur Major Depression eine Droge, ein Medikament oder ein Toxin als direkte Ursache der Störung angesehen.

Eine Vielfalt von chemischen Noxen (Medikamente, Drogen) bzw. medizinischen Krankheitsfaktoren (beispielsweise Hypo- oder Hyperthyreose, zerebrovaskuläre Erkrankungen) können Depressionen mitbedingen oder sogar verursachen. Eine Darstellung würde den Rahmen des Manuals sprengen, jedoch findet sich beispielsweise bei Laux (2003) eine gute Übersicht zu diesem Thema. Es versteht sich von selbst, dass vor Beginn einer psychotherapeutischen Behandlung eine Abklärung körperlicher Ursachen erfolgen muss.

2.2.3 Abgrenzung von Dysthymie und schizoaffektiven Störungen

Die Symptomatik der Dysthymie wird im Kapitel 2.3.2 unter „Komorbiditäten" ausführlicher besprochen. Es handelt sich um eine mildere, aber chronischere Verstimmung, deren Ausprägung jedoch nicht die Kriterien für eine depressive Episode erfüllt.

Die Gefahr der Verwechslung mit einer schizoaffektiven Störung besteht im Grunde nur, wenn eine Depression mit psychotischen Symptomen vorliegt. Bei der schizoaffektiven Störung jedoch müssen im Unterschied zu einer „Major Depression, mit psychotischen Merkmalen" mindestens zwei Wochen lang Wahnphänomene oder Halluzinationen auftreten, ohne dass gleichzeitig deut-

liche affektive Symptome vorhanden sind. Depressive Symptome können auch im Rahmen von wahnhaften oder nicht näher bezeichneten psychotischen Störungen sowie bei Schizophrenien auftreten. Nur wenn die Symptome klinische Relevanz haben oder die Kriterien für eine depressive Episode erfüllen, kann die Diagnose einer „nicht näher bezeichneten depressiven Störung" gestellt werden.

2.2.4 Abgrenzung von Demenzerkrankungen

Bei älteren Menschen fällt die Entscheidung oft schwer, ob kognitive Symptome wie Gedächtnis- und Konzentrationsstörungen Folge einer Depression oder eines beginnenden demenziellen Prozesses sind. Hier kann nur gründlichste Diagnostik Abhilfe schaffen, erste Anhaltspunkte ergeben sich aus dem bisherigen Verlauf: Bei demenziellen Erkrankungen ist eine kontinuierliche Verschlechterung kognitiver Funktionen zu verzeichnen, während bei der Major Depression die kognitiven Beeinträchtigungen recht rasch auftreten. Alltagskompetenz sowie Orientierung sind zumindest im etwas fortgeschrittenen Verlauf demenzieller Erkrankungen eingeschränkt, was bei depressiven Störungen in aller Regel nicht der Fall ist. Auch die Response auf therapeutische Maßnahmen liefert wertvolle diagnostische Hinweise. Es kommt häufig vor, dass insbesondere ältere Patienten enorme Befürchtungen entwickeln, an einer demenziellen Erkrankung zu leiden, wenn sie an sich kognitive Beeinträchtigungen feststellen, die auf eine Depression zurückzuführen sind. Wenn ein demenzieller Prozess mit hinreichender Sicherheit ausgeschlossen werden kann, muss es eine der ersten Maßnahmen sein, diese Ängste auszuräumen.

2.3 Komorbiditäten

In den folgenden Unterkapiteln werden ausgewählte und im klinischen Alltag häufig beobachtbare Komorbiditäten unter vornehmlich epidemiologischen und prognostischen Aspekten behandelt. Dies bedeutet nicht, dass andere Doppel- oder Mehrfachdiagnosen nicht vorkommen könnten. Im Kapitel 6.3.2 finden sich Hinweise zum spezifischen Umgang mit häufig auftretenden Komorbiditäten sowie Hinweise zu Modifikationen des Standardvorgehens und weiterführende Literaturempfehlungen.

2.3.1 Allgemeine Daten zur Komorbidität

Zimmerman, Chelminski und McDermut (2002) gingen anhand einer Stichprobe von 479 Patienten mit unipolarer Depression der Frage nach, wie häufig generell eine komorbide Achse-I-Störung vorlag. Über 64% der Patienten hatten zumindest eine weitere Achse-I-Störung, 37% zwei oder mehr komorbide Achse-I-Störungen. Angststörungen stellten mit 57% die häufigste komorbide Diagnosegruppe dar. Wurden subsyndromale Störungen eingeschlossen, hatten sogar 73,5% der depressiven Patienten eine Achse-I-Komorbidität. Die Nikotinabhängigkeit als sehr häufige Achse-I-Komorbidität ist in allen zuvor berichteten Prozentsätzen nicht enthalten.

2.3.2 Dysthymie und „Double Depression"

„Dysthymie" oder „Dysthymia" ist eine eigenständig diagnostizierbare Störung, die sich von der Major Depression in der Chronizität und dem Schweregrad der depressiven Symptome unterscheidet. Bei der Major Depression muss die Verstimmung mindestens zwei Wochen lang fast jeden Tag vorliegen, während sie bei der dysthymen Störung vorwiegend, d. h. mehr als die Hälfte der Zeit über mindestens zwei Jahre hinweg vorhanden sein muss. Die Differenzialdiagnose zwischen Dysthymer Störung und Major Depression kann unter Umständen schwerfallen: Beide Störungen verwenden die gleichen Symptomkriterien, und die Unterschiede, die sich auf den Beginn, die Dauer und die Schwere der Beeinträchtigung beziehen, sind im zeitlichen Rückblick oft sehr schwer abgrenzbar. Ein weiteres wichtiges Unterscheidungskriterium besteht darin, dass die Major Depression in den meisten Fällen episodisch verläuft, während die Dysthyme Störung durch dauerhaftere und leichtere Symptome charakterisiert wird.

Generell besteht die Gefahr, eine vor der depressiven Episode schon bestehende Dysthymia zu übersehen, da in der depressiven Episode die aktuelle, exazerbierte Symptomatik imponiert und eine vorherige chronische, aber leichtere Gedrücktheit der Stimmung vom Patienten als „Normalzustand" empfunden werden kann, so dass die dysthyme Symptomatik spontan nicht berichtet wird. Das Vorliegen der Diagnose „Double Depression" (also das gleichzeitige Vorliegen einer depressiven Episode und einer dysthymen Störung) hat mindestens für die Prognose der Therapie eine Relevanz. In diesem Fall sind die Erwartungen an eine Symptombesserung nach Remission der depressiven Episode der Diagnose anzupassen. Es kann nicht davon ausgegangen werden, dass so häufig wie bei der reinen Major Depression ein euthymer Zustand erreicht wird. Es ist sorgfältig darauf zu achten, wie das Therapieziel formuliert wird: Geht

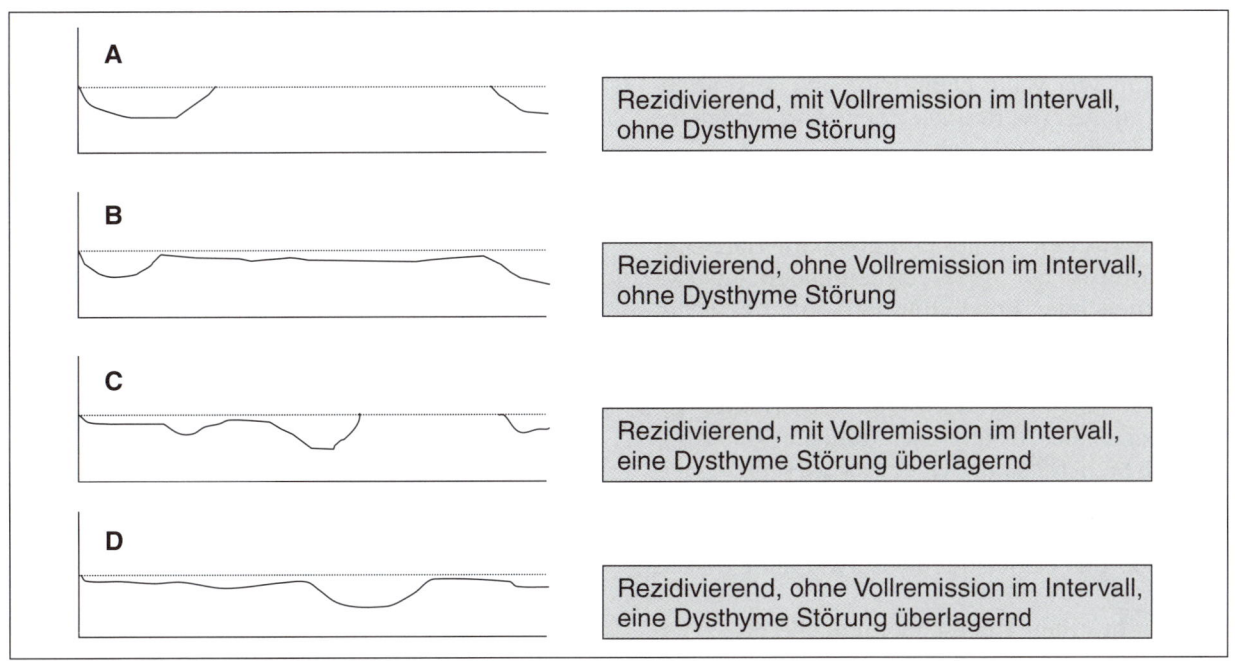

Abbildung 4: Unterschiedliche Verläufe depressiver Störungen in Abhängigkeit vom Vorhandensein einer Dysthymie (nach Saß et al., 2003, S. 474)

es um eine Rückkehr zum status quo ante oder um das Erreichen weitgehender Euthymie?

In Abbildung 4 sind vier unterschiedliche Verläufe depressiver Störungen dargestellt, die den Unterschied zwischen „reiner" Major Depression und einer solchen mit Vorliegen einer dysthymen Störung illustrieren sollen. Die Prognose ist dabei für den Verlaufstyp A am besten, Verlaufstyp C ist relativ selten und die Kurve D zeigt eine „Double Depression". Dieser Verlaufstyp findet sich bei der Major Depression in etwa 20 bis 25% der Fälle.

Das vorliegende Manual ist sicherlich geeignet, die aktuelle depressive Episode zu behandeln; dauerhafte Euthymie als Therapieziel ist jedoch selbst bei „reiner" Dysthymie nicht einfach zu erreichen (Hofmann, 2002), vor allem nicht mit dem Kontingent an Sitzungen, die das vorliegende Manual umfasst. Mehrere Autoren betonen die Nähe der Dysthymie zu Achse-II-Störungen, meinen also, dass die Symptomatik viel enger mit der Persönlichkeit verbunden ist als bei depressiven Episoden. Daraus folgt auch, dass die entsprechenden Verhaltensweisen wesentlich stärker gebahnt sind und vermutlich auch schwerer verändert bzw. aufgegeben werden können.

2.3.3 Persönlichkeitsstörungen bzw. akzentuierte Persönlichkeitszüge

Hirschfeld (1999) stellt in seinem Review eine interessante Konzeption über das interdependente Verhältnis von Major Depression und Persönlichkeitsstörungen vor. Er unterscheidet drei mögliche Zusammenhänge:
1. Eine Persönlichkeitsstörung geht einer Major Depression voraus und stellt somit einen psychologischen Vulnerabilitätsfaktor dar. Dies kann etwa bei einer vermeidenden, histrionischen oder Borderline-Persönlichkeitsstörung der Fall sein. Es besteht eine Nähe zum Konzept des zur Depression prädisponierenden „personality trait" im Sinne von erhöhter interpersonaler Abhängigkeit (erhöhtes Bedürfnis nach Sicherheit bzw. Rückversicherung, Unterstützung und Aufmerksamkeit).
2. Die Depression geht der Persönlichkeitsstörung voraus und begünstigt die Entwicklung derselben.
3. Es gibt einen Überschneidungsbereich zwischen Major Depression und Persönlichkeits-

störung im Sinne einer „depressiven Persönlichkeitsstörung".

Richter (2000) berichtet zusammenfassend über Ergebnisse zur Bedeutung von Achse-II-Störungen als (Verlaufs-)Prädiktoren depressiver Erkrankungen. Sie kommt zu dem Schluss, dass es empirische Hinweise gibt, dass Achse-II-Störungen sowohl im Sinne von Prädispositionen, als auch als Rückfälle begünstigende Komplikationen oder als pathoplastische (ätiologisch distinkte, aber den Verlauf und die Phänomenologie der Episode beeinflussende) Faktoren mit einer Depression in Zusammenhang stehen können. Ebenso ist der Selbstwert als Verlaufsprädiktor nachweislich geeignet, weniger gut ist seine Rolle für die Entstehung von Depressionen belegt.

Hirschfeld (1999) berichtet in seiner Übersicht über Komorbiditätsraten (Vorliegen einer Persönlichkeitsstörung) von 41 bis 81% in Stichproben depressiver Patienten. Keller, Gelenberg, Hirschfeld, Rush, Thase, Kocsis und Kollegen (1998) fanden eine Rate von 51% in einer Population von Patienten mit chronischer und „double depression". Dabei ergaben sich die höchsten Anteile für die vermeidend-selbstunsichere Persönlichkeitsstörung (25%), die zwanghafte Persönlichkeitsstörung (19%) und die dependente Persönlichkeitsstörung (11%). Insgesamt ist also von einer hohen Komorbidität hinsichtlich Persönlichkeitsstörungen auszugehen.

Das Konzept der „depressiven Persönlichkeitsstörung" wird in verschiedenen Formen seit langer Zeit diskutiert: Beispielsweise fand es unter der obigen Bezeichnung Eingang in den Anhang des DSM-IV. Tellenbach (1961) beschrieb den „Typus Melancholicus", dessen Persönlichkeit durch Gewissenhaftigkeit, Genauigkeit und Ordentlichkeit zu charakterisieren ist; diese Eigenschaften sollten nach Auffassung des Autors zur Melancholie prädisponieren. Entgegen den Erwartungen hat die Präsenz von komorbiden Persönlichkeitsstörungen keinen Einfluss auf die Responserate der pharmakologischen Behandlung von chronischen und „double" Depressionen (Hirschfeld, Russell, Delgado, Fawcett, Friedman, Harrison et al., 1998). Umgekehrt wirkte die Pharmakotherapie auch positiv auf Persönlichkeitsstörungen: Aus der Substichprobe der Patienten, die im Sinne der Verbesserung depressiver Symptome „Responder" waren, wird über hohe Besserungsraten auch der Persönlichkeitsstörungen berichtet[2]. Am

---

[2] Es ist aber hinzuzufügen, dass nur die aktuelle Persönlichkeitsstörungs-Symptomatik für die vergangenen Monate erfragt wurde, sonst hätte per definitionem keine Änderung festgestellt werden können.

geringsten war diese Rate bei den „Cluster A"-Persönlichkeitsstörungen (29%), hoch jedoch bei den „Cluster B"- (83%) und „Cluster C"-Persönlichkeitsstörungen (71%). Zum Cluster A zählen die paranoide, die schizoide und die schizotypische Persönlichkeitstörung, zum Cluster B die antisoziale, die emotional instabile, die histrionische und die narzisstische Persönlichkeitstörung, und zum Cluster C die selbstunsichere, die dependente und die zwanghafte Persönlichkeitsstörung. Bei den Patienten allerdings, deren depressive Symptome durch die Pharmakotherapie nicht gelindert wurden, zeigte sich auch keine Besserung der Persönlichkeitsstörungen. Hirschfeld (1999) vermutet, dass diese Befunde damit zu erklären sind, dass bei den chronischen Formen der Depression die Grenze zwischen depressiver Akutsymptomatik und Persönlichkeitsstruktur ohnehin verwischt ist und sich die Behandlung deshalb auf beide Bereiche auswirkt.

Corruble, Ginestet und Guelfi (1996) geben an, dass depressive Patienten, die zusätzlich eine Persönlichkeitsstörung haben, gegenüber Depressiven ohne diese Komorbidität folgende Charakteristika aufweisen: Das Ersterkrankungsalter ist niedriger, sie wurden öfter hospitalisiert, die soziale Unterstützung ist als Einflussfaktor weniger bedeutsam und die Lebensumstände sind durch mehr Stress (Trennungen und Scheidungen) geprägt. Die depressive Symptomatik ist auch ausgeprägter und häufiger treten suizidale Vorstellungen oder Handlungen auf. Dieselben Autoren widersprechen Hirschfeld, Russell, Delgado, Fawcett, Friedman, Harrison und Kollegen (1998) teilweise, da sie berichten, dass über verschiedene Studien hinweg die Responserate auf medikamentöse Behandlung bei Vorliegen einer Achse-II-Komorbidität deutlich niedriger liegt. Insgesamt berichten Corruble und Mitarbeiter (1996) über Komorbiditätsraten von 20–50% bei stationären und 50 bis 85% bei ambulanten Patienten. Der Cluster B (Borderline-Persönlichkeitsstörung 10 bis 30%, histrionische Persönlichkeitsstörung 2 bis 20%, antisoziale Persönlichkeitsstörung 0 bis 10%) erscheint überrepräsentiert. Für die Persönlichkeitsstörungen aus dem Cluster C gilt, dass mit Ausnahme der zwanghaften Persönlichkeitsstörung (0 bis 20%) die Raten eine große Variabilität aufweisen. Für den Cluster A ergeben sich heterogene Befunde, wobei die schizotype Persönlichkeitsstörung (0 bis 20%) am häufigsten vorkommt. Generell sind zum einen die Prävalenzen der Persönlichkeitsstörungen höher als in nichtklinischen Stichproben; zum anderen liegen nicht selten mehrere Persönlichkeitsstörungen vor, die tendenziell eher aus dem-

selben Cluster stammen als aus verschiedenen. Alle von Corruble und Mitarbeitern (1996) referierten Studien benutzten noch die Kriterien aus dem DSM-III bzw. DSM-III-R. Insgesamt lässt sich also feststellen, dass ein recht heterogenes Spektrum von Achse-II-Störungen bei Depressiven vorkommen kann.

Die hier berichteten Ergebnisse sollen nur ein Schlaglicht auf den Bereich der Achse-II-Komorbidität werfen und stellen keine vollständige Aufstellung der heute verfügbaren Befunde dar. Sie spiegeln die immer noch unzureichende Reliabilität der Achse-II-Diagnostik wider und sind auf dem Hintergrund der teilweise veränderten Kriterien im DSM-IV zu relativieren.

2.3.4 Angststörungen

Die Komorbidität zwischen Depression und Angststörungen ist hoch. Johnson und Lydiard (1998) geben beispielsweise einen Überblick über die Komorbidität mit der Panikstörung und referieren eine Studie des National Institute of Mental Health (Andrade, Eaton & Chilcoat, 1994), nach der 2,1% von über 12.000 untersuchten Personen eine Lebenszeitdiagnose beider Störungen hatten, während 4% nur eine Depression und 2% nur eine Panikstörung hatten. Ein von Johnson und Lydiard (1998) referierter Überblick (Katon & Roy-Byrne, 1991) kommt zu dem Ergebnis, dass ca. 25% aller depressiven Patienten auch eine Panikstörung und 40 bis 80% der Patienten mit Panikstörung auch eine depressive Episode hatten. Die zeitliche Abfolge beider Störungen ist noch nicht ausreichend erforscht: Lydiard (1991) kommt zu dem vorläufigen Ergebnis, dass jeweils in einem Drittel der Fälle die Panikstörung der Depression bzw. die Depression der Panikstörung vorausgeht bzw. beide Störungen gemeinsam auftreten.

Zimmerman und Kollegen (2002) fanden eine Rate von 56,8% (alle Angststörungen, aktuell) bzw. 64,9% (alle Angststörungen, Lebenszeitdiagnose) in einer Stichprobe von 479 ambulant behandelten depressiven Patienten. Für die einzelnen Angststörungen war die soziale Phobie mit 32,4% (aktuell) am häufigsten, gefolgt von der generalisierten Angststörung (16,1%, aktuell) und der posttraumatischen Belastungsstörung (12,9%, aktuell). Letztere erreichte sogar einen Wert von 21,5%, wenn die gesamte Lebenszeit berücksichtigt wurde. Dies verdeutlicht die Wichtigkeit einer umfassenden und komorbiditätsorientierten Diagnostik. Berger und van Calker (2003) weisen darauf hin, dass depressive Patienten, die gleichzeitig auch unter einer Angstsymptomatik leiden, schlechter auf medikamentöse Therapie ansprechen, eine weniger günstige Langzeitprognose haben und auch ein erhöhtes Suizidrisiko aufweisen.

2.3.5 Somatoforme Störungen

Auch heute noch stößt man immer wieder, auch in Lehrbüchern, auf den Begriff „larvierte Depression" (z. B. Möller, Laux & Deister, 2005). Dieser Begriff bezieht sich auf Depressionen, die sich in erster Linie körperlich äußern, etwa in Form von diffusen und vielgestaltigen körperlichen Missempfindungen wie Schwindel und funktionellen Störungen wie Obstipation. Dabei dominieren die körperlichen Missempfindungen so stark, dass es für somatisch orientierte Mediziner schwierig sein kann, eine Depression bzw. eine psychische Störung zu erkennen. Möller und Kollegen (2005) weisen zu Recht darauf hin, dass bei der larvierten Depression durchaus affektive Symptome vorhanden sein sollen. Im Rahmen seiner psychomotorischen Hemmung oder aus Scheu gebe der Patient keine psychischen, sondern nur körperliche Symptome an.

Jedoch scheint es, als würde das Konzept der larvierten Depression andernorts immer noch gebraucht, um Depressionen zu bezeichnen, bei denen die Patienten die affektiven Symptome nicht nur nicht *berichten*, sondern auch nicht *haben*. Nach den Kriterien des DSM-IV (das ICD-10 ist hier wesentlich ungenauer) müssen jedoch affektive Symptome (entweder depressive Verstimmung oder Verlust von Interesse oder Freude) vorhanden und das Zeitkriterium erfüllt sein. Ist dies nicht der Fall, und bietet sich das Bild vielfältiger Missempfindungen, Schmerzen oder funktioneller Beschwerden, ist vielmehr eine Diagnose aus dem Bereich der somatoformen Störungen zu erwägen. Diese wird nicht diagnostiziert, wenn sie ausschließlich während einer Schizophrenie oder einer verwandten Störung, einer affektiven Störung oder einer Panikstörung auftritt (ICD-10). Weiterhin besteht die Möglichkeit einer Komorbidität von Depression und somatoformer Störung, die nach Forschungsergebnissen unterschiedlich ausfällt. Zimmerman und Kollegen (2002) nennen beispielsweise eine Rate von 4,8% (alle somatoformen Störungen, aktuell) bzw. 5,2% (alle somatoformen Störungen, Lebenszeitdiagnose) in einer Stichprobe von 479 ambulanten depressiven Patienten. Rief, Schaefer, Hiller und Fichter (1992) berichten demgegenüber über eine relativ

kleine Stichprobe stationärer Patienten mit somatoformen Störungen (N = 30), in der die aktuelle Komorbiditätsrate mit affektiven Störungen insgesamt 63% und die Lebenszeitkomorbidität sogar 87% betrug. Die Mehrzahl der Patienten (73%) erkrankten zuerst an der somatoformen und später an der affektiven Störung.

Wir halten eine sorgfältige Diagnostik (differentiell und komorbiditätsorientiert) in Bezug auf somatoforme Störungen für sehr wichtig, damit die Patienten eine angemessene Behandlung erhalten können. Patienten mit somatoformer oder vorwiegend somatoformer Symptomatik finden ihre Beschwerden im vorliegenden Programm nur sehr unzureichend berücksichtigt. Umgekehrt liegen bei etwa zwei Dritteln aller Patienen mit somatoformen Störungen Komorbiditäten mit anderen psychischen Störungen vor, wobei sich hier wiederum ein enger Zusammenhang zur Depression zeigt.

2.3.6 Substanzmissbrauch

Generell ist die Komorbiditätsrate zwischen Depression und Substanzmissbrauch (schädlicher Gebrauch oder Abhängigkeit) hoch. Soyka, Hollweg und Naber (1996) berichten über Prävalenzraten (Vorhandensein einer Depression) von 30 bis 60% in Populationen von Alkoholabhängigen. Die Spannweite ist sehr groß, primär depressive Syndrome werden in 2 bis 12%, sekundär depressive in 12 bis 51% verzeichnet. Swendsen und Merikangas (2000) weisen in ihrem Überblicksartikel daraufhin, dass die Befunde aus zwei großen amerikanischen Studien für einen ausgeprägteren Zusammenhang zwischen Depression und Abhängigkeitserkrankungen (gegenüber schädlichem Gebrauch) sowie zwischen schädlichem Gebrauch und Abhängigkeit von Drogen und Medikamenten (gegenüber Alkohol) sprechen. Sie kommen zu dem Schluss, dass auch unter Einbezug weiterer Forschungsergebnisse nicht von einem unidirektional kausalem Modell ausgegangen werden kann. Es kann also keine generelle Aussage getroffen werden, welche Störung die andere bedingt. Vielmehr ist davon auszugehen, dass jede Störung für sich genommen einen Risikofaktor für die jeweils andere darstellt und die Verursachung in beiden Richtungen erfolgen kann. Ergebnisse aus Zwillingsstudien stützen nicht die häufig formulierte Annahme, Major Depression und Alkoholismus hätten gemeinsame ätiologische Faktoren. Swendsen und Merikangas (2000) referieren eine Studie von Brown, Inaba, Gillin, Schuckit, Stewart und Irwin (1995), die darauf schließen lässt, dass die Unterscheidung zwischen primärem und sekundärem Alkoholismus bzw. zwischen primärer und sekundärer Depression von erheblicher prognostischer Bedeutung ist: Nach vierwöchiger Abstinenz besserten sich die Symptome von Patienten mit der primären Abhängigkeitsdiagnose bzw. der Diagnose einer sekundären Depression, während die Symptome der Patienten, bei denen eine primäre Depression oder sekundärer Alkoholismus festgestellt wurde, persistierten. Ferner berichten sie über Befunde, die besagen, dass depressive Patienten, die entweder abstinent waren oder keine Lebenszeitdiagnose einer Alkoholabhängigkeit hatten, doppelt so hohe Heilungsraten hatten wie Patienten mit aktueller Alkoholabhängigkeit. Dagegen verschlechtert eine sekundäre Depression die Prognose für eine Abhängigkeit nicht. In einigen Studien wurde sogar gefunden, dass alkoholabhängige Patienten mit komorbider Depression bessere Heilungschancen hatten (Swendsen & Merikangas, 2000). Insgesamt kann daraus der Schluss gezogen werden, dass bei Vorliegen eines komorbiden Alkoholmissbrauchs bzw. einer Alkoholabhängigkeit eine sorgfältige Diagnostik vonnöten ist, um die primäre Störung zu erkennen und adäquat zu behandeln.

Leider kommt es, wie unsere Erfahrungen im stationären Behandlungskontext zeigten, nicht selten vor, dass depressive Patienten bereits seit längerer Zeit mit Benzodiazepinen auch in höherer Dosierung vorbehandelt wurden und eine Abhängigkeit entstanden ist. In diesem Fall ist bei der Reduktion der Tranquilizer mit Entzugserscheinungen zu rechnen. Selbst wenn keine ausgeprägte Abhängigkeit entstanden ist, führt die Dosisminderung bzw. das Ausschleichen nicht selten zu einem Wiederauftreten von einzelnen depressiven Symptomen oder sogar zu einem Rückfall. Es kommt insbesondere bei nicht fachärztlich behandelten Patienten durchaus vor, dass die medikamentöse Behandlung nicht genügend überwacht oder nicht adäquat durchgeführt wird. Wenn dieser Eindruck entsteht, sollen auch Psychotherapeuten ihre Verantwortung wahrnehmen und sich mit dem verschreibenden Arzt in Verbindung setzen. Tranquilizer bewirken in der Regel eine recht rasche Reduktion unangenehmer Symptome (v.a. Angst und Anspannung), die als eine massive negative Verstärkung zu sehen ist und die Wahrscheinlichkeit der erneuten Einnahme erhöht. Im Einzelfall muss im Sinne einer Kosten-Nutzen-Analyse jeweils abgewogen werden, inwieweit ein Einsatz von Tranquilizern temporär notwendig ist; auf jeden Fall wird eine kausal wirksame Behandlung dadurch nicht obso-

let. Generell darf nicht vergessen werden, dass bei der Diagnostik eines eventuellen Substanzmissbrauches nicht nur auf Alkohol, sondern auch auf andere Substanzen geachtet werden muss, da die Verknüpfung mit depressiven Störungen mindestens ebenso ausgeprägt ist.

2.4 Diagnostische Instrumente

Im Folgenden werden einige gut evaluierte und weit verbreitete Fremd- und Selbsteinschätzungsinstrumente zur Depressionsdiagnostik vorgestellt. Selbstverständlich muss zusätzlich zum Einsatz von Interviews oder Fragebögen immer auch eine Exploration durchgeführt werden, um dem jeweiligen Betroffenen in seiner individuellen Lebenssituation und seiner individuellen Symptomatik gerecht zu werden. Ein „Abfragen" von Symptomen allein kann nicht das persönliche Gespräch ersetzen. Jedoch ermöglicht der Einsatz der hier vorgestellten Verfahren eine objektive und präzise Diagnose- und Differenzialdiagnosestellung beispielsweise bei diffuser Symptomatik oder der Vermutung auf Komorbidität. Neben der Diagnosestellung ist auch die Einschätzung der Art und des Schweregrades der Symptomatik von Bedeutung, nicht zuletzt für die Behandlungsindikation und Verlaufskontrolle.

Es liegen sehr viele Instrumente vor, die depressionsspezifische Bereiche abdecken und die v. a. unter dem Aspekt der Psychotherapie von Bedeutung sein können. Ohne auf diese Vielfalt weiter eingehen zu wollen, seien zur Anregung einige Stichworte genannt wie Selbstkonzept, Persönlichkeitsmerkmale, depressive Grundeinstellungen, automatische Gedanken, Lebensqualität oder Umgang mit Stress.

2.4.1 Fremdeinschätzung

SKID-I: Strukturiertes Klinisches Interview für DSM-IV Achse I (Wittchen, Zaudig & Fydrich, 1997). Beim SKID-I handelt es sich um ein Diagnostikum zur Erfassung aller psychischen Störungen, die im DSM-IV auf Achse I definiert werden. Das SKID-I ist ein zweistufiges Verfahren, bestehend aus 12 Screening-Fragen, die die verschiedenen Störungsbereiche der Achse I des DSM-IV repräsentieren. Im nachfolgenden Interview werden nur noch diejenigen Fragen gestellt, die die diagnostischen Kriterien der mit „ja" beantworteten Screening-Fragen (Störungsbereiche) darstellen. Das SKID-I ist eine sinnvolle Hilfestellung für weniger erfahrene Diagnostiker sowie zur Abklärung von Differenzialdiagnosen und Komorbiditäten. Es ermöglicht eine valide Diagnosestellung und bildet auch die Subtypen der jeweiligen psychischen Störungen ab. Der Nachteil besteht darin, dass die Durchführung zeitaufwändig ist (allein der Bereich der Major Depression beinhaltet 54 Items) und daher für den Patienten (und auch den Diagnostiker) eine Belastung darstellen kann. Zudem erfordert sein Einsatz gute Kenntnisse des DSM-IV sowie ein Anwendungstraining. Zum Zweck der Diagnostik von Persönlichkeitsstörungen (ein Bereich, den das SKID-I nicht abdeckt), existiert das SKID-II (Fydrich, Renneberg, Schmitz & Wittchen, 1997), welches nach dem gleichen Prinzip aufgebaut ist und ggf. zusätzlich durchgeführt werden kann.

IDCL: Internationale Diagnosen Checklisten für ICD-10 und DSM-IV (Hiller, Zaudig & Mombour, 1995). Wie das SKID sind auch die ICDL kein depressionsspezifisches Instrument, sondern erfassen die wichtigsten Störungen nach DSM-IV und ICD-10. Es handelt sich hierbei um Checklisten, die die jeweiligen Diagnosekriterien, auch die der Subtypen, abdecken. Sie können anhand von verschiedenen Informationsquellen ausgefüllt werden: Angaben des Patienten (auch als Interviewleitfaden einsetzbar), Angaben anderer Personen, klinische Befunde oder Verhaltensbeobachtung. Da sowohl Checklisten für das DSM-IV als auch das ICD-10 existieren, ist es möglich zwischen den Klassifikationssystemen zu wählen oder beide parallel anzuwenden. Auch hier ist v. a. die Möglichkeit der Abklärung von Differenzialdiagnosen und Komorbidität von Vorteil. Darüber hinaus können die IDCL auch für Patienten angewendet werden, bei denen eine Exploration Schwierigkeiten bereitet, z. B. bei Konzentrationsstörungen oder stark verminderter Belastbarkeit. Der Einsatz ist zeitökonomischer als der des SKID-I, jedoch besteht die Gefahr, dass die einbezogenen Informationen aufgrund ihrer Subjektivität fehlerbehaftet sind.

HAMD: Hamilton Depressionsskala (Hamilton, 1986; CIPS, 2005). Die HAMD ist ein Fremdbeurteilungsinstrument, das als halbstrukturiertes Interview eingesetzt wird. Es ist ein bewährtes und sehr weit verbreitetes Instrument. Es erfasst in 21 Items die Intensität verschiedener Depressionssymptome, wie u.a. depressive Stimmung, Schuldgefühle, Angst und somatische Beschwerden. Darüber hinaus werden einige weniger depressionsspezifische Symptome wie Hypochondrie, paranoide und Zwangssymptome erfragt. Die Items sind teils in fünf-, teils in dreistufiger Ausprägung vorgegeben.

Als Ergebnis erhält man einen Summenscore, für dessen Interpretation Norm- und Cut-off-Werte vorliegen. Die Durchführung ist zeitökonomisch, erfordert aber vom Rater Erfahrung im Bereich der Depressionen bzw. ein gewisses Training, da die Fragen nicht wörtlich vorgegeben sind. Die HAMD eignet sich besonders gut zur Verlaufskontrolle und bietet, da sie v. a. in der Forschung sehr häufig eingesetzt wird, ein gut vergleichbares Ergebnis.

MADRS: Montgomery Asberg Depressionsskala (Asberg, Montgomery, Perris, Schalling & Sedvall, 1978; Neumann & Schulte, 1989; CIPS, 2005). Die MADRS ist dem HAMD sehr ähnlich. Sie besteht allerdings nur aus 10 Items, die sich im Gegensatz zur HAMD auf Depressionssymptome im engeren Sinn beschränken (z. B. Traurigkeit, innere Spannung, Konzentrationsschwierigkeiten und Gefühllosigkeit). Alle Items werden in siebenstufiger Ausprägung dargeboten, daher ist eine etwas differenziertere Einschätzung des Schweregrades möglich. In der Durchführung, Auswertung und Anwendung ist sie mit der HAMD vergleichbar, jedoch ist sie aufgrund der geringeren Itemzahl zeitökonomischer.

2.4.2 Selbsteinschätzung

BDI: Beck Depressionsinventar (Beck & Steer, 1987; Hautzinger, Bailer, Worall & Keller, 1995). Das Beck Depressionsinventar ist ein weit verbreitetes und in vielfältigen klinischen Zusammenhängen erfolgreich eingesetztes Selbstbeurteilungsinstrument zur Erfassung des Vorhandenseins und des Schweregrades einer depressiven Symptomatik innerhalb der vergangenen Woche. Die häufigsten Symptome sind in 21 Items abgebildet (z. B. traurige Stimmung, Pessimismus, Versagen, Unzufriedenheit, Schuldgefühle, Weinen, Reizbarkeit, sozialer Rückzug, Entschlussunfähigkeit, Schlafstörungen, Appetitverlust), die in jeweils vierstufiger Ausprägung dargeboten werden. In der Auswertung erhält man einen einfachen Summenscore, für dessen Interpretation Norm- und Cut-off-Werte vorliegen. Der Vorteil des BDI besteht in der sehr zeitökonomischen Durchführung und Auswertung sowie in der Vergleichbarkeit der Ergebnisse durch seine weite Verbreitung in Forschung und Praxis. Zur Verlaufskontrolle ist es sehr gut geeignet.

ADS: Allgemeine Depressionsskala (Hautzinger & Bailer, 2003). Die Allgemeine Depressionsskala ist ein Selbstbeurteilungsinstrument, das das Vorhandensein der Beeinträchtigung durch depressive Affekte, körperliche Beschwerden, motorische Hemmung und negative Denkmuster erfasst. Durch ihre zeitsparende Anwendbarkeit stellt die ADS ein sehr praktikables Verfahren dar. Sie liegt in einer Lang- (20 Items) und einer Kurzform (15 Items) vor. Die erfragten depressiven Merkmale sind u. a. Verunsicherung, Erschöpfung, Hoffnungslosigkeit, Selbstabwertung, Niedergeschlagenheit, Einsamkeit, Traurigkeit, Antriebslosigkeit, Weinen, Rückzug und Angst. Sie werden auf einer vierstufigen Skala von 0 = „selten" bis 4 = „meistens" eingestuft. Der Bezugszeitraum ist die letzte Woche, auch hier liegen sowohl Normals auch Cut-off-Werte vor. Die ADS ist dem BDI sehr ähnlich, Unterschiede bestehen in wenigen Items (z. B. beinhaltet das BDI im Gegensatz zur ADS ein Suizidalitäts-Item) sowie in der Art der Beurteilung. Im BDI wird die Intensität der Beschwerden erfragt, während die ADS die Häufigkeit des Auftretens der Beschwerden erfragt.

Kapitel 3

Epidemiologie und Verlauf

3.1 Epidemiologie

Die unipolare Depression ist mit 65% die am häufigsten vorkommende affektive Störung sowie eine der am häufigsten vorkommenden psychischen Erkrankungen überhaupt. Je nach Studiendesign, Diagnosekriterien und Kulturkreis ergeben sich leicht abweichende epidemiologische Zahlen. In Deutschland beträgt die Punktprävalenz 5 bis 10% und das Lebenszeitrisiko 8 bis 20%. Anders ausgedrückt leiden zu einem bestimmten Zeitpunkt 5 bis 10% der Bevölkerung an einer depressiven Erkrankung, im Laufe ihres Lebens erkranken 8 bis 20% mindestens einmal (Möller et al., 2005). Von einer höheren Dunkelziffer ist auszugehen, da viele Betroffene keinen Arzt aufsuchen oder die Erkrankung vom Arzt nicht erkannt wird (hierzu auch Holsboer-Trachsler & Vanoni, 1998). Frauen erkranken etwa doppelt so häufig wie Männer: Die Lebenszeitprävalenz wird mit 20 bis 26% für Frauen und 7 bis 12% für Männer angegeben (Laux, 2003). Das mittlere Ersterkrankungsalter liegt bei 30 bis 45 Jahren. Bei den über 65-Jährigen wird die Prävalenz der so genannten Altersdepression auf mindestens 10% geschätzt (Möller et al.,

2005). Depressionen sind die häufigsten psychiatrischen Erkrankungen bei älteren Menschen.

3.2 Verlauf

Die Depression ist häufig eine in mehreren Phasen verlaufende Krankheit. Sowohl der Beginn als auch die Remission einer Episode verläuft meist schleichend, seltener ist ein plötzlicher Anfang oder eine spontane Remission. Die Wahrscheinlichkeit, dass nach einer depressiven Episode eine weitere auftritt, steigt mit der Dauer des Katamnesezeitraums. Die Zahlen differieren dabei von 30 bis 90%, wobei die letztere Zahl aus Studien mit Katamnesezeiträumen von mehr als 15 Jahren stammt (genaueres bei Laux, 2003, S. 1175 ff.). Betrachtet man also die Lebensspanne, bleibt es nur bei einem geringen Prozentsatz der Betroffenen bei einer Krankheitsepisode.

Treten zwei oder mehr Episoden auf, spricht man von einer rezidivierenden Depression. Im Durchschnitt treten dann vier Episoden auf, deren Dauer zwischen vier und zwölf Monaten liegt, wenn sie

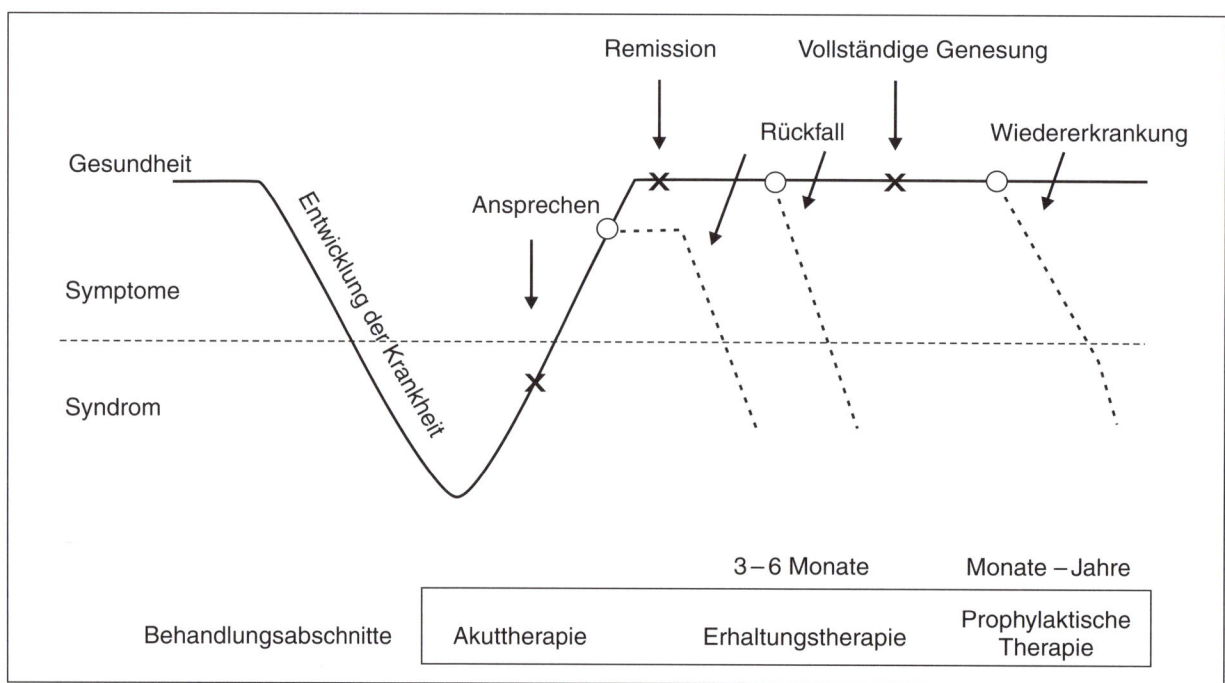

Abbildung 5: Kupfer-Schema (nach Kasper & Kasper, 1994)

unbehandelt bleiben. Das Rückfallrisiko lässt sich durch entsprechende Behandlung um ca. 75% senken. Bei ca. 10% der Betroffenen zeigt sich nach der Remission eine hypomane Nachschwankung mit vorübergehender Antriebs- und Stimmungssteigerung, die jedoch nicht die Kriterien einer manischen Episode erfüllt. Mit zunehmendem Alter dauern die depressiven Episoden länger an, das Risiko eines chronischen Verlaufs erhöht sich. Man geht in etwa 15% der Fälle von einer Chronifizierung aus (Möller et al., 2005). Die in der Literatur angegebenen Remissionsraten bewegen sich zwischen 53 und 66% nach 6 Monaten und zwischen 64 und 70% nach einem Jahr (Laux, 2003).

Die Arbeitsgruppe um Kupfer (Kupfer, Frank, Perel, Cornes, Mallinger, Thase, McEachran & Grochocinski, 1992) hat eine schematische Darstellung der Behandlungsphasen und des Verlaufs einer Depression sowie eine exakte Terminologie dazu entwickelt, das sogenannte Kupfer-Schema (s. Abb. 5). Es hat sich zur Beschreibung und Unterscheidung von Behandlungsphasen sowie für Forschungszwecke als hilfreich erwiesen.

Mittlerweile werden auch Psychotherapiestudien durchgeführt, deren Behandlungskonzeption und Design sich an den im Schema genannten Therapiephasen orientiert. Zu beachten ist, dass hinsichtlich der Besserung zwischen Response, Remission und Heilung unterschieden wird. Unter ersterer wird die Reduktion der Symptomatik auf ein subsyndromales Niveau verstanden, wobei die Besserung hier noch keine vollständige, sondern eine partielle Remission darstellt. Eine Remission bedeutet eine vollständige Wiederherstellung auf das Niveau vor der Phase. Eine Heilung ist per definitionem erst erreicht, wenn diese Besserung länger, etwa sechs Monate, anhält. Von einem Rückfall wird gesprochen, wenn innerhalb der gleichen Krankheitsphase (also innerhalb etwa vier bis sechs Monaten nach Erreichen einer Remission) ein depressives Syndrom wieder auftritt; ist das nach dieser Zeit der Fall, handelt es sich um eine Wiedererkrankung und nicht mehr um einen Rückfall.

Kapitel 4

Erklärungsansätze

Die wichtigste generelle Aussage zur Ätiologie der Depression ist, dass alle monokausalen Erklärungsversuche heute als unzureichend anzusehen sind. Das bedeutet nicht, dass solche Theorien (wie etwa die der erlernten Hilflosigkeit oder die Katecholamin-Mangel-Hypothese) keinen heuristischen Wert haben; sie haben sogar zur Entwicklung wichtiger Behandlungsformen und Interventionen geführt und können den „roten Faden" darstellen, der sich durch eine Therapie zieht. Jedoch ist keine monokausale Theorie auch nur annähernd in der Lage, die ätiologische, epidemiologischen und verlaufsbezogenen Phänomene und Forschungsergebnisse zu integrieren. Sie greifen insgesamt zu kurz und sind heutzutage wissenschaftlich als generelle Modelle nicht mehr haltbar. Vielmehr bilden multifaktorielle, Final-common-pathway-, Kindling- oder andere Modelle, wie sie im Folgenden beschrieben sind, nach übereinstimmender Meinung die Realität wesentlich besser ab. Es werden einzelne Theorien knapp dargestellt, die in die folgenden komplexeren Modelle eingebunden sind. Diese dienen der vertieften Information für die Therapeuten und sind in der Regel zu umfangreich und kompliziert, um sie im Rahmen der Psychoedukation an Patienten zu vermitteln. Hier hat sich ein Vulnerabilitäts-Stress-Bewältigungs-Modell bewährt, wie es im Behandlungsmanual ausführlich beschrieben ist. Die Komplexität dieses Modells ist noch allgemeinverträglich, es bietet aber den großen Vorteil, biologische, genetische und psychologische Ätiologiefaktoren integrieren zu können und obendrein die Ansatzpunkte für die Behandlung aufzuzeigen. Nach unserer Erfahrung neigen Patienten dazu, zu dichotomisieren („Entweder meine Depression ist biologisch/genetisch bedingt oder psychologisch/psychosozial"). Dies mag noch angehen, wenn dann die entsprechende Monotherapie erfolgt, die zum jeweiligen subjektiven Ätiologiemodell passt (bei schwereren Depressionen jedoch ist z. B. eine psychotherapeutische Monotherapie nicht indiziert). Für eine Kombinationstherapie hat sich die Dichotomisierung der Ursachen als sehr ungünstig herausgestellt: Eine Hälfte der Behandlung geht dann – legt man die subjektiven Überzeugungen der Patienten zu Grunde – sozusagen am Kern der Sache vorbei.

4.1 Psychologische und soziologische Modelle

4.1.1 Seligmans Theorie der erlernten Hilflosigkeit

Seligmans Depressionsmodell (Seligman, 1975; Abramson, Seligman & Teasdale, 1978) stammt ursprünglich aus der experimentellen Tierforschung. Die zentrale Annahme besteht darin, dass ein Mensch lernt, dass sein Verhalten und die daraus folgenden Konsequenzen unabhängig voneinander sind, wenn er zuvor die Erfahrung gemacht hat, subjektiv bedeutsame Ereignisse nicht beeinflussen oder kontrollieren zu können. Der Prozess der subjektiven Verarbeitung spielt hier eine entscheidende Rolle: Die Art und Weise, wie sich ein Individuum die Nichtkontrollierbarkeit erklärt und welche Ursachenattributionen es vornimmt, beeinflussen die Erwartungen an die Bewältigbarkeit zukünftiger aversiver Ereignisse. Im ungünstigen Falle generalisiert eine Hilflosigkeitserwartung, und das „Versagen" in der Bewältigung wird der eigenen Person in Form eines stabilen, globalen und internalen Attributionsmusters zugeschrieben (*„Ich bin einfach von Grund auf unfähig, mit den Herausforderungen des Lebens fertig zu werden"*). Die aus diesen Ursachenzuschreibungen und den Erfahrungen fehlender Kontrolle resultierenden Defizite sind motivationaler, emotionaler und kognitiver Natur und ziehen auch negative physiologische und vegetative Konsequenzen nach sich. Abbildung 6 aus Hautzinger und de Jong-Meyer (2003) veranschaulicht die Grundannahmen der Theorie.

Die o. g. Autoren betonen, dass die Befunde bezüglich der ätiologischen Rolle des Konstrukts jedoch widersprüchlich sind. So lassen sich bei einigen Patientengruppen die negativen Denkmuster auch nach klinischer Remission finden, bei anderen jedoch nicht (Hautzinger & de Jong-Meyer, 2003, S. 229). Das theoretische „Gegenstück" zur erlernten Hilflosigkeit stellt das Konstrukt der „Selbstwirksamkeit" dar. Vereinfacht ausgedrückt, besteht dann eine hohe Selbstwirksamkeitserwartung, wenn ein Individuum erwartet, dass seine Handlungen in der Umwelt Veränderungen in der

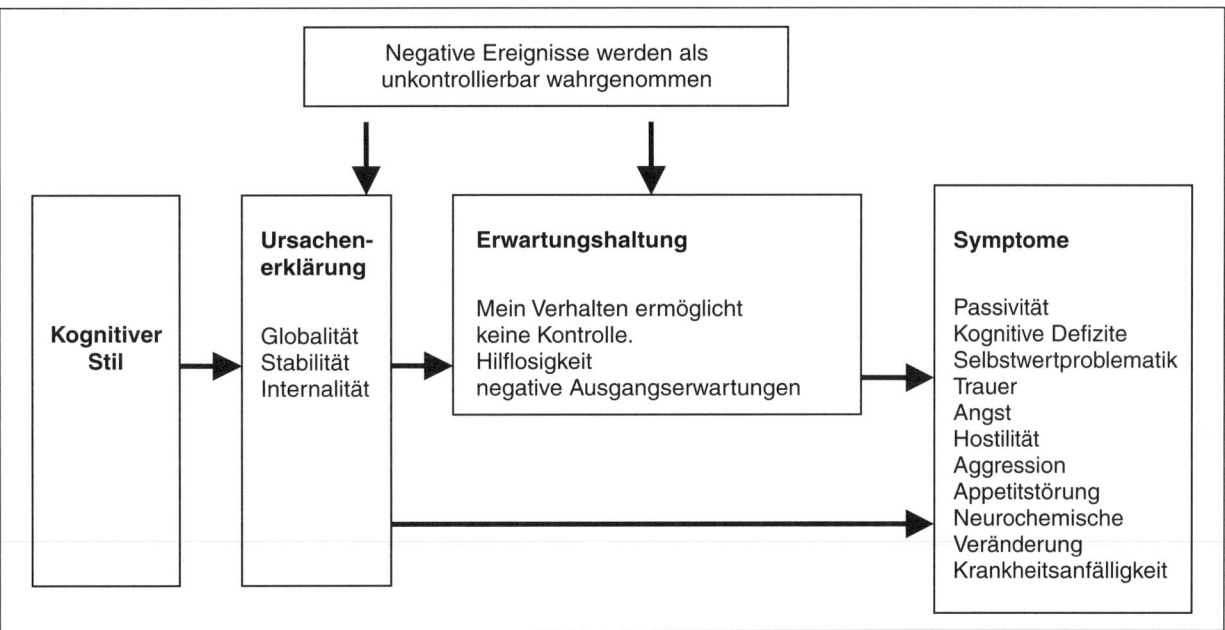

Abbildung 6: Erklärungsmodell depressiver Störungen nach der reformulierten Theorie der erlernten Hilflosigkeit (nach Hautzinger & de Jong-Meyer, 2003, S. 229)

gewünschten Richtung bewirken. Wenn auch die ätiologische Rolle der o.g. Konstrukte nicht eindeutig bestimmt werden kann, so sind sie doch als „therapeutische Heuristik" in der Depressionsbehandlung von enormem Wert und helfen, einen „roten Faden" in der Behandlung beizubehalten. Die später beschriebenen Maßnahmen des Aktivitätenaufbaus, aber auch Maßnahmen etwa zur Verbesserung der Selbstsicherheit gründen zu einem guten Teil auf den oben beschriebenen Theorien und können helfen, Hilflosigkeitserwartungen zu revidieren. Psychologische Depressionstherapie besteht zu einem wesentlichen Teil aus dem Bemühen, dem depressiven Patienten Erfahrungen von Selbstwirksamkeit zu verschaffen und negativen Attributionsmustern entgegenzuwirken – dies kann sowohl mit Hilfe von Verhaltensexperimenten als auch mit Hilfe kognitiver Techniken erreicht werden. Zu beachten ist, dass sowohl Motivations- als auch Fähigkeitsdefizite für mangelnde Selbstwirksamkeitserwartungen verantwortlich sein können; die Behandlung setzt daher eine sorgfältige Diagnostik in beiden Bereichen voraus und muss flexibel sein. So würde es kaum Erfolg versprechen, einen Patienten in eine zwischenmenschliche Auseinandersetzung zu schicken, wenn dieser Fähigkeitsdefizite in der Formulierung von eigenen Standpunkten und Forderungen aufweist.

4.1.2 Die kognitive Theorie der Depression nach Beck

Die kognitive Theorie der Depression sensu Beck (etwa in Beck, Rush, Shaw & Emery, 1994) geht von der Hypothese aus, dass an der Basis der Depression sozusagen eine Störung des Denkens steht. Dabei ist das Denken in verschiedenen Bereichen verzerrt und die weiteren depressiven Symptome werden als Folge dieser Verzerrung begriffen. Dieses depressionstypische Muster nennt Beck die „kognitive Trias" und beschreibt es als negative Sicht von sich selbst, der Umwelt und der Zukunft. Die ätiologische Rolle dieser Verzerrung konnte zwar niemals eindeutig nachgewiesen werden, aber die aus der Beckschen Theorie abgeleitete Therapie ist ohne jeden Zweifel wirksam, und das nicht nur bei Depressionen (Hautzinger & de Jong-Meyer, 2003). Die depressiogenen Kognitionen sind als relativ überdauernde Schemata zu begreifen, die durch (wiederholte) belastende Erfahrungen in Sozialisationsprozessen oder durch aktuelle negative oder traumatische Erlebnisse erworben werden können. Die Therapie besteht demzufolge in der Änderung der depressiogenen Kognitionen. Die Gruppe um Beck hat spezifische Mechanismen der Verzerrung identifiziert und benannt. Diese finden sich teilweise auch in unserer Therapie und auf den Arbeitsblättern wieder. Eine Kenntnis dieser Mechanismen ist für die Therapie der Depression enorm hilfreich, eine ausführliche Darstellung kann hier aber nicht geleistet werden; zu diesem Zweck verweisen wir auf Beck und Mitarbeiter (1994). Mit der Analyse der Verzerrungen allein ist es jedoch nicht getan; eine Reihe von spezifischen Techniken (Realitätsprüfung, ABC-Schema etc.) sind im Manual und auch auf den Handouts für die Patienten dargestellt. Damit ist natürlich das Repertoire der kognitiven Therapie keineswegs erschöpft; die Bücher von Wilken (2003), Beck (1995), Beck und Mitarbeitern (1994) und Stavemann (2003) beschäftigen sich detailliert mit den Methoden der „kognitiven Umstrukturierung" bzw. des „sokratischen Dialoges", die zwar regelmäßig in Lehrbüchern und Ausbildungsveranstaltungen erwähnt, seltener aber ausführlich und nachvollziehbar beschrieben werden.

Die Theorie der Depression im Sinne Becks hat sowohl bezüglich der ätiologischen Vorstellungen als auch der Therapietheorie Berührungspunkte mit der zuvor dargestellten Theorie der erlernten Hilflosigkeit und der therapeutischen Heuristik des Aufbaus von Selbstwirksamkeitserwartungen. Kognitive Interventionen können direkt an den Erwartungen ansetzen oder die verzerrte Verarbeitung von Erlebnissen bzw. die verzerrte Bewertung von Ergebnissen eigener Handlungen verändern helfen.

4.2 Genetische und biologische Faktoren

4.2.1 Genetik

Zweifelsfrei stellen genetische Faktoren einen wichtigen Anteil der Vulnerabilitätsfaktoren für depressive Störungen dar. Es werden Konkordanzraten für monozygote Zwillinge von 30 bis 80% (Hautzinger & de Jong-Meyer, 2003) bzw. 50% (Laux, 2003) für dizygote Zwillinge von 0 bis 30% (Hautzinger & de Jong-Meyer, 2003) berichtet. Auch die erhöhten Erkrankungsraten für Angehörige ersten Grades depressiver Patienten sprechen für die Existenz und Bedeutung von genetisch vermittelter Transmission von Vulnerabilität. Dabei ist auffällig, dass Angehörige bipolarer Patienten ein deutlich erhöhtes Risiko für alle Arten von affektiven Störungen zeigen, während Angehörige unipolarer Patienten nur für unipolare Depression anfälliger sind. Die Risikodifferenz gegenüber der Allgemeinbevölkerung scheint in letzteren Fällen auch insgesamt geringer zu sein (Hautzinger & de Jong-Meyer, 2003). Mittlerweile sind Studien

erschienen, die bestimmte Regionen auf Chromosomen identifiziert haben, die für die Transmission in Frage kommen. Dabei handelt es sich um Gene, die Codierungen für Neurotransmitter enthalten, die im Depressionsgeschehen eine wesentliche Rolle spielen (Lemke, 2004). Insgesamt erscheint es unwahrscheinlich, dass ein monogenetischer Erbgang eine Rolle spielt, vielmehr werden heute polygenetische Übertragungsmodelle oder multifaktorielle Schwellenmodelle diskutiert (Lemke, 2004; Hautzinger & de Jong-Meyer, 2003).

4.2.2 Neurobiologische Modelle

Unter diesem Punkt sollen biochemische Hypothesen (Mangel oder Imbalance von Neurotransmittern), endokrine und chronobiologische Hypothesen (HHN-Achse, Melatonin) und weitere Hypothesen (Neurotrophine, Growth Factor) kurz vorgestellt werden.

Biochemische Hypothesen. Die ersten Hypothesen, die sich mit der Rolle von Neurotransmittern bei der Entstehung von Depressionen auseinander setzten, wie beispielsweise die Katecholamin-Hypothese, wurden in Form von Mangel-Hypothesen formuliert. Inzwischen stimmt man überein, dass die Annahme, ein einfacher Mangel an bestimmten Botenstoffen (Noradrenalin, Serotonin, Dopamin) würde eine Depression bedingen oder zumindest damit einhergehen, nicht mehr als zutreffend erachtet wird. Vielmehr geht man heute davon aus, dass das Geschehen besser als Störung der Balance der Botenstoffe zu beschreiben ist. Zudem hat die Grundlagenforschung gezeigt, dass nicht nur Verminderungen der Konzentration von Neurotransmittern oder deren Metaboliten im Liquor, sondern auch Änderungen der Rezeptorempfindlichkeit und sogenannte „second" bzw. „third messenger"-Effekte für die verminderte Neurotransmission verantwortlich sind. Gleichermaßen geht man in umgekehrter Richtung davon aus, dass Antidepressiva zwar zunächst die Neurotransmitterkonzentration im synaptischen Spalt beeinflussen. Dies stellt jedoch nur den ersten Schritt in einer Reihe von Wirkmechanismen dar, die über die Veränderung von Rezeptorempfindlichkeiten am Ende unter Umständen eine veränderte Genexpression zur Folge haben, die für die dauerhaften antidepressiven Effekte verantwortlich ist (Laux, 2003). Hier könnte vor allem der so genannte BDNF (brain-derived neurotrophic growth factor) eine Rolle spielen, darauf wird im folgenden Abschnitt „Neurogenesis" näher eingegangen. *Hypothesen, die auf einem instabilen Transmitter-*

haushalt beruhen, sind im Hinblick auf ihre Kausalität ebenso wenig abschließend bewiesen wie manche psychologische Hypothesen. Zum Teil werden – sowohl von Laien als auch von einigen Fachrichtungen – biochemische Sachverhalte, die im Depressionsgeschehen auftreten, fast automatisch als „tatsächliche" Ursache eingestuft – unter Umständen weil gesellschaftlich die Tendenz besteht, „harten Fakten" wie etwa Liquorbefunden eher ein kausales Potential zuzutrauen als „weichen" Befunden, etwa aus der psychologischen oder soziologischen Forschung. Dies gilt auch für die nun folgenden neuroendokrinologischen Befunde bzw. Hypothesen bezüglich der Depression. Darüber hinaus besteht unserer Erfahrung nach immer noch eine Tendenz zum „entweder – oder", was die Ursachen vor allem psychischer Erkrankungen betrifft; das Denken in Wechselwirkungsmodellen, die biologische und psychosoziale Ursachen gleichermaßen berücksichtigen und somit auch medikamentöse bzw. somatische *und* psychosoziale bzw. psychotherapeutische Behandlungsansätze gleichermaßen plausibel erscheinen lassen, scheint in der Öffentlichkeit noch nicht allzu weit verbreitet und hat auch noch nicht alle Fachkreise restlos durchdrungen – Psychotherapeuten sind hier nicht ausgenommen.

„Neurogenesis". Lange Zeit herrschte die Anschauung, im adulten Säugetiergehirn würden keine neuen Zellen gebildet. Jedoch konnte demonstriert werden, dass dies sehr wohl der Fall ist und dass vor allem im subventrikulären Bereich Neurogenesis, also die Entstehung neuer Gehirnzellen, stattfindet. Bei diesem Prozess sind teilungsfähige „progenitor cells" beteiligt, deren „Tochterzellen" dann entlang bestimmter Bahnen zu bestimmten Orten im Gehirn wie dem Bulbus olfactorius wandern. Die Stimulation der „progenitor cells" mit dem so genannten „Brain derived neurotrophic factor" (BDNF) führte im Tierversuch zu einer stark erhöhten Zahl neuer Neurone (Pencea, Bingaman, Wiegand & Luskin, 2001). Beim BDNF handelt es sich um ein Protein aus der Klasse der Neurotrophine: BDNF kommt im Gegensatz zu den anderen Stoffen dieser Klasse vorwiegend im zentralen Nervensystem vor. Dort übt er einen trophischen Effekt auf bestimmte Neuronenklassen aus.

Eine recht neue Hypothese zum Depressionsgeschehen beschäftigt sich mit dem Einfluss von Stress und Depression auf atrophische und Zelluntergangs- bzw. Zellneubildungs-Prozesse in limbischen Strukturen, speziell dem Hippocampus (Duman, Malberg & Nakagawa, 2001). Im Tier-

modell wurde gezeigt, dass eine verminderte Rate neu entstandener Neurone zu dieser Atrophie beitragen könnte. Antidepressive Behandlung jedoch verstärkte die Neurogenese im Hippocampus von erwachsenen Tieren. Die Blockade der Neurogenese in dieser Region verhinderte die verhaltensbezogenen Wirkungen von antidepressiver Therapie. Ob die Befunde hippocampaler Atrophie bei Depression sich als konsistent erweisen werden, muss zum gegenwärtigen Zeitpunkt noch dahin gestellt bleiben (Duman, 2004). Patienten mit Depression weisen erniedrigte Konzentrationen dieses Faktors im Serum auf und Antidepressiva scheinen die hippokampalen BDNF-Konzentrationen zu erhöhen. Jedoch scheint noch nicht klar, inwieweit die Serumkonzentrationen des BDNF mit denen im zentralen Nervensystem zusammenhängen. Eine vorläufige Hypothese besagt, dass die Erniedrigung des BDNF zu Volumenreduktionen in bestimmten Teilen des Gehirns führen kann, die bei depressiv Erkrankten auch teilweise nachweisbar ist. Ferner besteht die Annahme, dass die permanent erhöhte Cortisol-Ausschüttung auf die Dauer neurotoxisch wirkt und diese Reduktionen möglicherweise verursacht (Lemke, 2004).

Neuroendokrinologische Hypothesen. Neuroendokrinologische Befunde beziehen sich vornehmlich auf zwei Systeme, nämlich die HPA-(Hypothalamus-Hypophysen-Nebennierenrinde) und die HPT-(Hypothalamus-Hypophysen-Schilddrüsen) Achse. Die Dysregulation der HPA-Achse zeigt sich im Hyperkortisolismus (erhöhte Werte des „Stresshormons" Cortisol bei vielen Depressiven), im pathologischen Dexamethason-Suppressortest (die Gabe von Dexamethason unterdrückt bei gesunden Probanden die Ausschüttung von Cortisol für längere Zeit, bei vielen depressiven Patienten aber nicht) und in der verminderten Fähigkeit des Systems zur normalen „Down"-Regulation der Cortisolausschüttung. Ohne auf die Details einzugehen, kann gesagt werden, dass von einer Hyperaktivität und verminderten Regulationsfähigkeit der HPA-Achse ausgegangen wird, die zur Folge hat, dass der Cortisolspiegel sowie die Konzentration von Substanzen, die die Ausschüttung von Cortisol stimulieren, erhöht sind. Die Folge ist, vereinfacht gesagt, eine verstärkte und prolongierte hormonelle „Stressantwort" auf belastende Ereignisse. Ob diese Dysregulation jedoch eine eigentliche „Ursache" im strengen Sinne darstellt oder aber selbst Folge von voraus gehenden Ereignissen ist, kann heute noch nicht abschließend beantwortet werden. Aldenhoff (1997) berichtet, dass einschneidende Lebensereignisse, ungünstige Lebensbedingungen oder auch frühe Virusinfektionen im Tiermodell – mit hoher Wahrscheinlichkeit auch beim Menschen – biologische „Narben" hinterlassen können. Diese „Narben" sind dann – z.B. als Änderung der Anzahl und Empfindlichkeit von Rezeptoren in endokrinen Regulationssystemen wie der HPA-Achse – durchaus auf der physiologisch-biochemischen Ebene nachzuweisen und erhöhen die Anfälligkeit für eine Dysregulation der Stressantwort im Organismus (siehe weiter unten „Integrative Modelle" - „Biologische Narben", Aldenhoff, 1997). Ob diese Mechanismen für Menschen auch nachgewiesen werden können, ist für die Depression nach unserem Kenntnisstand noch nicht zu beurteilen.

Pathologische neurobiologische Befunde bei akut depressiven Personen weisen aber unter Umständen nur auf Glieder in einer Ursachenkette hin, an deren Anfang eine erworbene Vulnerabilität und an deren Ende eine depressive Erkrankung steht. Darüber hinaus gibt es erste Befunde, die darauf hindeuten, dass sich vice versa durch psychologische Interventionen biochemische Parameter verändern: so fanden Aldenhoff, Dumais-Huber, Fritzsche, Sulger und Vollmayr (1997), dass sich nach einer erfolgreichen psychologischen Depressionstherapie (Interpersonelle Therapie – IPT) ein biologischer „Zustands"-Marker der Depression (intrazelluläre Ca2+-Homöostase) in der erwarteten Richtung veränderte. Die Ergeb-

nisse lassen zumindest annehmen, dass ein bidirektionales Denken (*Wechselwirkung* zwischen der biologischen und der psychosozialen/psychologischen Ebene) dem psychischen Erkrankungen zu Grunde liegenden Geschehen weitaus angemessener ist als das Primat der Biologie *oder* der Psychologie. Neben Veränderungen der HPA-Achse werden bei Depressiven auch Besonderheiten in der HPT-Achse festgestellt: So wurden geringere TSH (Thyroidea-stimulierendes Hormon bzw. Thyreotropin) und eine verminderte Response auf TRH (Thyreotropin-Releasinghormon) gefunden. Weitere abnorme Befunde beziehen sich auch auf eine verminderte Wachstumshormon-Response auf künstliche Stimulation desselben und auf andere endokrine Substanzen wie etwa das Melatonin.

Chronobiologische Hypothesen. An diesem Punkt schließt sich unmittelbar eine weitere Gruppe von Hypothesen an, die jeweils die zeitliche Rhythmik der Ausschüttung verschiedener bereits erwähnter Hormone zum Inhalt haben. Bei gesunden Menschen lässt sich während des Schlafs eine erhöhte TSH-Ausschüttung beobachten, die bei depressiven Menschen fehlt. Ebenso ist die Rhythmik der Cortisol-Ausschüttung verschoben. Aus der experimentellen Schlafforschung weiß man, dass depressive Menschen weniger Tiefschlafstadien durchlaufen, bei ihnen die Zeit zwischen Ein-

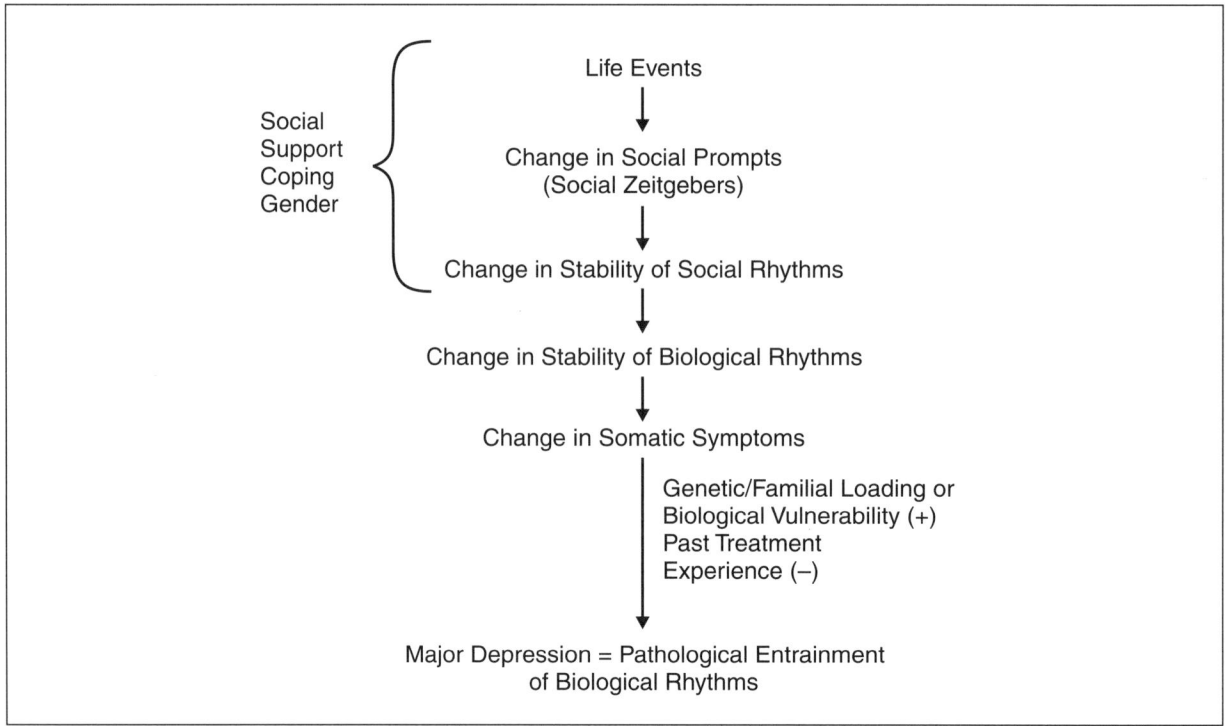

Abbildung 7: Die „social zeitgeber hypothesis" (aus Ehlers et al., 1988, S. 951)

schlafen und erster REM-Phase kürzer ist und sie vermehrt REM-Schlaf zeigen. All diese Störungen lassen sich unter dem Begriff der „zirkadianen" Rhytmusstörungen subsumieren. „Saisonale" Rhytmusstörungen beziehen sich auf periodische Stimmungswechsel in größeren, jahreszeitlichen Zeiträumen („saisonale Depression"). Hier scheinen die Lichtverhältnisse und in deren Folge die Konzentration der Substanz Melatonin bei vulnerablen Personen eine auslösende oder ursächliche Rolle einzunehmen. Licht und soziale Rhythmen (und auch Stress) stellen offensichtlich zentrale Einflussfaktoren für die Ausprägung bzw. Synchronisation zirkadianer Rhythmen dar. Ehlers, Frank und Kupfer (1988) sowie Ehlers, Kupfer, Frank und Monk (1993) haben eine Hypothese vorgelegt, die „Social Zeitgeber Hypothesis", die die ätiologische Bedeutung sozialer Zeitgeber thematisiert. Demnach werden als klassische Auslöser für affektive Störungen Ereignisse gesehen, die soziale Rhythmen destabilisieren, wie etwa der Verlust eines Partners oder Arbeitsplatzes. Tatsächlich lässt sich diese Destabilisierung mittels eines von Monk, Flaherty, Frank, Hoskinson und Kupfer (1990) entwickelten Messinstrumentes auch oft nachweisen. Die Destabilisierung sozialer Rhythmen durch den Verlust „sozialer Zeitgeber" führt in dieser Hypothese zu Instabilitäten in biologischen Rhythmen, die dann wiederum bei vulnerablen Individuen eine Episode einer affektiven Störung auslösen können.

Diese Hypothese stellt eine Integration von sozialen und biologischen Ätiologiefaktoren dar und kann somit sehr gut zum folgenden Abschnitt überleiten.

4.3 Integrative Modelle

Allen integrativen Ansätzen ist gemeinsam, dass sie biologische und psychosoziale Erklärungshypothesen in einem Modell vereinen und ihr Zusammenwirken in Form von Kausalketten oder kumulativen Wechselwirkungen zu beschreiben versuchen. Das herkömmliche Denken in Bezug auf die Ätiologie psychischer Störungen ist oft eindimensional und dichotom (entweder psychosozial oder biologisch). Nicht selten werden aber auch von Therapeuten diese dichotomen Denkmuster repliziert. Die Entstehung einer Depression ist jedoch ganz offensichtlich ein hochkomplexer Prozess, und verschiedene Typen von multifaktoriellen bzw. Wechselwirkungstheorien versuchen ihn zu erhellen. Das Kindling-, das „Final-Common-Pathway-" und das „Biologische Narben"-Mo-

dell können als Beschreibungen von Teilansichten eines (unseres Wissens erst teilweise formulierten) umfassenden multifaktoriellen Modells aufgefasst werden.

4.3.1 Kindling

Ein ätiologisches Modell, dessen Eignung in letzter Zeit auch für den Bereich der affektiven Störungen diskutiert wird und ursprünglich aus der Epilepsie-Forschung stammt, ist das „Kindling"-Paradigma. „Kindling" bedeutet übersetzt „anfachen" „zünden", „Reisig", und dieser Begriff wurde zur Beschreibung eines Phänomens benutzt, das Epilepsieforscher im Tierversuch an Ratten beobachteten: Die niederschwellige und seltene Reizung bestimmter Gehirnareale der Tiere führte anfangs zu lokalen, kurz anhaltenden Entladungen, im weiteren Verlauf (bei täglicher Wiederholung der Stimulation) jedoch zu zunehmend längeren und räumlich ausgebreiteten Entladungsmustern bis hin zu kompletten epileptischen Anfällen verschiedener Art. Bei ausreichender Fortführung der Stimulation können die Anfälle dann auch spontan, also ohne jeden weiteren Eingriff, auftreten. Es wurde gezeigt, dass die Stimulation auch durch chemische Stoffe erfolgen kann und die gleichen Wirkungen zeitigt (Majkowski, 2002). Obwohl die Prozesse, die hinter diesem Phänomen stehen, noch nicht genau bekannt sind, resümiert Majkowski (2002), dass diese eher allgemeinen Prozesse neuronaler Plastizität zuzurechnen sind, die zum Beispiel auch beim Lernen auftreten, und nicht nur epilepsiespezifischen Teilprozessen.

Post (2002) gibt eine noch differenziertere Darstellung der Kindling-Theorie, die hier nur stark vereinfacht wiedergegeben werden kann. Demnach folgen den Stimulationen sowohl pathogene, also die Ausbreitung von Konvulsionen begünstigende, als auch adaptive, die Ausbreitung begrenzende, Prozesse. Die Prozesse umfassen u.a. neuronale Entladungsmuster, die Entstehung von „Gedächtnisspuren", die Ausschüttung von Hormonen und eine veränderte Genexpression. Beide Prozesse sind je nach Phase des Kindling-Prozesses (begrenzte Entladungen im Anfangsstadium, vollständige Anfälle im weiteren Verlauf, spontane vollständige Anfälle nach ausreichender Wiederholung der Stimulation) unterschiedlich ausgestaltet und überlagern sich zudem. Es liegen auch Hinweise vor, dass unterschiedliche antikonvulsiv wirksame Medikamente auch je nach Phase des Kindling-Prozesses eine differenzielle Wirksamkeit aufweisen; so kann ein Medikament, das in den ersten beiden Phasen des Prozesses wirksam ist, in der Phase der spontan auftretenden Anfälle u.U. nicht mehr wirksam sein.

Post (2002) ist vorsichtig, was eine direkte Übertragung des Paradigmas auf den Bereich der affektiven Störungen betrifft. Er sieht jedoch einen großen heuristischen Wert, um den Krankheitsverlauf besser verstehen zu können. Kindling ist ihm zufolge zwar nicht als homologes Modell auf affektive Störungen anzuwenden, weist aber zwei wichtige Bezugspunkte zum originalen Modell auf: Zum ersten ist hier das Phänomen einer zunehmend verstärkten behavioralen Antwort auf wiederholt auftretende psychosoziale Stressoren wie etwa Verlusterlebnisse zu nennen. Diese könnte durch Vulnerabilitäten bedingt sein, die durch die initial auftretenden Stressoren erworben wurden. Post (2002) denkt hier an Änderungen auf der Ebene der Genexpression. Insofern ergibt sich hier ein Bezug zu dem weiter unten beschriebenen Modell der „Biologischen Narben" von Aldenhoff (1997). Der zweite Bezugspunkt besteht in der Tatsache, dass häufig zunächst durch externe Faktoren ausgelöste Episoden beobachtbar sind, während im späteren Krankheitsverlauf die Episoden auch spontan aufzutreten scheinen. Post (2002) referiert dazu Ergebnisse von Kendler, Thornton und Gardner (2000), denen zufolge über die ersten neun Phasen einer depressiven Erkrankung hinweg die Bedeutung von psychosozialen Ereignissen als Vorläufer von Episoden progressiv abnimmt, danach aber diesbezüglich keine Änderung mehr auftritt. Dieses Muster scheint nur für diejenigen Patienten zuzutreffen, die keine starke genetische Vulnerabilität aufweisen.

Denkt man das Modell von Post weiter und überträgt es – im Sinne einer Heuristik – auf den Bereich der Psychologie, ergeben sich zumindest interessante Perspektiven: So könnte man beispielsweise annehmen, dass sich auch auf der Verhaltensebene „Kindling"-ähnliche Prozesse abspielen, wenn jemand erstmals mit einem psychosozialen Stressor konfrontiert ist. Auch diese Prozesse könnten einerseits pathogen und andererseits protektiv sein, durch wiederholten Ablauf und kontingente Ereignisse gebahnt und verstärkt werden und sich überlagern. Zu untersuchen wäre auch, ob diese Prozesse sich im Krankheitsverlauf verändern und ob demzufolge auch eine Psychotherapie im Hinblick auf die Phasen im Sinne der Kindling-Hypothese unterschiedlich gestaltet werden müsste – dass also bei einer depressiven Ersterkrankung andere psychotherapeutische Ak-

zente gesetzt werden müssten als bei Patienten mit vorangegangenen Phasen.

Der Beitrag des Kindling-Modells zum Verständnis des Krankheitsverlaufs bei affektiven Störungen liegt also beispielsweise darin, das es die Beobachtung erklären könnte, nach der mit zunehmender Phasenanzahl tendenziell weniger klare psychosoziale Auslöser gefunden werden als bei Ersterkrankungen. Zudem unterstützt das Kindling-Modell eine gerade in den letzten Jahren zunehmend propagierte Vorgehensweise: therapeutisches Handeln sollte nicht nur auf die Behebung der akuten Symptomatik, sondern genauso auf die Verhinderung von Rezidiven und Wiedererkrankungen abgestellt sein. Diese therapeutische Konsequenz (und indirekt auch das Modell) wird ferner durch die Erkenntnis gestützt, das die Anzahl vorangegangener Episoden einen guten Prädiktor für die Wahrscheinlichkeit des Auftretens weiterer Episoden darstellt.

4.3.2 Biologische Narben

Aldenhoff (1997) hat ein Modell zur Depressionsentstehung vorgelegt, das postuliert, dass frühe Deprivationserlebnisse, aber auch andere Noxen wie z.B. bestimmte Virusinfektionen „Biologische Narben" hinterlassen könnten, die eine erhöhte Vulnerabilität für später auftretende belastende oder schädliche Einflüsse bedingen. Aldenhoff denkt dabei an erworbene Veränderungen im Bereich der CRH-, Kortisol oder Beta-Rezeptoren und referiert dazu zahlreiche Befunde.

Aldenhoff selbst stellt Bezüge zur oben beschriebenen Kindling-Hypothese her, und betont auch, dass gerade die Behandlung der ersten depressiven Phase entscheidend sein könnte. In präventiver Hinsicht ist einerseits die Förderung protektiver Faktoren in der Verarbeitung von möglicherweise „narbenbildenden" Ereignissen oder Lebensumständen von Bedeutung; andererseits sieht Aldenhoff die Perspektive, dass eine – im Sinne eines „biological priming" – bereits erfolgte „Narbenbildung" durch noch zu entwickelnde diagnostische Prozeduren künftig entdeckt werden könnte, was u.U. die Voraussetzung für die Möglichkeit der Behandlung der erworbenen Vulnerabilität vor dem Auftreten einer voll ausgebildeten depressiven Episode schaffen könnte. Die Stärke des Modells liegt darin, dass es einen weiteren Ansatzpunkt bietet, das Zusammenwirken psychosozialer und biologischer Prozesse zu konzeptualisieren.

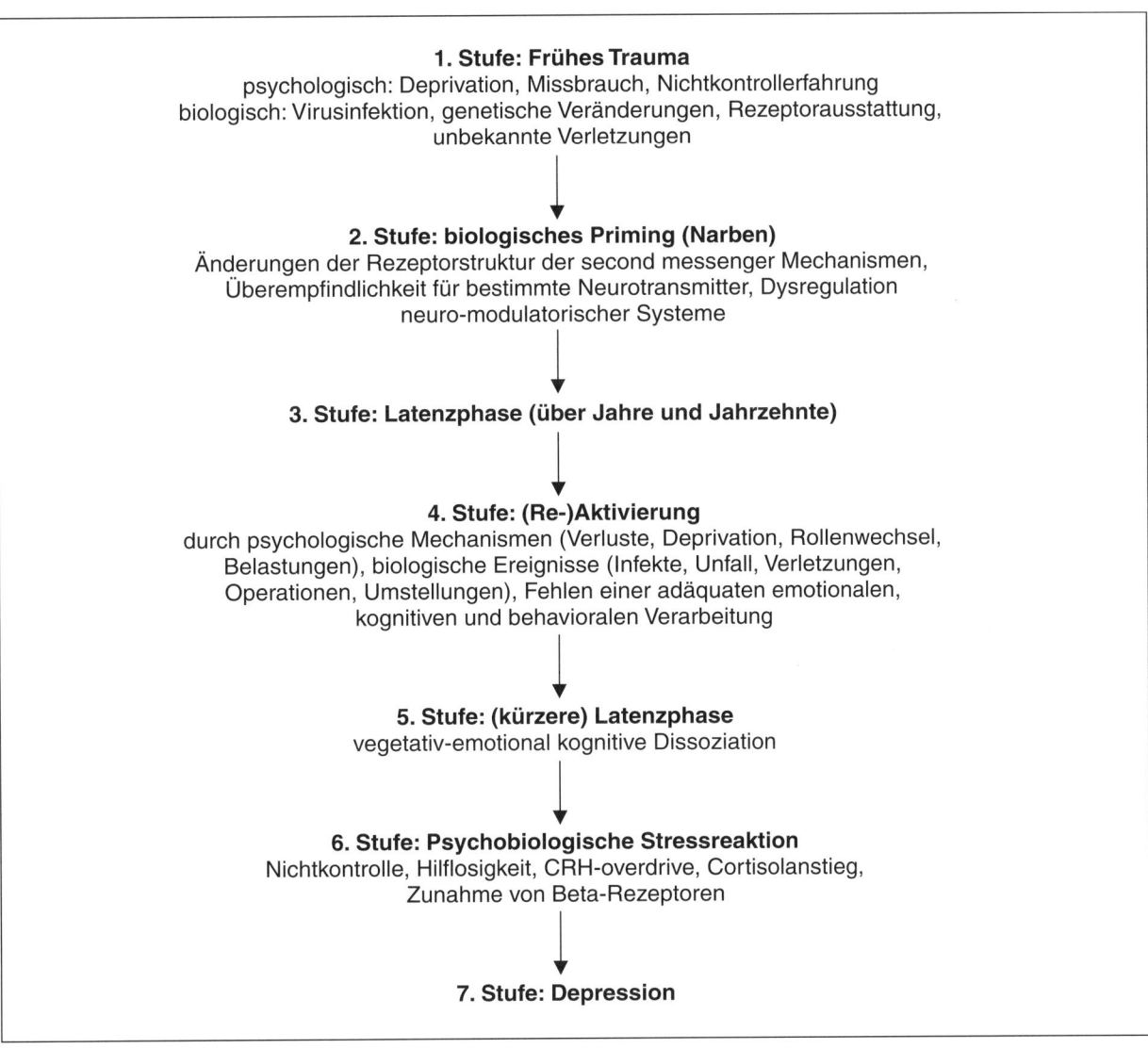

1. Stufe: Frühes Trauma
psychologisch: Deprivation, Missbrauch, Nichtkontrollerfahrung
biologisch: Virusinfektion, genetische Veränderungen, Rezeptorausstattung,
unbekannte Verletzungen

2. Stufe: biologisches Priming (Narben)
Änderungen der Rezeptorstruktur der second messenger Mechanismen,
Überempfindlichkeit für bestimmte Neurotransmitter, Dysregulation
neuro-modulatorischer Systeme

3. Stufe: Latenzphase (über Jahre und Jahrzehnte)

4. Stufe: (Re-)Aktivierung
durch psychologische Mechanismen (Verluste, Deprivation, Rollenwechsel,
Belastungen), biologische Ereignisse (Infekte, Unfall, Verletzungen,
Operationen, Umstellungen), Fehlen einer adäquaten emotionalen,
kognitiven und behavioralen Verarbeitung

5. Stufe: (kürzere) Latenzphase
vegetativ-emotional kognitive Dissoziation

6. Stufe: Psychobiologische Stressreaktion
Nichtkontrolle, Hilflosigkeit, CRH-overdrive, Cortisolanstieg,
Zunahme von Beta-Rezeptoren

7. Stufe: Depression

Abbildung 8: Modell der „Biologischen Narben" von Aldenhoff (aus Aldenhoff, 1997, S. 384)

4.3.3 Final-Common-Pathway-Modelle

Der Grundgedanke der „Final-Common-Pathway"-Modelle ist der, dass interindividuell sehr verschiedene schädliche Noxen pathophysiologische Prozesse anstoßen, die schließlich in eine „gemeinsame Endstrecke" von pathologischen Veränderungen münden, die interindividuell recht ähnlich ist. Reizvoll an derartigen Modellen ist, dass sie erklären könnten, warum es nicht eine unendlich große Anzahl, sondern relativ wenige unterscheidbare Cluster von psychischen Störungen gibt. Akiskal und McKinney (1975; nach Hautzinger & de Jong-Meyer, 2003) formulierten für den Bereich der depressiven Störungen ein solches Modell, das von de Jong (1987; nach Hautzinger & de Jong-Meyer, 2003) erweitert wurde und nachfolgend dargestellt ist.

Von Akiskal und McKinney (1975) wurde die „gemeinsame" Endstrecke als ein dienzephales Geschehen konzipiert, bei dem eine Störung der biogenen Amine, die durch psychosoziale Stressoren, aber auch hormonelle oder andere Einflüsse ausgelöst wurde, weitere Veränderungen nach sich zieht. Vor allem das sogenannte „Verstärkersystem", das nach Meinung der Autoren mit dem Hypothalamus, dem Arousal-System und dem extrapyramidal-motorischen System in enger funktioneller Verbindung steht, sei davon betroffen. Die normalerweise funktionierende Homöostase zwischen den eben genannten Systemen würde durch chronifizierten Stress gestört und führe zur Erschöpfung verschiedener Transmittersysteme. Das oben dargestellte Modell der „Biologischen Narben" von Aldenhoff könnte u.U. als Ausdifferenzierung bzw. Erwei-

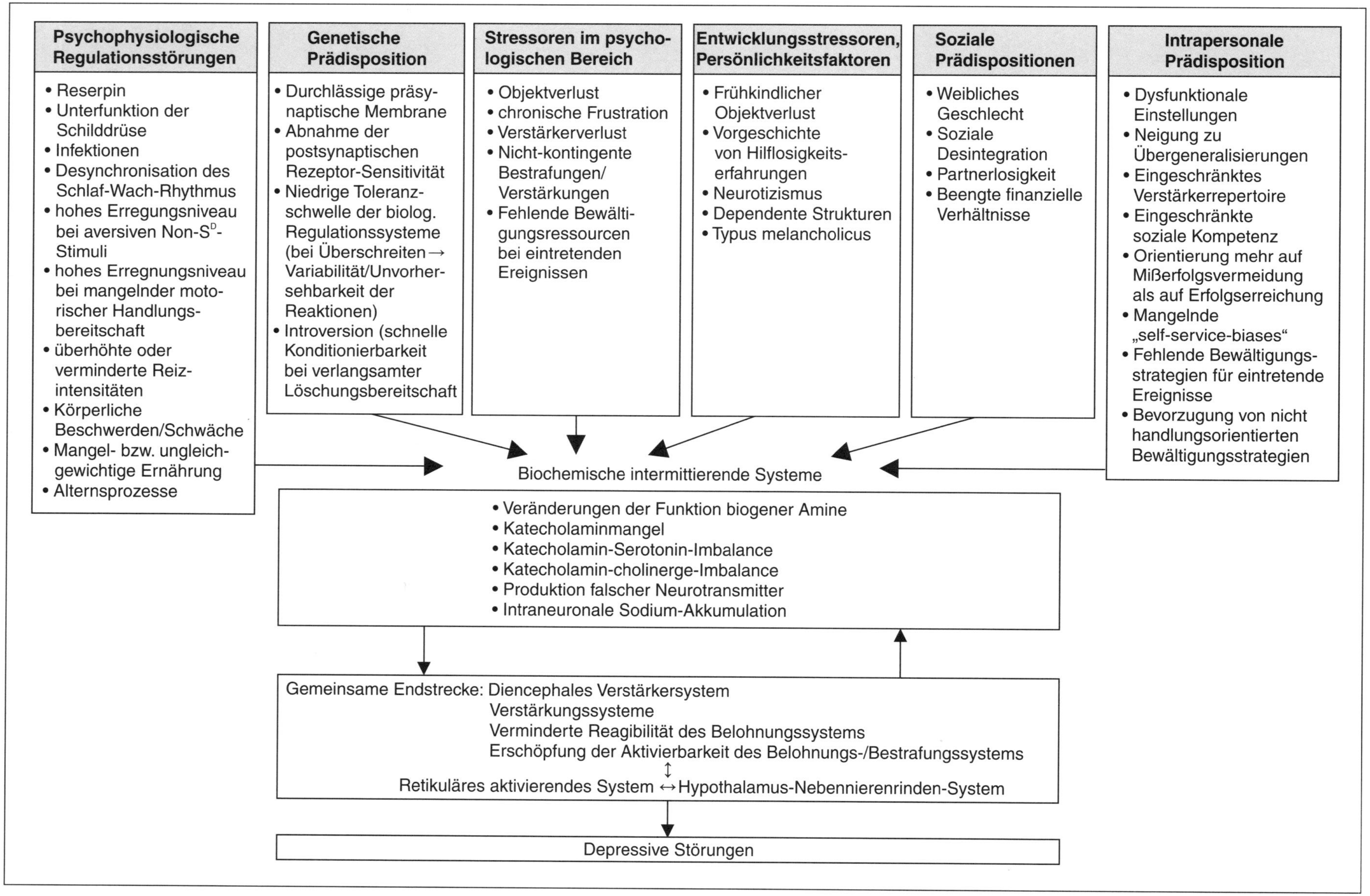
Psychophysiologische Regulationsstörungen
• Reserpin
• Unterfunktion der Schilddrüse
• Infektionen
• Desynchronisation des Schlaf-Wach-Rhythmus
• hohes Erregungsniveau bei aversiven Non-S^D-Stimuli
• hohes Erregnungsniveau bei mangelnder motorischer Handlungsbereitschaft
• überhöhte oder verminderte Reizintensitäten
• Körperliche Beschwerden/Schwäche
• Mangel- bzw. ungleichgewichtige Ernährung
• Alternsprozesse
Genetische Prädisposition
• Durchlässige präsynaptische Membrane
• Abnahme der postsynaptischen Rezeptor-Sensitivität
• Niedrige Toleranzschwelle der biolog. Regulationssysteme (bei Überschreiten → Variabilität/Unvorhersehbarkeit der Reaktionen)
• Introversion (schnelle Konditionierbarkeit bei verlangsamter Löschungsbereitschaft
Stressoren im psychologischen Bereich
• Objektverlust
• chronische Frustration
• Verstärkerverlust
• Nicht-kontingente Bestrafungen/ Verstärkungen
• Fehlende Bewältigungsressourcen bei eintretenden Ereignissen
Entwicklungsstressoren, Persönlichkeitsfaktoren
• Frühkindlicher Objektverlust
• Vorgeschichte von Hilflosigkeitserfahrungen
• Neurotizismus
• Dependente Strukturen
• Typus melancholicus
Soziale Prädispositionen
• Weibliches Geschlecht
• Soziale Desintegration
• Partnerlosigkeit
• Beengte finanzielle Verhältnisse
Intrapersonale Prädisposition
• Dysfunktionale Einstellungen
• Neigung zu Übergeneralisierungen
• Eingeschränktes Verstärkerrepertoire
• Eingeschränkte soziale Kompetenz
• Orientierung mehr auf Mißerfolgsvermeidung als auf Erfolgserreichung
• Mangelnde „self-service-biases“
• Fehlende Bewältigungsstrategien für eintretende Ereignisse
• Bevorzugung von nicht handlungsorientierten Bewältigungsstrategien
Biochemische intermittierende Systeme
• Veränderungen der Funktion biogener Amine
• Katecholaminmangel
• Katecholamin-Serotonin-Imbalance
• Katecholamin-cholinerge-Imbalance
• Produktion falscher Neurotransmitter
• Intraneuronale Sodium-Akkumulation
Gemeinsame Endstrecke: Diencephales Verstärkersystem
Verstärkungssysteme
Verminderte Reagibilität des Belohnungssystems
Erschöpfung der Aktivierbarkeit des Belohnungs-/Bestrafungssystems
↕
Retikuläres aktivierendes System ↔ Hypothalamus-Nebennierenrinden-System
Depressive Störungen

Abbildung 9: Ein Modell der Interaktion biologischer und psychologischer Faktoren bei der Depressionsentstehung (aus Hautzinger & de Jong-Meyer, 2003, S. 236)

terung in ein Final-Common-Pathway-Modell einbezogen werden.

4.3.4 Multifaktorielles Modell von Berger und van Calker

Berger und van Calker (2003) stellen ein multifaktoriell-integratives Modell dar, das Berührungspunkte sowohl mit Aldenhoffs Schema als auch mit Final-Common-Pathway-Modellen aufweist. Eine genetische Disposition und/oder eine gesteigerte Vulnerabilität durch Kindheitstraumata trifft mit einem psychischen oder physischen Auslöser

zusammen und setzt ein eigendynamisches Geschehen in Gang, das schließlich im ungünstigen Falle in eine depressive Episode mündet. Ist die Depression ausgelöst, sehen die Autoren eine Transmitter-Imbalance der aminergen und cholinergen Systeme zueinander sowie eine Störung des REM-Schlafes als zentral an. Wichtig ist, dass das depressive Geschehen selbst als starker zentralnervöser Stressor gesehen wird, der z. B. die erhöhte Cortisolantwort immer wieder auslöst und so einen Teufelskreis etabliert. Eine Unterbrechung des Teufelskreises kann beispielsweise durch medikamentöse Behandlung („Reparatur" der Transmitter-Imbalance) oder durch psychothe-

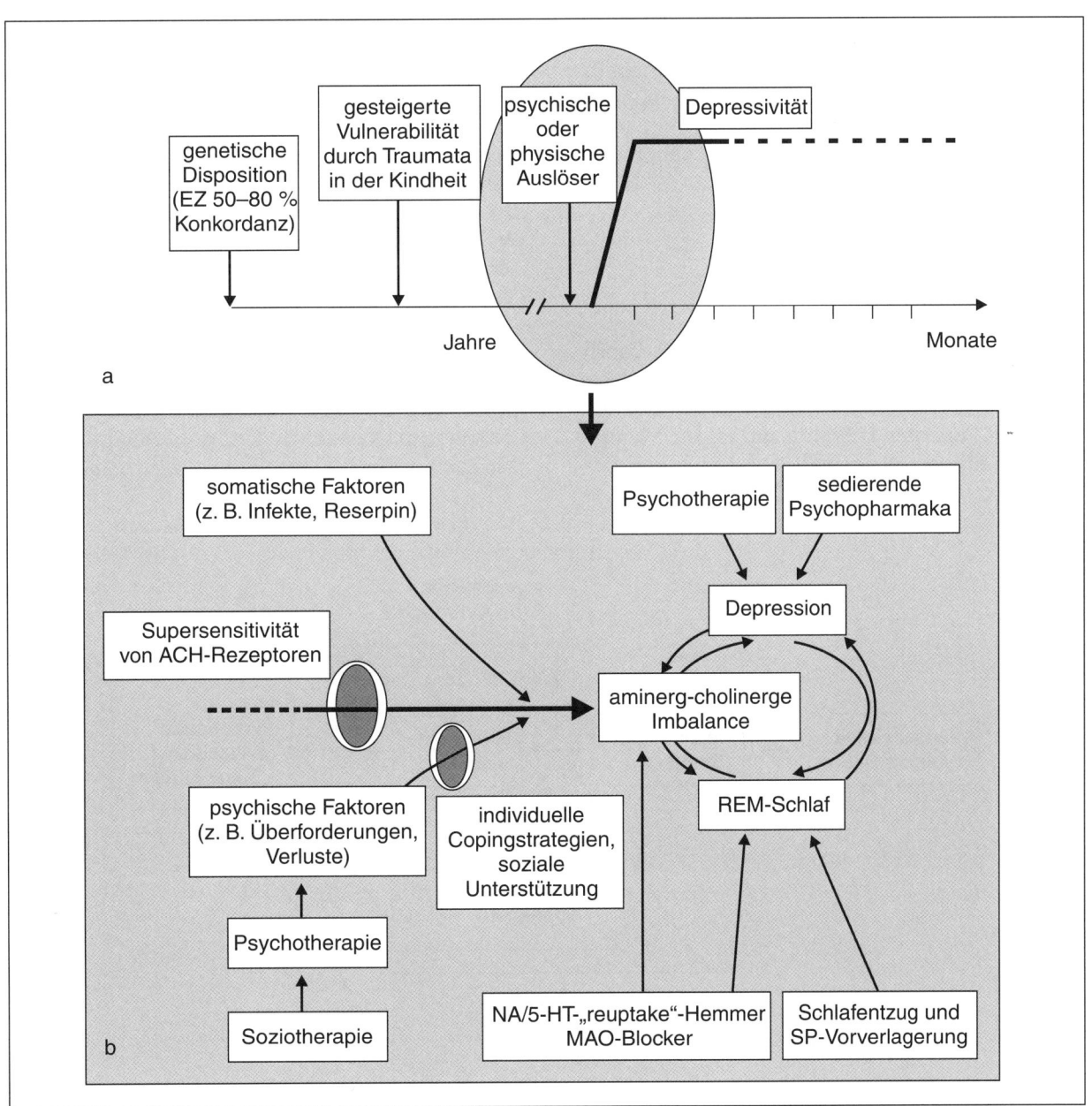

Abbildung 10: Depressionsmodell von Berger (aus Berger & van Calker, 2003, S. 580)

rapeutische Interventionen (Milderung der Folgen von psychosozialen Stressoren oder der Folgen des depressiven Geschehens selbst) erreicht werden.

Betrachtet man die verschiedenen integrativen Modelle, ist zumindest eine gewisse Übereinstimmung erkennbar. Diese stellen aus unserer Sicht nur unterschiedliche Teilprozesse des ätiopathologischen Geschehens in den Vordergrund. Um Missverständnisse zu vermeiden: Wir halten multifaktorielle Modelle wie das eben dargestellte zwar für zu kompliziert, um sie in der psychoedukativen Arbeit mit Patienten zu verwenden. Hier haben sich reduzierte Modelle, die aber die wesentlichen Komponenten immer noch beinhalten, bewährt. Jedoch sind multifaktorielle Modelle im professionellen Zusammenhang von enormem Erklärungswert und weisen als einzige annähernd die Vielfalt von Faktoren auf, die man auch in der klinischen Arbeit beobachten kann – nähern sich der Realität u.E. also am besten an.

4.3.5 Vulnerabilitäts-Stress-Bewältigungs-Modell

Im Folgenden soll ein allgemeines Vulnerabilitäts-Stress-Bewältigungs-Modell kurz beschrieben werden. Dieses Modell hat sich in der Behandlung von Patienten bewährt und ist im Manualteil ausführlicher dargestellt. Das Vulnerabilitäts-

Stress-Modell, das ursprünglich für den Bereich der schizophrenen Störungen entwickelt wurde (Zubin & Spring, 1977), wird mittlerweile aber auch für die Erklärung anderer psychischer Störungen und psychiatrischer Störungsbilder herangezogen. In der nachfolgenden Abbildung ist ein solches Modell dargestellt, und zwar in der Form, in der es später in der kognitiv-psychoedukativen Gruppe verwendet wird.

Die erste Kernaussage des Modells lautet, dass alle Menschen in sehr unterschiedlichem Ausmaß eine genetisch-biologische Disposition besitzen, die sie für bestimmte Störungen anfällig macht; diese wird als Vulnerabilität bezeichnet. Zum zweiten erleben diese Menschen auch in unterschiedlichstem Ausmaß Stress und Belastungen, wobei der Begriff „Stress" hier in einem erweiterten Sinne zu verstehen ist. Auch markante Lebensereignisse, wie Trennungen, Verluste oder psychosoziale Schwierigkeiten sind hiermit gemeint. Aus dem Zusammentreffen von Vulnerabilität und Stress entsteht jedoch, im Sinne des Modells nicht etwa direkt eine psychische Störung, sondern hier üben potenziell protektiv wirkende Variablen einen moderierenden Einfluss aus. Diese protektiven Variablen umfassen zum einen das Ausmaß der sozialen Unterstützung, zum anderen die individuellen Bewältigungsmöglichkeiten, Copingstrategien und Ressourcen, die die jeweilige Person zum Überstehen der Stresssituation einsetzen kann. Je nach Konstellation – also je nach Aus-

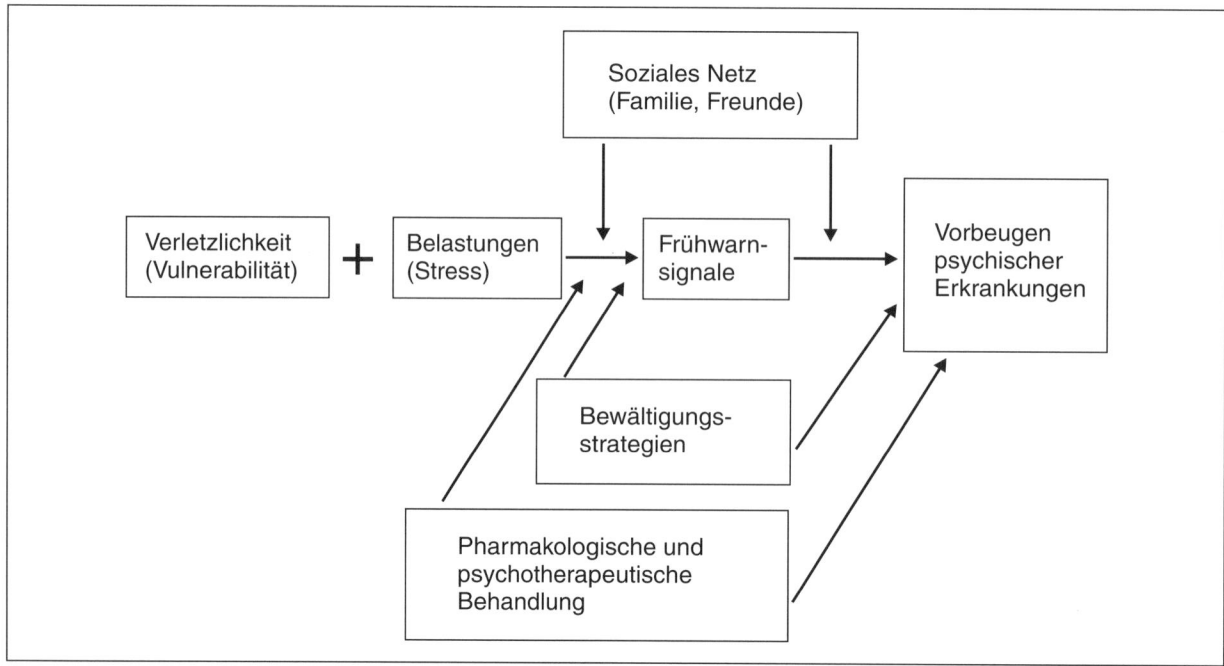

Abbildung 11: Vulnerabilitäts-Stress-Bewältigungs-Modell

maß der Vulnerabilität, der Intensität des Stressors, des Vorhandenseins von sozialem Netz und Bewältigungsmöglichkeiten – kommt es nun unter ungünstigen Bedingungen zum Auftreten von Frühwarnsymptomen, die sich zu einer manifesten Episode der psychiatrischen Störung entwickeln können, wenn keine medikamentöse und/oder psychotherapeutische Behandlung erfolgt. Interessant an dem Modell ist, dass es eine individuelle Aufteilung der Kausalanteile der unterschiedlichen Faktoren erlaubt, also ätiologisch flexibel ist. Zudem ist es geeignet, die Ansatzpunkte medikamentöser sowie psycho- und soziotherapeutischer Maßnahmen aufzuzeigen. Psychotherapie kann z. B. an der Verbesserung der individuellen Bewältigungsressourcen ansetzen oder längerfristig an der Fähigkeit, sich ein soziales Netz zu schaffen. Die Unterscheidung zwischen Frühwarnzeichen und der eigentlichen Störung erlaubt es zudem, den Betroffenen einen sehr wichtigen Ansatzpunkt für die Rückfallprophylaxe nahe zu bringen.

Kapitel 5

Stand der Therapieforschung

5.1 Überblick über psychotherapeutische und pharmakologische Interventionen

Psychosoziale Interventionen haben in der Behandlung depressiver Erkrankungen in den letzten Jahren sehr an Bedeutung gewonnen. Praktische Richtlinien in diesem Bereich wurden von der American Psychiatric Association, dem US Department of Health and Human Services (Depression Guideline Panel, 1993), der Ärztlichen Zentralstelle für Qualitätssicherung (ÄZQ, 2003), der Deutschen Gesellschaft für Psychologie (DGP; De Jong-Meyer, Hautzinger, Kühner & Schramm, 2005) oder im Rahmen von Modellprojekten (Härter, Bermejo, Schneider, Kratz, Gaebel, Hegerl et al., 2003) erstellt.

5.1.1 Ansatzpunkte für psychotherapeutische Interventionen und ihre Kombination mit Pharmakotherapie

Als Indikation für Psychotherapie nennen Rush und Thase (1999) (a) leichte oder mittelschwere Depression, (b) schwere Formen der Depression in Kombination mit Antidepressiva, oder (c) partielle Response auf Antidepressiva oder Schwierigkeiten bei ihrer regelmäßigen Einnahme. Eine Kombination aus Pharmakotherapie und Psychotherapie empfiehlt sich nach Bauer, Whybrow, Angst, Versiani und Möller (2004) (a) zu Beginn der Behandlung, (b) bei fehlender oder eingeschränkter Response auf ein Antidepressivum, oder (c) bei fehlender Response auf eine anfängliche Psychotherapie (Frank, Thase, Spanier, Cyranoski & Siegel, 2000; Paykel, Scott, Teasdale, Johnson, Garland, Moore et al., 1999; Rush & Kupfer, 2001; Scott, Teasdale, Paykel, Johnson, Abbott, Hayhurst et al., 2000).

Bereits in den 90er Jahren wurden die ideologischen Konflikte einer Kombinationsbehandlung thematisiert, jedoch kaum empirisch untermauert. Im Folgenden werden mögliche negative Effekte der Pharmakotherapie auf die Psychotherapie und vice versa sowie positive Kombinationseffekte

(mod. nach Klerman, 1991) genannt. Ein Nachteil der Pharmakotherapie kann sein, dass der Patient auf ein rein medizinisches Behandlungsmodell fokussiert ohne eigene Veränderungsmöglichkeiten zu aktualisieren. Er attribuiert seine Therapieerfolge auf die Pharmakotherapie und weniger auf den Zuwachs eigener Fertigkeiten, was die weitergehende Genesung unterminiert. Die pharmakologisch bedingten Symptomverbesserungen reduzieren die Motivation zur Psychotherapie, zur Selbstreflexion und zur Einsicht in Krankheitszusammenhänge, was zum Abbruch der Psychotherapie führen kann. Der Patient jedoch, der nach seinem Krankheitsverständnis eine psychologische Therapie erwartet, fühlt sich durch das rein medizinische Krankheitsmodell abgewertet. Im Rahmen dieser einseitigen Ausrichtung können auch Symptomverschiebungen auftreten. Mögliche Einwände der Pharmakotherapie gegen eine Kombination mit einer Psychotherapie beziehen sich auf rein biologische Krankheitsmodelle (z.B. Krankheit als Stoffwechselstörung), denen zufolge es keiner Psychotherapie bedarf, sowie auf potenzielle Symptomverschlechterungen unter Psychotherapie. Es liegen aber auch additive, komplementäre sowie synergistische Modelle vor, in denen die Psycho- und die Pharmakotherapie nicht in einem widersprüchlichen, sondern in einem konstruktiven, eng aufeinander bezogenen Verhältnis stehen.

Komplementäre Modelle beziehen sich auf verschiedene Zielsymptome: in der Psychotherapie auf Hoffnungslosigkeit, in der Pharmakotherapie auf vegetative Symptome wie den reduzierten Appetit. Im Rahmen synergistischer Interaktionsprozesse führt die Pharmakotherapie einerseits zu einer hinreichenden Symptomreduktion, so dass der Patient an einer Psychotherapie teilnehmen kann – die Psychotherapie andererseits verbessert die Interaktion und somit die Bereitschaft zur Mitarbeit in der Behandlung. Die Pharmakotherapie stabilisiert die für eine Psychotherapie erforderlichen kognitiven Funktionen im Hinblick auf Sprache, Gedächtnis, Aufmerksamkeit und Konzentration. Durch die medikamentöse Behandlung wird der Patient als „psychisch krank" entlastet, das Stigma der Erkrankung reduziert und dem Patienten die Annahme der Behandlung und der Einstieg in eine Psychotherapie erleichtert. Die Pharmakotherapie profitiert von der Psychotherapie, da diese sekundäre Probleme im zwischenmenschlichen Bereich und Selbstwertbeeinträchtigungen bearbeitet, die häufig dem Auftreten depressiver Symptome folgen. Psychoedukation und die kognitive Umstrukturierung compliancehinderlicher Überzeugungen können zu einer verbesserten Mitarbeit des Patienten im Rahmen der Pharmakotherapie führen. Als Vorteile einer Kombinationsbehandlung konnten das bessere Ansprechen auf die Behandlung, eine geringere Rückfallrate, eine höhere Lebensqualität und eine bessere Compliance empirisch untermauert werden (Segal, Kennedy, Cohen and the CANMAT Depression Work Group, 2001a; s. auch Kapitel 5.4).

Es folgt ein Überblick über kognitiv-verhaltenstherapeutische Interventionen im weiteren Sinne sowie ihre mögliche Kombination mit Pharmakotherapie. Ziele dieser Interventionen sind eine Verbesserung der psychopathologischen Symptomatik, der Bewältigung gegenwärtiger Probleme, der psychosozialen Anpassung und des Krankheitsverlaufs im Sinne einer Rückfallprophylaxe. Die Ansatzpunkte für psychotherapeutische Interventionen umfassen:

- Aufbau eines konstruktiven Krankheitskonzeptes,
- Bewältigung der Erkrankung und der neuen Lebenssituation (z.B. „loss of the healthy self"),
- Sensibilisierung für Frühwarnzeichen und der adäquate Umgang mit ihnen als Rezidivprophylaxe,
- Reduktion der Belastungen durch bedeutende Lebensereignisse (z.B. Tod naher Angehöriger),
- Modifikation sozialer Defizite,
- Modifikation ungünstiger familiärer Interaktionsmuster (High Expressed Emotion, HEE),
- Optimierung der Mitarbeitsbereitschaft bei der pharmakologischen Behandlung.

Tabelle 1 gibt einen Überblick über Ansatzpunkte zur psychologischen Rezidivprophylaxe sowie daran anknüpfende manualisierte Interventionen, die in kontrolliert randomisierten Studien evaluiert wurden. Gut validierte psychotherapeutische Verfahren wie kognitive und kognitiv-behaviorale Therapie (KVT) oder interpersonelle Therapie (IPT) werden berücksichtigt und psychodynamisch-orientierte Behandlungen (PDT), für die deutlich weniger Studien vorliegen, vernachlässigt.

Tabelle 1: Therapieinhalte zur psychologischen Rezidivprophylaxe bei Depressionen sowie daran anknüpfende Manuale

Therapieinhalte zur Symptombesserung und Rezidivprophylaxe	Manualisierte Interventionen
Eingeschränkte Aktivierung, dysfunktionale Kognitionen und fehlende Selbstsicherheit erkennen und modifizieren	Verhaltenstherapie (VT): Depression bewältigen; Herrle & Kühner (1994)[2], Lewinsohn, Antonucchio, Steinmetz & Teri (1984) [2], kognitive Verhaltenstherapie (KVT): Beck et al. (1979, 1994)[1]; Hautzinger (2003)[1]
Probleme der Krankheitsbewältigung, der sozialen Aktivierung und Integration sowie die Diskontinuität wichtiger Lebensrhythmen erkennen und modifizieren	Interpersonelle Psychotherapie (IPT): Klerman und Weissman (1993); Schramm, (2003) [1]
Defizite in der sozialen Integration und dysfunktionale Kognitionen anhand eines sozialen Problemlösealgorithmus verändern	Kognitiv-behaviorales Analysesystem der Psychotherapie (KBASP): McCullough (2000, 2003)[1]
Negative grüblerische Gedanken als mögliche Frühwarnzeichen einer Depression erkennen und loslassen	Achtsamkeitsbasierte kognitive Therapie (ABKT): Segal et al. (2001b)[2]
Depressive Gefühle erkennen, regulieren und transformieren	Emotionsfokussierte Psychotherapie (EFT): Greenberg (2001)[1]; Greenberg & Watson (2005)
Dysfunktionale Beziehungsmuster erkennen und modifizieren	Paarintervention (PT): Schindler, Hahlweg und Revenstorf (1998) [2]

Anmerkungen: [1] Einzeltherapie, [2] Gruppentherapie

Es soll darauf hingewiesen werden, dass damit nur der Stand der Evidenz wiedergegeben, aber keine Bewertung ausgesprochen werden soll. Die Reihenfolge der Nennungen orientiert sich also an ihrer empirischen Überprüfung: die Effizienz der kognitiven Verhaltenstherapie ist sehr gut, die der nachfolgenden Ansätze deutlich schwächer belegt. Die Zuordnung erfolgt anhand der spezifischen Charakteristika der jeweiligen Programme, wobei diese umfangreichen Programme auch zusätzliche Bereiche abdecken. Diese Manuale folgen eindeutig einem verhaltenstherapeutischen Konzept oder lassen sich gut in ein entsprechendes Vorgehen integrieren. Zu ergänzen sind noch zwei Gruppenprogramme, und zwar der Frühpräventionsansatz von Munoz und Miranda (1986; dt. Übersetzung: Kühner & Weber, 2001) bei noch nicht manifesten majoren Depressionen sowie der psychoedukative Ansatz bei Depressionen von Pitschel-Walz, Bäuml und Kissling (2003), der bislang noch nicht in einer kontrollierten Studie evaluiert wurde.

Der Fokus dieses Manuals liegt auf einer kognitiv-psychoedukativen Gruppen- bzw. Einzelintervention als Monotherapie bzw. Kombinationsbehandlung mit Psychopharmakotherapie. Als wichtige Ergänzung empfiehlt sich der Einbezug der Angehörigen im Einzel- bzw. Gruppensetting. Kognitiv-psychoedukative Interventionen haben sich in der Behandlung schizophrener Störungen bewährt (Buchkremer, Klingberg, Holle, Schulze Mönking & Hornung, 1997; Klingberg, Schaub & Conrad, 2003), jedoch liegen derzeit noch keine überzeugenden Ergebnisse für depressive Patienten vor. Mit Unterstützung des Bundesministeriums für Bildung und Forschung (BMBF) konnte eine auf fünf Jahre angelegte randomisierte kontrollierte Studie mit 177 depressiv erkrankten Patienten durchgeführt werden, um die Effizienz dieses Ansatzes (Schaub, 1999) zu überprüfen. Unter Berücksichtigung des Schweregrades der Erkrankung zeigten schwerer erkrankte Patienten der Gruppenintervention einen signifikanteren Zuwachs in der Selbstsicherheit und Problemlösekompetenz im Vergleich zu denen der Standardversorgung (Schaub, Roth, Goldmann & Charypar, 2005b).

5.1.2 Psychopharmakotherapie

Bei schweren Depressionen hat die Psychopharmakotherapie einen zentralen Stellenwert. Antidepressiva (AD) sind eine heterogene Gruppe von Pharmaka, die bei depressiven Syndromen unterschiedlicher nosologischer Zuordnung und Charakteristika einen stimmungsaufhellenden und/ oder antriebsverbessernden Therapieeffekt haben (Benkert & Hippius, 2005). Die Psychopharmakotherapie affektiver Störungen wird traditionell in Akut- und Erhaltungstherapie bzw. Rückfallprävention unterteilt (Möller, Müller & Volz, 2000). Bei der Behandlung mit AD ist davon auszugehen, dass zumeist erst Nebenwirkungen auftreten und sich anschließend erwünschte Therapieeffekte im Verlauf von 2 bis 4 Wochen voll ausbilden. Der Patient ist darüber zu informieren, um seine Compliance nicht zu gefährden. Auch die häufig von Patienten vorgebrachte Sorge, Medikamente machten abhängig, ist zu entkräften.

Die Behandlung der Symptomatik erfolgt unter dem Gesichtspunkt einer vollständigen Remission und sozialen Reintegration. Die Auswahl der Antidepressiva richtet sich besonders nach dem früheren Ansprechen, dem Nebenwirkungsprofil und dem Zielsyndrom. Die Monotherapie mit einem Antidepressivum ist wünschenswert. Bei einer schweren depressiven Episode sollte frühzeitig begonnen werden, um eine mögliche Eigen- oder Fremdgefährdung abzufangen; insbesondere bei akuter Suizidalität sollte unmittelbar ein AD und zur sofortigen Entlastung ein Benzodiazepin gegeben werden. Auch nach Abklingen der akuten Symptome wird die Therapie fortgesetzt. Um weitere Krankheitsphasen bzw. einen Rückfall zu vermeiden, sollte die Pharmakotherapie nach einer Faustregel ca. ein halbes Jahr nach Abklingen der ersten Episode bzw. beim rezidivierenden Verlauf mehrere Jahre fortgeführt werden. Bei der Erhaltungstherapie bzw. Rezidivprophylaxe können mögliche Nebenwirkungen wie sexuelle Funktionsstörungen, Gewichtszunahme und Sedierung für die Entwicklung von Non-Compliance eine Rolle spielen und sollten daher immer wieder abgefragt werden.

Sowohl zur Erhaltungstherapie als auch zur Rezidivprophylaxe liegen ausreichende Wirksamkeitsbelege durch plazebokontrollierte Studien vor (z.B. Frank, Kupfer, Wagner, McEachran & Cornes, 1991; Keller, McCullough, Klein, Arnow, Dunner, Gelenberg et al., 2000; Reynolds, Frank, Perel, Imber, Cornes & Miller, 1999; s. auch 5.3). Eine Lithiumprophylaxe stellt eine Alternative zur Weiterführung der Antidepressionstherapie bei der Rückfallverhütung unipolarer Depressionen dar. Hinsichtlich der Kombination von Lithium und Antidepressiva („Augmentation") zeigte sich ein besseres Abschneiden unter Augmentation im Vergleich zu einer Kombination mit einem Placebozusatz (Bauer, Bschor, Kunz, Berghofer, Ströhle & Müller-Oerlinghausen, 2000). Bei wahnhaften

Depressionen kann auch eine zusätzliche Behandlung mit Neuroleptika indiziert sein. Der interessierte Leser sei auf die entsprechenden Informationen über Antidepressiva und ihre Wirkprofile verwiesen (z.B. Bauer, Whybrow, Angst, Versiani & Möller, 2004; Möller, Müller & Volz, 2000; Benkert & Hippius, 2005).

5.2 Spezifische Interventionen im Einzel- oder Gruppensetting

5.2.1 Kognitiv-verhaltenstherapeutische Psychotherapie (KVT) und ihre Weiterentwicklungen

Die kognitiv-behaviorale Therapie vermittelt dem Betroffenen Wissen über seine Erkrankung und Einsicht in die Krankheitszusammenhänge, damit er seine Krankheit besser bewältigen und sich kooperativ auf eine Behandlung einlassen kann. Zudem erlernt er Strategien der Selbstkontrolle, um im Umgang mit depressiven Zuständen kompetenter zu werden. Behandlungsansätze, die von der behavioralen Position abgeleitet werden, messen dem Verlust von Verstärkern bzw. der Verstärkerwirksamkeit eine entscheidende Bedeutung bei. Sie intendieren daher den Aufbau von positiven Aktivitäten und von Entspannungsstrategien sowie die Verbesserung sozialer Fertigkeiten. Die kognitive Therapie, die maßgeblich von Beck (1979, 1994) entwickelt wurde (vgl. auch Kap. 4.1.2), beruht demgegenüber auf der Annahme, dass Bewertungen und spezifische Denkmuster das Erleben und Verhalten von depressiven Patienten beeinflussen. Kognitive Ansätze beziehen sich hauptsächlich auf depressive Denkprozesse. Der Patient wird angeleitet, dysfunktionale Kognitionen zu erkennen und seine negative Sicht über sich selbst, sein Umfeld und die Zukunft zu hinterfragen. Diese Therapie will dem Betroffenen helfen, diese Kognitionen zu modifizieren sowie allgemeine Problemlösefertigkeiten im Umgang mit sich anbahnenden Krisen umzusetzen. Die zu Grunde liegenden dysfunktionalen Gedanken, die ihre Wurzeln oft in der Kindheit haben, gilt es mit dem Fokus auf die gegenwärtige Lebenssituation zu verändern. Behaviorale und kognitive Ansätze haben viele Gemeinsamkeiten (z.B. Aufbau positiver Aktivitäten, Training sozialer Fertigkeiten), so dass sich ihre Unterschiede minimieren.

Das erste deutschsprachige Kursleitermanual für Gruppen von Herrle und Kühner (1994) beruht auf der Übersetzung des „Coping with Depression Course" von Lewinsohn und Mitarbeitern (1984) und wird durch das Übungsbuch für die Kursteilnehmer (Übersetzung von Brown & Lewinsohn, 1984) ergänzt. Dieses von Lewinsohn und Mitarbeitern (1984) als psychoedukativ bezeichnete Gruppenprogramm umfasst 12 Sitzungen. Fehlende positive und soziale Verstärkung werden als Auslöser für Depressionen gewertet. Um die kognitiven und affektiven Aspekte der Depression sowie dysfunktionale Interaktionen zu verändern, vermittelt dieses Programm Strategien zur Entspannung, zur Aktivierung, zur Verbesserung der sozialen Kompetenz sowie zur Modifikation dysfunktionaler Kognitionen. Kühner und Weber (2001) übersetzen in ihrem Ansatz „Depressionen vorbeugen" ein Folgeprogramm von Munoz und Miranda (1986) mit 8 Sitzungen, das sich ebenfalls an der Sozialen Lerntheorie sowie den Konzepten der Selbstkontrolle und Selbsteffizienz von Bandura (1977) orientiert. Dieses ist jedoch auf Betroffene im Vorfeld einer Majoren Depression zugeschnitten. Der Ansatz von Hautzinger (2003), der ebenfalls behaviorale und kognitive Aspekte abdeckt, ist als Einzeltherapie konzipiert, und hat in Deutschland sehr weite Verbreitung gefunden.

Als Weiterentwicklung bereits existierender Ansätze sind neue Therapieansätze für chronische Erkrankungen zu nennen. Das kognitiv-behaviorale Analysesystem der Psychotherapie (KBASP; „Cognitive Behavioral Analysis System of Psychotherapy, CBASP"; McCullough, 1984, 2000, 2001, 2003, 2006) integriert behaviorale, kognitive und interpersonelle Techniken (Beck et al., 1994; Klerman, Weissman, Rounsaville & Chevron, 1984; Lewinsohn et al., 1984). Diese Therapie vermittelt den Patienten, wie ihre kognitiven und behavioralen Muster ihre zwischenmenschlichen Probleme bedingen und aufrechterhalten. Im Weiteren lernen sie, wie diese maladaptiven Muster durch einen Algorithmus der sozialen Problemlösung verändert werden können (McCullough, 2000). Durch Situationsanalysen und interpersonelle Diskriminationsübungen werden in den Therapiesitzungen negative Verstärkungskontingenzen arrangiert und anschließend soziale Kompetenzen trainiert. Im Vergleich zur kognitiven Therapie (Beck et al., 1994) fokussiert dieser Ansatz stärker auf zwischenmenschliche Interaktionen und ist wiederum strukturierter und direktiver als die Interpersonelle Psychotherapie (Klerman et al., 1984; Schramm, 2003).

Der folgende Ansatz wird auch als dritter Weg der Verhaltenstherapie bezeichnet, da emotionale Inhalte stärker in den Mittelpunkt rücken. Therapiekonzepte der Achtsamkeit („mindfulness") haben in den letzten Jahren in der Behandlung psychiatrischer Störungen an Bedeutung gewonnen und sich als effizient erwiesen (Grawe, Donati & Bernauer, 1994). Die achtsamkeitsbasierte kognitive Therapie (ABKT; Segal, Williams & Teasdale, 2001b) zur Rückfallprophylaxe depressiver Erkrankungen basiert auf der Annahme, dass die Rückfallgefährdung und das Wiederauftreten der Symptome von wiederholten Verknüpfungen zwischen depressiver Stimmung und selbstabwertenden Denkmustern in depressiven Episoden herrühren. Aufgrund von affektiv-kognitiven Feedbackschleifen halten diese den dysphorischen Zustand aufrecht und intensivieren ihn (Teasdale, Segal & Williams, 1995; vgl. auch Kindling nach Post, 2002; vgl. auch Kap. 4.3.1). Durch Aufmerksamkeitsfokussierung (z.B. Atemmeditation, Stressmanagement nach Kabat-Zinn, 1990; Kabat-Zinn & Kesper-Grossmann, 2004) lernt der Patient, sich selbst aufschaukelnde negative grüblerische Gedankenmuster als Frühwarnzeichen eines Rückfalls zu erkennen und sich von diesen zu distanzieren. Dieser Ansatz vermittelt auch Strategien der KVT (z.B. Psychoedukation, Umgang mit automatischen Gedanken) – der Fokus liegt jedoch nicht auf einer Veränderung der Gedankeninhalte, sondern auf der Achtsamkeit und der Beziehung zu diesen Gedanken („Dezentrierung").

5.2.2 Psychoedukative Interventionen (PE)

Der psychoedukative Multifamilienansatz von Anderson, Hogarty und Reiss (1980), der ursprünglich auf die Behandlung von schizophrenen Psychosen ausgerichtet war, legte die Basis für die nachfolgenden, auch auf affektive Störungen angewandten Programme. Das Vorgehen wurde als „psychoedukativ" bezeichnet, um insbesondere der didaktischen Informationsvermittlung über die Erkrankung und ihren psychopharmakologischen und psychosozialen Behandlungsmöglichkeiten Rechnung zu tragen. In der Folgezeit wurden diese Gruppen auch ausschließlich den Betroffenen angeboten, zumeist in Kombination mit Angehörigengruppen. Psychoedukation hat ihre Wurzeln in der Verhaltenstherapie und Gesprächspsychotherapie.

Als psychotherapeutische Wirkfaktoren nennen Grawe und Kollegen (1994) die Vermittlung von Kompetenzen und Einsichten, interaktive Prozesse sowie hohe Strukturierung und Transparenz. Die Abgrenzung psychoedukativ und kognitiv fällt

nicht leicht. Es wird dennoch diese zusätzliche Kategorie aufgeführt, um den pharmakologisch-psychotherapeutischen Aspekten stärker gerecht zu werden. Psychoedukation ist auch Bestandteil des nachfolgenden Therapieprogramms (IPT).

Psychoedukative Interventionen basieren auf einem curricularen Aufbau mit weitgehender Festlegung der Inhalte, der Therapiesitzungen und der zu erreichenden Ziele. Es gilt das Krankheitsverständnis, den selbstverantwortlichen Umgang mit der Krankheit und die aktive Zusammenarbeit mit der Behandlung und Rehabilitation zu fördern und die Betroffenen bei der Krankheitsbewältigung zu unterstützen (Bäuml & Pitschel-Walz, 2003; Goldman, 1988). In einem interaktiven Prozess wird Wissen über die Erkrankung, ihre Ätiologie (z.B. Vulnerabilitäts-Stress-Modell), Symptomatik, den Krankheitsverlauf sowie insbesondere pharmakologische Behandlungsformen, ihre Wirkungen und Nebenwirkungen sowie psychosoziale Behandlungsformen vermittelt. Dies fördert den Aufbau eines funktionalen Störungskonzeptes, d.h. all jener Kognitionen, die eine konstruktive Auseinandersetzung mit der psychischen Störung begünstigen. Dieses Modell wird als Rahmen angeboten, in dem sich die unterschiedlichen Erfahrungen der Patienten plausibel abbilden lassen. Strategien zur Krankheitsbewältigung und zum Krisenmanagement (z.B. Erkennen von Frühwarnsignalen und Erarbeiten von Krisenplänen) werden ebenfalls vermittelt. Mittlerweile liegen auch für Laien verständliche Bücher vor, die über depressive Störungen und ihre Behandlung informieren. Es handelt sich um psychosozial-medizinische oder allgemein-psychologische Ratgeber (z.B. Hegerl & Niescken, 2004; Helmchen & Rafaelsen, 1992; Niklewski & Riecke-Niklewski, 2003; Pitschel-Walz, 2003; Wittchen, 1997; Wolfersdorf, 2000, 2002), Anleitungen zur Selbstmodifikation (Greenberger & Padesky, 1995) sowie autobiografische Berichte (z.B. Hesse, 2002; Kuiper, 1995).

5.2.3 Interpersonelle Psychotherapie (IPT)

Klerman und Kollegen (1984) entwickelten die Interpersonelle Psychotherapie (IPT) zur Behandlung von Depressionen, die in der Folge modifiziert (Klerman & Weissman, 1993) und ins Deutsche (Schramm, 2003) übersetzt wurde. Diese Psychotherapieform kann nicht eindeutig einer der traditionellen Therapieschulen zugeordnet werden, jedoch überwiegen unseres Erachtens derzeit stärker die kognitiven als die psychodynamischen

Aspekte. Im Gegensatz zur kognitiven Therapie wird zwischenmenschlichen Beziehungen mehr Bedeutung beigemessen. Depressive Störungen werden als misslungener Versuch des Individuums verstanden, sich an Veränderungen in seinem psychosozialen und interpersonellen Umfeld anzupassen. Sie werden im Kontext von Verlustsituationen (z.B. Tod einer nahe stehenden Person), von interpersonellen Auseinandersetzungen (z.B. Konflikte mit Ehepartnern), von Rollenübergängen (z.B. „leeres Nest Syndrom") oder interpersonellen Defiziten (Vereinsamung und Isolation) gesehen. Die IPT will dem Patienten helfen, seine zwischenmenschlichen Probleme und Konflikte zu verstehen und adaptivere Beziehungsformen zu entwickeln. Diese Intervention wurde als semistrukturierte Kurzzeittherapie (12 bis 20 Sitzungen) zur Behandlung ambulanter Patienten konzipiert und die Angehörigen werden zeitweilig auch in die Behandlung integriert.

5.2.4 Humanistisch-erfahrungs-orientierte Psychotherapie

Bei diesen Ansätzen spielt die emotionale Beteiligung des Patienten im Therapieprozess eine zentrale Rolle (Grawe, 1997; Greenberg, Rice & Eliott, 1993; Safran & Segal, 1990). Die prozess- und erfahrungsorientierte Therapie (PET; Elliott, Greenberg & Lietaer, 2003; Greenberg et al., 1993, 2003) integriert die klientenzentrierte Gesprächs- (GT; Rogers, 1957) und Gestalt-Psychotherapie (Pearls, Hefferline & Goodman, 1951). Dieser emotionsfokussierende Ansatz betont sowohl die Aktivierung emotionaler Erfahrungen als auch die Reflexion der sich entwickelnden Emotionen, um neue Bedeutungszusammenhänge zu schaffen. Grawe (1997) wertet die PET als einen innovativen Ansatz, der sich aus früheren humanistischen Modellen weiterentwickelt hat und wichtige theoretische Entwicklungen und modifizierte therapeutische Interventionen auf der Basis von Forschungsergebnissen integriert. Während die KVT die Emotion als Konsequenz der Bewertung sieht, hat sie in der PET einen eigenständigen Stellenwert. Greenberg, Watson und Goldman (1998) differenzieren zwischen einem „Abhängigkeitstypus der Depression", der bei Personen mit einem schwachen Selbstwertgefühl durch zwischenmenschliche Verlustsituationen ausgelöst wird, und einer „Selbstkritischen Depression", bedingt durch Abwertungen der eigenen Kompetenz. Entgegengesetzte Schemata, wie Traurigkeit und Wut, werden durch eine dialektische Synthese in ein Gefühl höherer Ord-

nung, wie Akzeptanz, transformiert (Greenberg, 2004). Zu diesem Vorgehen (in der Regel 16 Sitzungen) liegen auch praxisbezogene Anleitungen vor (Greenberg & Watson, 2005: Emotion-Focused-Therapy for Depression).

5.2.5 Paar- und familienbezogene Interventionen

Wenn ein Familienmitglied depressiv erkrankt, fühlen sich die anderen zumeist beeinträchtigt und die Belastung nimmt zu, wenn die Symptome als negative Persönlichkeitszüge bzw. absichtliches Fehlverhalten gewertet werden. Bei einem hohen Prozentsatz der Familienmitglieder kommt es zu Partnerkonflikten, Depressionen oder anderen therapiebedürftigen Auffälligkeiten (Beach, 2001; Coyne, Kessler, Tal, Turnbull, Wortman & Greden, 1987; Whisman, 1993). Nach der Metaanalyse von Butzlaff und Hooley (1998) kann die Familie den weiteren Krankheitsverlauf günstig oder ungünstig beeinflussen: in Familien mit „high expressed emotion" (HEE; Äußern von Kritik, Feindseligkeit oder Überfürsorglichkeit) zeigt sich im Vergleich zu ruhig unterstützenden Familien (LEE) ein gravierender Anstieg der Rückfallrate. Gegenwärtige interaktive Modelle werten die soziale Beeinträchtigung des Patienten, die von den Angehörigen erlebte Belastung, ihr Verständnis der Erkrankung und ihre Inanspruchnahme von sozialer Unterstützung als Einflussfaktoren auf das Familienklima, das sich wiederum auf den Krankheitsverlauf des Patienten auswirkt. Da die Familienmitglieder der Unterstützung zur Bewältigung der negativen Auswirkungen der Erkrankung bedürfen und die stationäre Behandlungsdauer in den letzten Jahren dramatisch verkürzt wurde, werden die Angehörigen seit Beginn der 80er Jahre stärker in die Behandlung integriert (Fadden, Bebbington & Kuipers, 1987).

Das Behandlungsangebot bezieht sich auf Multifamilien- und Angehörigengruppen sowie paar- und familientherapeutische Interventionen. Allgemeine Therapieziele sind die Vermittlung von Wissen über die Erkrankung und ihre Behandlung, die Reduktion von zu hohen Erwartungen, der Abbau von Schuldgefühlen, die Rückbesinnung auf eigene Bedürfnisse sowie die Modifikation der Kommunikationsmuster. Anderson, Griffin, Rossi, Pagonis, Holder und Treiber (1986) modifizierten ihren auf schizophrene Psychosen zugeschnittenen psychoedukativen Multifamilienansatz, um die heterogene Symptomatik bei Depressionen, die spezifischen Interaktionsmuster (z.B. negati-

Tabelle 2: Hilfreiche Strategien für den Umgang mit depressiven Familienangehörigen (Anderson et al., 1986)

Was von Seiten der Angehörigen zu vermeiden ist	– Voreilige Zusicherungen der Besserung – Wörtlich-Nehmen von Aussagen des Betroffenen – Anspruch an sich selbst, ständig verfügbar und positiv zu sein – Krankheit als Mittelpunkt des Familienlebens
Schaffen einer Balance (weder zu stark noch zu wenig empathisch)	– Ernstnehmen der verschiedenen Standpunkte innerhalb der Familie – Unterscheiden zwischen dem Patienten und seiner Erkrankung – Vorübergehende Reduktion von Erwartungen – Realistische Unterstützung und Ermutigung anbieten – Unnötige Kritik vermeiden (aber wenn nötig Rückmeldung geben) – Klare und einfache Kommunikation – Aktivität und Struktur anbieten
Die eigenen und die Bedürfnisse anderer Familienmitglieder berücksichtigen	– „Auszeiten" erlauben (z. B. Zeiten ohne den Patienten) – Märtyrerrolle vermeiden – Eigene negative Gefühle akzeptieren – Einfluss der Erkrankung begrenzen

ve Interaktionssequenzen) und aktuelle Probleme zu berücksichtigen. Die auf 15 Sitzungen angelegte verhaltenstherapeutische Paartherapie (VPT) von Schindler, Hahlweg und Revenstorf (1998) wird auch in der Behandlung von Depressionen angewandt. Sie umfasst eine Verhaltensanalyse der partnerschaftlichen Interaktion, Maßnahmen zur Steigerung positiver Reziprozität, Kommunikations- und Problemlösetraining, kognitive Interventionen zur Veränderung ungünstiger Attributionen und unrealistischer Erwartungen sowie Strategien zur Krisenbewältigung. Sie wird durch ein „Handbuch für Paare" (Schindler, Hahlweg & Revenstorf, 1999) komplettiert. Derzeit liegt noch kein depressionsspezifisches deutschsprachiges Behandlungsmanual zur Paar- oder Familientherapie vor.

Tabelle 2 gibt einen Überblick über hilfreiche Strategien für den Umgang mit depressiven Familienangehörigen (Anderson et al., 1986).

5.3 Wirksamkeit psychotherapeutischer Interventionen in der Outcome- und Prozessforschung

5.3.1 Einführung in die Outcome- und Prozessforschung

Die herkömmlichen Methoden der Outcome-Forschung (Lambert & Ogles, 2004) vergleichen die Effektivität verschiedener Therapieformen („Ef-

ficacy-Studien"). Wenngleich dieses Vorgehen auch methodische Probleme (z.B. Placeboeffekte; Wampold, Minami, Tierney, Baskin & Bhati, 2005) birgt, ist es weithin das meist verwandte. Als wesentliche Ergänzung der letzten Jahre ist das neue Paradigma der Prozessforschung („Effectiveness-Studien") zu nennen (Hill & Lambert, 2004; Kendall, Holmbeck & Verduin, 2004). Nach einem kurzen Exkurs über die Prozessforschung beschreiben wir im Folgenden überwiegend Studien der Outcomeforschung, die nach 1990 publiziert wurden, kontrolliert randomisiert mit mindestens 20 Personen pro Behandlungsarm angelegt sind und einem fundierten Studiendesign entsprechen.

Bereits 1989 wies Grawe daraufhin, dass eine differentielle Prozess- und Wirkungsanalyse, die das therapeutische Geschehen zum Inhalt hat, zu anderen Einsichten führt als eine Outcomeforschung, die sich auf Inhalte sowie Mess- und Auswertungsmethodik bezieht. Unter differenzieller Prozessanalyse ist eine vergleichende Analyse der Zusammenhänge zwischen Prozessmerkmalen untereinander und mit dem Therapieergebnis der verschiedenen Therapieformen zu verstehen. Die Prozessforschung (Orlinsky, Ronnestad & Willutzki, 2004) untersucht Kategorien wie therapeutischer Kontrakt, reziproke rollenspezifische Verhaltensmuster, therapeutische Beziehung, Selbstbezogenheit (z.B. Fähigkeit zur Selbstexploration), Inhalt der Interaktionen und zeitliche Muster (z.B. Stadien der Behandlung). Die transaktionale Prozessforschung bezieht sich auf Veränderungsprozesse durch die wechselseitige Beeinflussung zwischen Patient und Therapeut (Greenberg & Pinsoff, 1986). Der Zusammenhang zwischen der Therapiebeziehung, der Ressourcenaktivierung und ausgewählten Patientenmerkmalen mit dem Therapieverlauf und -ergebnis wird analysiert (Regli, Bieber, Mathier & Grawe, 2000). Die Güte der therapeutischen Beziehungsangebote von Seiten des Therapeuten (z.B. Empathie, Wertschätzung und Echtheit nach Rogers) nimmt als unspezifischer Wirkfaktor eine zentrale Rolle ein. Im Rahmen einer komplementären Beziehungsgestaltung ist auch das Verhalten des Patienten, d.h. seine Wertschätzung des Therapeuten und sein Engagement im therapeutischen Prozess, ein wichtiger Prädiktor für einen guten Therapieerfolg (Orlinski & Howard, 1986).

Grawe und Kollegen (1994) nennen vier Wirkfaktoren der Psychotherapie und zwar Ressourcenaktivierung, Problemaktualisierung, Bewältigung und motivationale Klärung, die vom Therapeuten je nach den individuellen Bedürfnissen des Patienten zu realisieren sind. Um die Wirksamkeit der Psychotherapie zu optimieren, sollten Wirkfaktoren, Sichtweisen und Psychotherapieformen und weniger Therapiemethoden empirisch validiert werden (Grawe, 2005). Ablon und Jones (2002) kommen im Rahmen einer Prozessanalyse der Therapieprotokolle der NIMH Treatment of Depression Collaborative Research Study (Elkin, Shea, Watkins, Imber, Sotsky, Collins et al., 1989) zu dem Ergebnis, das sowohl die interpersonelle als auch die kognitive Therapie sehr stark dem idealen Prototyp einer kognitiv-behavioralen Therapie entsprechen, letztere zeigt jedoch mehr positive Zusammenhänge mit dem Verlauf.

5.3.2 Evaluation der kognitiven Verhaltenstherapie (KVT)

Die kognitive Verhaltenstherapie (Beck et al., 1979, 1994) wurde in umfangreichen Studien und Metaanalysen untersucht und hat ihre Wirksamkeit eindeutig belegt (Übersicht in Lambert & Ogles, 2004). Nach einer Übersicht über Metaanalysen zur kognitiven Verhaltenstherapie im Vergleich zu anderen Psychotherapien bzw. Wartekontrollbedingungen wird auf den Vergleich mit der Psychopharmakotherapie eingegangen (vgl. Tab. 3).

Die umfangreiche Metaanalyse von Cuijpers (1998) über 20 Studien belegt die Wirksamkeit des „Coping with Depression Course" (dt. Herrle & Kühner, 1994) für die Behandlung unipolarer Depressionen, da die erreichten Effektstärken mit denen von anderen etablierten Ansätzen vergleichbar sind. Eine aktuelle Metaanalyse zu diesem Gruppenansatz von Kühner (2003), die

Tabelle 3: Metaanalysen zum Vergleich KVT vs. andere Psychotherapien, Wartekontrollbedingungen und Psychopharmakotherapie (mod. nach Lambert & Ogles, 2004, S. 142).

Autoren	Diagnose/ Behandlung	Anzahl der Studien	Effektstärke
Cuijpers (1998)	Depression/Coping with Depression	10	.65[a]
Kühner (2003)	Depression/Coping with Depression	24	1.13[a]
McDermut et al. (2001)	Depression/Gruppentherapie	15	1.03
Leichsenring (2001)	Depression/Dynamisch vs. KVT	6	.08
Gloaguen et al. (1998)	Depression/KVT KVT vs. Wartegr./Placebo KVT vs. Antidepressiva KVT vs. VT KVT vs. Andere Behandlung	48	 .82[b,c] .88[b,c] .05[b,c] .24[b,c]
[a] Prä-post Effektstärke [b] Gewichtete Effektstärke [c] Primäre Outcomestudie [d] Recovery Rate			

ebenfalls hauptsächlich auf Prä-Post-Erhebungen basiert, verweist auch auf eine hohe Effektstärke in überwiegend klinisch-depressiven Stichproben. McDermut, Miller und Brown (2001) führten eine Meta-Analyse über 48 Studien zur Gruppentherapie bei Depressionen durch; 15 dieser Studien verglichen Gruppenteilnehmer mit den unbehandelten Kontrollpersonen im Verlauf. Die Effektstärke von 1.03 belegt, dass 85% der Gruppenteilnehmer besser abschnitten als die Kontrollpersonen. Es liegen nur wenige Studien vor, die mögliche Vorteile der Gruppen- gegenüber der Einzeltherapie untersuchen. Nach der Metaanalyse von Leichsenring (2001) über sechs Studien zur psychodynamischen Kurzzeit-Psychotherapie (Short-Term Psychodynamic Psychotherapy, STPP), die auch die IPT einschließt, ist die Wirksamkeit dieser Ansätze mit der kognitiven Therapie vergleichbar. Eine aktuelle Metaanalyse von Leichsenring, Rabung und Leibing (2004) umfasst Studien zu psychischen Erkrankungen und nur drei Studien zur Behandlung depressiver Patienten.

Seit Ende der 70er Jahre vergleicht man die kognitive Therapie mit der Psychopharmakotherapie hinsichtlich ihrer Wirksamkeit (Hautzinger, 1993; Rush, Beck, Kovacs & Hollon, 1977). Die Metaanalyse von Gloaguen, Cottraux, Cucherat und Blackburn (1998) schließt 78 kontrollierte randomisierte Studien mit 2765 Patienten ein und kommt zu der Schlussfolgerung, dass die kognitive Therapie im Vergleich zu einer Wartekontrollbedingung, Antidepressiva oder anderen Therapien zu besseren Ergebnissen führt. Die kognitive Therapie ist somit in der Behandlung milder oder moderater Depressionen effizient und kann eine Alternative zur Psychopharmakotherapie darstellen. Wenn man die Studien berücksichtigt, die eine Ein-Jahres-Katamnese einschließen, treten unter Psychopharmakotherapie (60%) etwa doppelt so viele Rezidive auf wie unter kognitiver Psychotherapie (29,5%). Einschränkend gilt es zu erwähnen, dass in diesen Studien die neueren Antidepressiva unterrepräsentiert waren.

Die Megaanalyse der Arbeitsgruppe von DeRubeis, Gelfand, Tang und Simons (1999) bezieht sich auf schwer depressive Patienten in vier großen Therapiestudien. Der Vergleich der Effektivität der kognitiven Verhaltenstherapie mit Antidepressiva erbrachte hinsichtlich der Gesamteffektstärken eine Überlegenheit der Psychotherapie, jedoch nicht beim Vergleich der spezifischen Modalitäten. Antidepressiva sind demnach in der Akutbehandlung schwerer Depressionen nicht per se der kognitiven Verhaltenstherapie überlegen.

Im Folgenden wird auf Studien eingegangen, die Psychotherapie während des gleichzeitigen Ausschleichens von Medikamenten oder als alleinige Erhaltungstherapie durchführten. Fava, Grandi, Zieleszny, Canestrari und Morphy (1994) berichten die Ergebnisse einer Studie mit 40 Patienten mit rezidivierenden Depressionen (> 3 Episoden), die unter einer pharmakologischen Behandlung remittiert waren und anschließend entweder einer kognitiven Therapie oder Standardversorgung bei gleichzeitigem Absetzen der Antidepressiva zugeordnet wurden. Die Psychotherapie fokussierte auf residuale Symptome, eine Modifikation des Lebensstils und des Wohlbefindens (Fava, Rafanelli, Grandi, Conti & Belluardo, 1998a). Depression wurde als Konsequenz eines maladaptiven Lebensstils gesehen, der Lebensstress, zwischenmenschliche Probleme, exzessives Arbeiten und einen angemessenen Ausgleich durch Ruhezeiten negiert. Wenngleich Antidepressiva die Stimmung stabilisieren, kann es zu einem Rückfall kommen, wenn maladaptive Lebensstile fortgeführt werden. In der 2-Jahres-Katamnese war die Rezidivrate unter Psychotherapie (15% vs. 25%) deutlich, jedoch nicht statistisch signifikant niedriger. Jedoch in der 4-Jahres-Katamnese (Fava, Grandi, Zieleszny, Rafanelli & Canestrari, 1996) zeigte die kognitive Psychotherapie gegenüber der Standardversorgung eine signifikante Überlegenheit (Rezidivrate: 35% vs. 70%). In der 6-Jahres-Katamnese (Fava, Rafanelli, Grandi, Canestrari & Morphy, 1998b) näherten sich die Rezidivraten (50% vs. 75%) an; unter Psychotherapie traten jedoch signifikant weniger depressive Episoden auf. Die Autoren schlussfolgern, dass KVT aufgrund der mit der Pharmakotherapie vergleichbaren Rückfallrate eine sinnvolle Alternative darstellt.

Blackburn und Moore (1997) randomisierten 75 Patienten auf drei Behandlungsarme: (a) Antidepressiva (AD) während der Akut- und Erhaltungsphase: AD – AD, (b) AD – KVT, (c) KVT – KVT. In allen drei Behandlungsarmen zeigten sich signifikante Verbesserungen. Eine kognitive Erhaltungstherapie hat somit einen der Psychopharmakotherapie vergleichbaren prophylaktischen Effekt. Jarrett, Schaffer, McIntire, Witt-Browder, Kraft und Risser (1999) verglichen die Wirkungen von KVT oder MAO-Hemmern oder Placebo bei 108 Patienten mit atypischer Major Depression. In den aktiven Bedingungen fielen die Responseraten (jeweils 58%) und die Symptomverbesserungen signifikant besser aus als in der Placebo-Bedingung (28%).

In der aktuellen Studie von DeRubeis, Hollon, Amsterdam, Shelton, Young, Salomon und anderen (2005) wurden 240 ambulante Patienten für acht Wochen drei unterschiedlichen Behandlungen zugeteilt und zwar Psychopharmakotherapie (Paroxetin und Lithiumaugmentation; n = 120), kognitive Verhaltenstherapie (n = 60) und Plazebogabe (n = 60). Beide Therapien waren nach acht Wochen eindeutig der Placebogabe überlegen und ihre Responseraten lagen nach 16 Wochen bei 58%. Unter Psychopharmakotherapie zeigte sich eine Remissionsrate von 46%, unter kognitiver Verhaltenstherapie von 40%. Letztere erwies sich somit in der initialen Phase der Behandlung von mittleren bis schweren Depressionen als vergleichbar effektiv, vorausgesetzt, der Psychotherapeut verfügte über ein hohes Kompetenzniveau. Die Folgestudie von Hollon, DeRubeis, Shelton, Amsterdam, Salomon, O´Reardon und anderen (2005) evaluierte die KVT in den nachfolgenden 12 Monaten. Bei den Patienten, die auf die kognitive Verhaltenstherapie respondiert hatten (n = 104; 58% der Ausgangsstudie), wurde die Therapie beendet. Sie wurden über 12 Monate mit den Respondern der Pharmakotherapie verglichen, die entweder auf eine Fortführung der Pharmakotherapie oder Placebo-Entzug randomisiert wurden. Patienten, die in diesem Beobachtungszeitraum kein Rezidiv hatten, nahmen für weitere 12 Monate an einer naturalistischen Katamnese teil. Patienten, deren KVT beendet war, hatten signifikant seltener ein Rezidiv als diejenigen, deren Pharmakotherapie nicht fortgeführt wurde (31% vs. 76%; p = .004) und sie waren nicht rückfallgefährdeter als jene Patienten, die weiterhin Psychopharmaka einnahmen (31% vs. 47%; p = .20). Die Studie verwies somit auf die rezidivprophylaktische Wirkung der KVT, die über die Akutbehandlung hinaus andauert und der Pharmakotherapie vergleichbar ist.

5.3.3 Evaluation psychoedukativer Interventionen (PE) als Teil einer Kombinationsbehandlung

Psychoedukative Interventionen werden nach unserer Definition zumeist als niederschwelliges Therapieangebot im Rahmen einer Kombinationsbehandlung verstanden. Interaktive familienbezogene Ansätze (Anderson et al., 1986; Sherill, Frank, Geary, Stack & Reynolds, 1997) oder im weiteren Sinne psychoedukative Interventionen bei multimodaler Behandlung (z.B. Araya, Rojas, Fritsch, Gaete, Rojas, Simon et al., 2003; Katon, Robinson, von Korff, Lin, Bush, Ludman et al., 1996; Katon, Rutter, Ludman, von Korff, Lin, Simon et al., 2001) führten im Vergleich zur

Standardversorgung oder anderen Kontrollbedingungen bei ambulanten Patienten zu höherer Behandlungszufriedenheit, besserer Compliance mit der Psychopharmakotherapie und einer deutlicheren Symptomverbesserung.

Anderson und Kollegen (1986) verglichen in einer Studie mit 40 Patienten mit rezidivierenden Depressionen einen psychoedukativen Workshop, der Informationen über die Erkrankung und hilfreiche Bewältigungsmöglichkeiten vermittelte, mit einem traditionellen prozessorientierten Multifamilienansatz, der auf aktuelle Probleme fokussierte. Die Zufriedenheit der Teilnehmer des psychoedukativen Angebots war bei Therapieende deutlich größer. In einer weiteren Studie (Sherill et al., 1997) mit 182 Familienmitgliedern und 132 älteren Patienten, die unter rezidivierenden Depressionen litten, führten die Workshops ebenfalls im Vergleich zu einer Kontrollgruppe zu einer höheren Behandlungszufriedenheit sowie einem Anstieg an Wissen über die Erkrankung und Compliance. Unter krisenorientierter psychoedukativer Familientherapie im stationären Setting ergaben sich geschlechtsspezifische Unterschiede in einer Studie mit 60 Patienten (Glick, Burti, Okonogi & Sacks, 1994; Haas, Glick, Spencer, Clarkin, Lewis, Good-Ellis et al., 1988): Weibliche Patienten zeigten im Vergleich zur Behandlung ohne Familienintervention ein höheres psychosoziales Funktionsniveau bei der Entlassung und sechs Monate später sowie eine höhere Bereitschaft zur ambulanten Behandlung als die männlichen Patienten.

Die Untersuchung von Katon und Mitarbeitern (1996), die 88 Patienten mit minoren Depressionen und 65 Patienten mit Major Depression einschloss, verglich ein strukturiertes psychoedukatives Programm mit der Standardversorgung. Nach vier Monaten war die Therapiegruppe gegenüber der Kontrollgruppe deutlicher compliant, zufriedener mit der Behandlung und weniger depressiv. 386 Patienten mit rezidivierenden Depressionen oder Dysthymie, die unter einer achtwöchigen Behandlung mit Antidepressiva weitgehend stabilisiert waren, wurden von Katon und Mitarbeitern (2001) entweder einem Programm zur Rückfallprävention (n = 194) oder der Standardversorgung (n = 192) zugeteilt. In der Katamnese nach einem Jahr war die Rückfallprävention im Hinblick auf Compliance und Depressivität überlegen, jedoch ergab sich kein Unterschied bei den Rückfällen. Die Intent-to-treat-Studie von Araya und Mitarbeitern (2003) verglich eine gestufte, auf drei Monate angelegte Primärversorgung aus Gruppenpsychoedukation, strukturierten und systematischen Katamnesen sowie Pharmakotherapie bei schweren Depressionen mit der Standardversorgung. Nach sechs Monaten zeigten 70% der Teilnehmer der Psychoedukation gegenüber 30% der Standardbehandlung einen stabilen Zustand. Die Studie von Dowrick, Dunn, Ayoso-Mateos, Dalgard, Page, Lehtinen und anderen (2000) mit 452 Teilnehmern umfasste kurzzeitige Ansätze zur Problemlösung, zur Gruppenpsychoedukation und Standardversorgung. Die erste Bedingung hatte die höchste Akzeptanz. In beiden aktiven Bedingungen waren im Vergleich zur Standardversorgung die depressive Symptomatik und das psychosoziale Funktionsniveau nach sechs Monaten deutlicher verbessert. Was psychoedukative Gruppeninterventionen im engeren Sinne anbelangt, liegen derzeit nur prospektive Studien im Prä-Post-Design zur Therapiezufriedenheit, Wissenszuwachs und Symptomatik vor. Ein derartiges Vorgehen erscheint insbesondere im stationären Setting sehr viel versprechend (z.B. Vieweg & Trabert, 2002).

5.3.4 Evaluation der Interpersonellen Psychotherapie (IPT)

Bereits in den 70er Jahren wurde die Effizienz der Interpersonellen Psychotherapie untersucht (Klerman, DiMascio, Weissman, Prosoff & Paykel, 1974). Die erste bahnbrechende Multizenterstudie des Institute of Mental Health (NIMH, Elkin et al., 1989) randomisierte 250 Patienten auf vier Behandlungsarme: IPT, KVT, Imipramin (IMI) + Klinisches Management (KM), Placebo + KM. In allen Behandlungsarmen verbesserten sich in der Primäranalyse die Depressivität und das psychosoziale Funktionsniveau. In der Sekundäranalyse wurde jedoch der Schweregrad der Erkrankung berücksichtigt und die IPT erwies sich bei den schwer depressiv Erkrankten (HAMD > 20) als einzige Psychotherapieform der Placebobehandlung überlegen und der Pharmakotherapie gleichwertig. Es zeigte sich auch die niedrigste Rate von Therapieabbrüchen. Die Katamnese nach 18 Monate ergab jedoch, dass es für stabile Therapieeffekte mehr als 16 wöchentliche ambulante Einzelsitzungen bedurfte.

Die aktuelle systematische Übersicht zur IPT von Feijo de Mello, de Jesus Mari, Bacaltchuk, Verdeli und Neugebauer (2005) listet 13 Studien bei Patienten mit verschiedenen Störungen in unterschiedlichen Altersgruppen. Sie kommt zu dem Schluss, dass die IPT der Placebobehandlung überlegen, ihre Wirkung jedoch mit der Pharmakotherapie vergleichbar ist und eine Kombinationsbehandlung

keine weitere Verbesserung bringt. Aufgrund der geringen Studienzahl liegt noch kein aussagekräftiger Vergleich mit der KVT vor. Weitere Studien zur Wirksamkeit der IPT (Frank, Kupfer, Perel, Cornes, Jarrett, Mallinger et al., 1990; Reynolds et al., 1999) werden im Kapitel 5.4 zur Wirksamkeit der Kombinationsbehandlung bei Akut- und Erhaltungstherapien aufgeführt.

5.3.5 Evaluation der Humanistisch- erfahrungsorientierten Psychotherapie

Nach Sichtung von 35 Studien mit 2400 Personen schlussfolgern Grawe und Mitarbeiter (1994), dass die Gesprächspsychotherapie (GT) den psychodynamischen Verfahren überlegen, aber im Vergleich zur kognitiven Verhaltenstherapie (KVT) weniger effizient ist. Dies gilt insbesondere bei Patienten, die in der Psychotherapie eine aktive Anleitung oder Struktur erwarten. In einer Studie mit 34 depressiven Patienten verglichen Greenberg und Watson (1998) die prozess- und erfahrungsorientierte Therapie (PET) mit der GT. Die erreichten Effektstärken beider Therapien waren mit denen von KVT-Studien vergleichbar, jedoch schnitt die PET bei zwischenmenschlichen und Selbstwertproblemen besser ab. Der Vergleich mit der KVT in der Studie von Watson, Gordon, Stermac, Kalogerakos und Seckley (2003) mit 66 depressiven Patienten zeigte in beiden Bedingungen eine Verbesserung der Symptomatik, des Selbstwertes und des Bewältigungsstils, jedoch in der PET eine stärkere Reduktion der subjektiv erlebten zwischenmenschlichen Probleme. Wenngleich viel versprechend, bedarf die empirische Überprüfung dieses Ansatzes weiterer Studien.

5.3.6 Evaluation der familienbezogenen Interventionen

Die folgenden Ansätze beziehen sich überwiegend auf kognitiv-verhaltenstherapeutische Interventionen in diesem Bereich, da andere selten wissenschaftlich evaluiert wurden (Grawe et al., 1994). Familienbezogene psychoedukative Ansätze wurden unter der Evaluation psychoedukativer Ansätze (vgl. Kap. 5.3.2) subsumiert.

Beach, Sandeen und O`Leary (1990) untersuchten 60 Paare, die ihre Beziehung als unbefriedigend erlebten. Die depressiven Frauen nahmen randomisiert an einer verhaltenstherapeutischen Paartherapie (VPT), einer individuellen KVT oder einer

Wartelistenkontrollgruppe (WKG) teil. Nach der Intervention und nach einem Jahr war die subjektiv erlebte Depressivität in beiden Therapien gegenüber der Kontrollgruppe deutlicher reduziert. Jedoch verbesserte nur die Paartherapie die Beziehungsqualität nachhaltig. 60 Patientinnen, die im Gegensatz zu der vorangegangen Studie keine paarspezifische Behandlung suchten, wurden zu VPT, individuelle KVT oder VPT + KVT randomisiert (Jacobson, Dobson, Fruzzetti, Schmaling & Salutzky, 1991). Die kombinierte Behandlung erbrachte keinen Vorteil gegenüber den Einzelinterventionen. VPT war weniger effektiv, wenn die Paare sich gut verstanden, bei vorliegenden Konflikten waren beide Bedingungen vergleichbar. Bei letzteren zeigte nur VPT eine signifikante Verbesserung der Beziehungszufriedenheit, während bei nicht belasteten Paaren nur die Kombination günstig war. Auch nach einem Jahr näherten sich die Rückfallraten in den Therapien an (Jacobson, Fruzzetti, Dobson, Whisman & Hops, 1993). Emanuels-Zuurveen und Emmelkamp (1998) verteilten 72 depressive Patienten auf kognitive Einzeltherapie oder Paartherapie. Beide Bedingungen reduzierten die depressive Symptomatik und hatten einen positiven Effekt auf die Beziehung, der aber in der Paartherapie noch markanter ausfiel.

Leff, Vearnals, Brewin, Wolff, Alexander, Asen und Mitarbeiter (2000) verglichen die Wirksamkeit von Antidepressiva (Trizyklikum) mit einer systemischen Paartherapie (Jones & Asen, 1999) während der Akut- und Erhaltungsphase. Die Studie umfasste 77 depressive Patienten, die mit einem kritisch eingestellten Partner (HEE) zusammenlebten. Unter Pharmakotherapie war die Dropout-Rate erheblich höher als unter Psychotherapie

(57% vs. 15%). Unter beiden Bedingungen war die Depression rückläufig, aber sowohl nach der Behandlung als auch nach der Erhaltungstherapie von zwei Jahren nahm in der Paartherapie die subjektiv erlebte Depressivität deutlicher ab. Wenn man die Therapiekosten der Paartherapie zu den allgemeinen Behandlungskosten addiert, zeigten sich keine nennenswerten ökonomischen Unterschiede zwischen beiden Therapieformen.

Aktuelle Schwerpunkte in der Familientherapieforschung liegen in der Erforschung von Mediatoren und Moderatoren der Behandlungserfolge (Beach, Fineham & Katz, 1998) sowie emotionsfokussierenden Prozessen (Christensen, Atkins, Berns, Wheeler, Baucom & Simpson, 2004). Zu Fragen der Kombinationsbehandlung mit Psychopharmakotherapie sowie zur Familientherapie bei chronischen Depressionen liegen derzeit keine Studien vor.

5.4 Wirksamkeit der kombinierten Behandlung bei Akut- und Erhaltungstherapien

5.4.1 Psychotherapie als Teil einer Kombinationsbehandlung in der Akuttherapie

In Deutschland und den Vereinigten Staaten zeigen sich Unterschiede in der Versorgung akut psychiatrischer Patienten, da diese in Deutschland zumeist stationär und weniger ambulant behandelt werden. Tabelle 4 listet ausgewählte Metaanalysen zur Behandlung von Depressionen auf.

Tabelle 4: Ausgewählte Metaanalysen in der Behandlung von Depressionen (mod. nach Lambert & Ogles, 2004, S. 142)

Autoren	Diagnose/ Behandlung	Anzahl der Studien	Effektstärke
Stuart & Bowers (1995)	Stationäre Depression KVT + Medikamente Alle Studien prä-post BDI Kontrollierte Studien BDI	8 8 4	4.34[a,c] 1.13[d]
Thase et al. (1997)	Depression Therapie (weniger/stark depressiv) Therapie plus Medikation	6 6	37% / 25%[d] 48% / 43%[d]

[a] Prä-post Effektstärke
[b] Gewichtete Effektstärke
[c] Primäre Outcomestudie
[d] Recovery Rate

Stuart und Bowers (1995), die in ihre Metaanalyse 20 kognitiv-psychotherapeutische Interventionen im stationären Setting einschlossen, berichten über günstige Effekte von Mono- oder Kombinationstherapien. Einschränkend ist jedoch zu erwähnen, dass die Mehrzahl der Studien nicht randomisiert kontrolliert durchgeführt wurde. Gruppeninterventionen haben im stationären Setting (z.B. Backenstraß, Kronmüller, Schwarz, Reck, Karr, Kocherscheidt et al., 2001) in den letzten Jahren an Bedeutung gewonnen, da sie aus ökonomischen Gesichtspunkten von Vorteil sind, jedoch fehlen methodisch anspruchsvolle Studien in diesem Bereich.

Die Mega-Analyse von Thase, Greenhouse, Frank, Reynolds, Pilkonis, Hurley und Mitarbeitern (1997) schloss sechs randomisierte Studien mit insgesamt 595 depressiven Patienten ein, die entweder auf kognitive Verhaltenstherapie, Interpersonelle Psychotherapie (IPT) oder IPT plus Antidepressiva randomisiert wurden. Unter einer Kombinationsbehandlung zeigte sich bei schweren rezidivierenden Depressionen eine signifikante Effektsteigerung im Vergleich zur Psychotherapie.

Die Übersichten in diesem Bereich negieren eine generelle Überlegenheit der Kombinationsbehandlung in der Akutbehandlung (Hegerl, Plattner & Möller, 2004; Jindal & Thase, 2003) und verweisen stärker auf Vorteile in spezifischen Fällen (American Psychiatric Association, 1993; Depression Guideline Panel, 1993; Friedman, Detweiler-Bedell, Leventhal, Horne, Keitner & Miller, 2004; Pampallona, Bollini, Tibaldi, Kupelnick & Munizza, 2004). Eine aktuelle Übersicht zur stationären Depressionsbehandlung von Huber (2005) kommt zu dem Schluss, dass die Kombinationsbehandlung nicht inhibierend wirkt und sie somit der Einzelintervention nicht unterlegen ist; sie erweist sich generell als überlegen bei schweren Depressionen und nach einer psychotherapeutischen oder pharmakologischen Monotherapie nur teilremittierter Patienten. Ihre gelegentlich nachweisbare Überlegenheit in anderen Fällen beruht vermutlich auf einer reziproken Wirkung, der zufolge der eine Patient mehr von Psychotherapie, der andere mehr von Pharmakotherapie profitiert. Als Vorteile einer Kombinationsbehandlung (Hautzinger, de Jong-Meyer, Treiber, Rudolf & Thien, 1996) werden die bessere Mitarbeitsbereitschaft mit der pharmakologischen Behandlung, die niedrigere Drop-out-Rate sowie eine höhere Behandlungszufriedenheit genannt. Insgesamt wird der Stand der Forschung als noch nicht zufriedenstellend gekennzeichnet und methodenkritisch das wissenschaftliche Niveau der Studien (z.B. Hegerl et al., 2004) sowie die Validität metaanalytischer Auswertungen (z.B. Jindal & Thase, 2003) hinterfragt.

Im Folgenden wird auf Einzelstudien eingegangen. Die Therapiestudien von Hollon, DeRubeis, Evans, Wiener, Garvey, Grove und Mitarbeiter (1992), Hautzinger und Kollegen (1996) sowie De Jong-Meyer, Hautzinger, Rudolf, Strauß und Frick (1996) zeigten keine signifikanten Verbesserungen unter einer Kombinationsbehandlung im Vergleich zur Monotherapie. Erstere verglich den Verlauf von 107 ambulanten Patienten unter KVT, Imipramin (IMI) sowie Kombinationsbehandlung. Hautzinger und Mitarbeiter (1996) untersuchten 191 ambulante und stationäre Patienten in den drei Behandlungsarmen: Amitryptilin (AMI) + Klinisches Management (KM), AMI + KVT sowie KVT, wobei die Kombinationsbehandlung nur trendmäßig eine höhere Responserate aufwies. Die Studie von de Jong-Meyer und Mitarbeitern (1996) randomisierte 155 Patienten mit schweren endogenen Depressionen (HAMD > 20) entweder auf AMI + supportive Behandlung oder AMI + KVT. Die Patienten in beiden Behandlungsarmen zeigten signifikante Symptomreduktionen (BDI, HAM-D) und die stationären Patienten verbesserten sich stärker als die ambulanten. In einer Sekundäranalyse schnitten die ambulanten Patienten in der Kombinationsbehandlung besser ab als die stationären.

Die Vorteile einer Kombinationsbehandlung sind somit nicht durchgängig. Wenn man jedoch spezifische Patientengruppen mit eingeschränkten Ressourcen und insbesondere Aspekte der Schwere und Chronizität betrachtet, so fällt das Bild eindeutiger aus. Tabelle 5 gibt eine Übersicht über Studien in diesem Bereich. Die Studie von Keller und Kollegen (2000) evaluierte das kognitiv-behaviorale Analysesystem der Psychotherapie (KBASP), das eine weiterführende Entwicklung der KVT darstellt (vgl. Kap. 5.2.1). In dieser Studie wurden 681 ambulante chronisch depressiv erkrankte Patienten (DSM-IV; HAMD > 20) auf drei Behandlungsarme mit einer Therapiedauer zu jeweils 12 Wochen randomisiert: Nefazodon (Höchstdosis 600 mg am Tag), das kognitiv-behaviorale Analysesystem mit 16 bis 20 Sitzungen und eine Kombination aus beidem. Die Auswertung der Studie bezog sich auf ein Prä-Post-Design. Die Gesamtrate der Remission (HAMD < 9) sowie die Response fiel zufrieden stellend aus und zeigte eine deutliche Überlegenheit der Kombinationsbehandlung mit 73% gegenüber jeder Behandlungsform für sich allein (Psychotherapie-Gruppe oder Nefazodon-Gruppe jeweils 48%; p = 0.001 für beide Vergleiche).

Tabelle 5: Kontrollierte Therapiestudien zur kombinierten Pharmako- und kognitiven Verhaltenstherapie bei Depressionen

Autoren	Keller et al. (2000)	Paykel et al. (1999)	Teasdale et al. (2002)
Studienteilnehmer	662 akut erkrankte Patienten	127 teilremittierte Patienten	145 remittierte Patienten
Diagnose	Major Depression	Major Depression	Major Depression
Studiendesign	– Nefazodon – Kognitiv-behaviorales Analysesystem (KBASP) – Nefazodon + KBASP	– Pharmakotherapie + kognitive Verhaltenstherapie – Pharmakotherapie + KM	– Achtsamkeitsbasierte kognitive Therapie (ABKT) + Pharmakotherapie + KM – Pharmakotherapie + KM
Behandlungsdauer	15 bis 19 Sitzungen in 12 Wochen	16 Sitzungen in 20 Wochen + zwei Boostersitzungen nach weiteren 6 und 14 Wochen	8 wöchentliche Sitzungen
Messzeitpunkte	Wöchentlich während des Behandlungszeitraums von 12 Wochen	Woche 0, 4, 8, 12, 16 und 20; während des Katamnesezeitraums (68 Wochen) in 8-wöchigem Abstand	Woche 0 und 8, während des Katmnesezeitraumes (60 Wochen) in 2-monatigen Abständen
Ergebnisse	Kombinationsbehandlung wirksamer als beide Monotherapien	Kombinationsbehandlung wirksamer als Monotherapie	Kombinationsbehandlung wirksamer als Monotherapie

5.4.2 Psychotherapie als Teil einer Kombinationsbehandlung in der Erhaltungstherapie

Psychotherapeutische Interventionen als Erhaltungstherapie beziehen sich auf Patienten mit einem HAMD < 20. Die Therapiedauer variiert in Studien und deckt sogar bis zu drei Jahre (z.B. Frank et al., 1990) ab. Studien zur Langzeittherapie umfassen identische (Blackburn & Moore, 1997) oder unterschiedliche Interventionen (Frank et al., 1990; Jarrett, Kraft, Doyle, Foster, Eaves & Silver, 2001; Blackburn & Moore, 1997; Paykel et al., 1999) während der Akut- und Erhaltungstherapie. Die Studien der Arbeitsgruppen von Frank (1990) sowie von Reynolds (1999) sind methodisch wertvoll, da sie die Langzeitbehandlung abdecken und auch Pharmako- und Placebo-Effekte kontrollieren. Erstgenannte Studie hatte zum Ziel, die Wirkung einer „niederschwelligen" IPT als Erhaltungstherapie bei rezidivierenden Depressionen über einen Zeitraum von drei Jahren zu überprüfen. Nach ihrer Stabilisierung unter der Erhaltungstherapie wurden 127 Patienten auf fünf Behandlungsarme randomisiert: Klinisches Management (KM)

+ IMI, KM + Placebo, IPT, IPT + Placebo, IMI + IPT. Am besten schnitt die pharmakologische Behandlung ab, gefolgt von der Kombinationsbehandlung. Die Studie von Reynolds und Mitarbeitern (1999) umfasste 107 ältere Patienten (> 59 Jahre), die unter rezidivierenden Depressionen litten und den Bedingungen Nortriptylin (NOR), KM + Placebo, IPT + Placebo oder IPT + NOR zugeordnet wurden. Die Kombinationsbehandlung war trendmäßig der alleinigen Pharmakotherapie überlegen.

Ein hoher Prozentsatz von Patienten leidet unter rezidivierenden Depressionen oder wird als teilremittiert eingestuft. Neuere Studien mit teilremittierten Patienten wie die von Paykel und Mitarbeitern (1999) integrieren auch Ansätze des Frühwarnsymptommanagements zur Rezidivprophylaxe. Dieser kognitiv-psychoedukative Ansatz sensibilisiert die Patienten für ihre persönlichen Frühwarnsignale und vermittelt ihnen einen konstruktiven Umgang mit diesen. 158 Patienten wurden entweder (a) KVT + Antidepressiva oder (b) Antidepressiva + Klinisches Management (KM) zugeteilt. Die Psychotherapie umfasste 16 Sitzungen innerhalb 20 Wochen sowie zwei Boostersitzungen 6 und 14 Wochen später. Zum Ende der Therapie wurden 25% der Kombinationsbehandlung als remittiert eingestuft, aber nur 13% der Kontrollbedingung. Bis zum Ende des Katamnesezeitraumes (68 Wochen) erlitten 47% in der ausschließlich pharmakologischen Behandlung einen Rückfall, aber nur 29% in der Kombinationsbehandlung. Das Ergebnis spricht für den positiven Effekt einer Kombinationsbehandlung.

Auch Ansätze zur mediativen Aufmerksamkeitslenkung (ABKT) zeigten positive Erfolge. In einer randomisierten kontrollierten Studie von Teasdale, Segal, Williams, Ridgeway, Soulsby und Laq (2000) wurden 145 remittierte Patienten entweder mit der Standardversorgung (psychiatrisch übliche Behandlung mit Schwerpunkt Pharmakotherapie) oder zusätzlich einem Gruppenprogramm der ABKT in insgesamt 8 wöchentlichen Sitzungen behandelt. Unter ABKT traten über einen Zeitraum von insgesamt 60 Wochen 50% weniger Rückfälle auf, jedoch traf dieser Zusammenhang ausschließlich bei den Patienten auf, die bereits drei oder mehr depressive Episoden erlebt hatten (77% der Stichprobe). Teasdale, Moore, Hayhurst, Pope, Williams und Segal (2002) belegen, dass eine reduzierte metakognitive Achtsamkeit mit einer Vulnerabilität für Depressionen einhergeht und dass sowohl die KVT als auch die ABKT die Rückfallgefährdung durch eine Zunahme der Achtsamkeit reduzieren. Beide Therapieverfahren reduzieren die Rezidivrate wohl eher über eine Veränderung der Beziehungen zu den negativen Gedanken als durch eine Veränderung der Denkinhalte.

Auch im Hinblick auf psychodynamisch-orientierte Behandlungen (PDT) liegen erfreuliche Ergebnisse vor. Die Studie von de Jonghe, Kool, van Aalst, Dekker und Peen (2001) mit 167 ambulanten depressiven Patienten ergab, dass eine Kombination aus psychodynamischer Kurzzeitpsychotherapie (STPP) und Pharmakotherapie im Vergleich zu einer reinen Pharmakotherapie zu einer höheren Behandlungsakzeptanz, einer niedrigeren Abbruchrate und einem besseren Behandlungsverlauf führen. Eine Folgestudie (De Jonghe, Hendriksen, van Aalst, Kool, Peen, Van et al., 2004) bezog sich auf 106 Patienten mit STPP und 85 Patienten mit Kombinationsbehandlung. Die Fremdeinschätzungen erbrachten keine Unterschiede, aber die Selbsteinschätzungen der Patienten sprachen eindeutig zugunsten der Kombinationsbehandlung. Die Häufigkeit einer kombinierten ambulanten Behandlung hat in den letzten 6 Jahren in der Allgemeinversorgung deutlich zugenommen (Olfson, Marcus, Druss, Elinson, Tanielian & Pincus, 2002) und es zeichnet sich eine bessere Passung zwischen den Patienten und den Behandlungsangeboten ab (Horvitz-Lennon, Normand, Frank & Goldman, 2003).

Die Studie von Jarrett und Mitarbeitern (2001) ist die erste, die kognitive Verhaltenstherapie mit und ohne eine entsprechende Erhaltungstherapie bei 156 Patienten mit rezidivierenden Depressionen untersucht. Alle Patienten erhielten in der akuten Phase KVT (A-KVT) und die pharmakologisch nicht behandelten Responder (n = 84) wurden anschließend entweder auf eine acht Monate dauernde kognitive Erhaltungstherapie (E-KVT) oder Kontrollbedingung randomisiert. Nach der Intervention ergab sich eine deutliche Reduktion der Rückfallrate (10% vs. 31%). Bei der 2-Jahres-Katamnese zeigte sich bei den Patienten mit einem frühen Erkrankungsbeginn unter kognitiver Erhaltungstherapie im Vergleich zur Kontrollgruppe eine signifikant niedrigere Rückfall- und Wiederauftretensrate (16% vs. 67%). Auch bei Patienten mit einer instabilen Remission unter A-KVT war diese Rate signifikant reduziert (37% vs. 62%).

Das kognitiv-behaviorale Analysesystem der Psychotherapie (KBASP; McCullough, 2000) wurde auch als eigenständige Form der Langzeitbehandlung bei chronischen Depressionen in einer Studie von Klein, Santiago, Vivian, Blalock, Kocsis, Markowitz und Mitarbeitern (2004) evaluiert. 82 Patienten, die positiv auf eine Akut- und Erhaltungstherapie mit KBASP angesprochen hatten, wurden entweder auf monatliche KBASP über ein Jahr oder eine einmalige Erhebung im Jahr randomisiert. In der erstgenannten Bedingung zeigten sich signifikant weniger Rezidive und ein günstiger Verlauf der depressiven Symptomatik. Die Wiedererkrankungsrate bis zum Auftreten eines Rezidivs war in der zweiten Bedingung um das 3fache erhöht (10,7% vs. 32%).

5.5 Implikationen der Forschungsergebnisse

Das Krankheitsbild Depression ist durch eine hohe Heterogenität gekennzeichnet, das Spektrum reicht von leichten bis hin zu schweren pharmakotherapierefraktären Depressionen. Der Überblick über die Therapiestudien zeigt, dass die kognitive Verhaltenstherapie sich bei leichten und mittelschweren Depressionen eindeutig bewährt hat. Sie ist einer Psychopharmakotherapie in der Reduktion depressiver Symptome und, was die Langzeitbehandlung anbelangt, in der Reduktion der Rezidive gleichwertig bis überlegen (de Jong-Meyer et al., 2005). Die Pharmakotherapie hat ihren Vorrang bei Patienten mit melancholischen „endogenen" Symptomen, gestörtem Realitätsbezug (z.B. Wahn), Schwierigkeiten beim logischen Denken oder mnestischen Funktionen. Ein Vorteil der antidepressiven Behandlung ist, dass sie bei sog. Respondern mit einer schnelleren Symptomverbesserung einhergeht. Bei der Behandlung von Patienten mit schweren und/oder chronischen Krankheitsverläufen reicht eine alleinige Psychopharmakotherapie zumeist nicht aus. Diese Patienten zeigen nach der Pharmakotherapie weiterhin deutliche soziale Probleme. Falls diese nicht psychotherapeutisch angegangen werden, können sie im weiteren Verlauf zu einem Rezidiv führen. Die Einsicht in die Notwendigkeit, den Patienten nicht nur initial bei der Symptombesserung zu helfen, sondern diese aufrechtzuerhalten und zukünftige Rückfälle zu verhindern, hat deutlich zugenommen. Stationäre und ambulante Patienten und insbesondere solche mit Complianceproblemen können von einer Kombinationsbehandlung profitieren.

Der Stellenwert der Psychoedukation hat an Bedeutung gewonnen: Psychoedukation in Bezug auf die Erkrankung und ihre Therapiemöglichkeiten gilt als unverzichtbarer Bestandteil der Behandlung. Der initiale Fokus der Psychotherapie, aber auch der Kombinationsbehandlung, liegt auf der Entwicklung eines funktionalen Krankheitskonzeptes – erst das Verständnis der Erkrankung kann die Behandlungsbereitschaft für die Psychotherapie sowie die Pharmakotherapie optimieren. Das Verständnis der Symptome, der Bewältigungsstrategien und der Bewertung ihrer Effektivität führt dazu, dass der Patient sich hilfreiche Strategien zu Eigen macht (Selbstmanagement). Die zuverlässige Kooperation mit der Pharmakotherapie ist erst dann gewährleistet, wenn diese dem Patienten aufgrund seines Krankheitsverständnisses plausibel erscheint. Eine weitgefasste Definition der Psychoedukation kann auf eine breite Palette von Interventionen angewendet werden, die auf primäre Informationsvermittlung (insbesondere über Medikamente) oder kognitiv-behavioral ausgerichtet sind. Die Mehrzahl dieser Interventionen geht mit einer hohen Behandlungszufriedenheit der Patienten und Angehörigen einher und verbessert die Mitarbeitsbereitschaft mit der pharmakologischen Behandlung und den Krankheitsverlauf.

Im Rahmen der kognitiv-behavioralen Therapie gilt: Je schwerer die Depression, desto stärker sollten behaviorale Strategien vorrangig sein und erst nach einer gewissen Stabilisierung kognitive Strategien angewandt werden. Emotionsfokussierende Ansätze können in ein kognitives Vorgehen integriert werden, jedoch sollte dies erst nach Abklingen der Akutsymptomatik und weitgehender Stabilisierung des Patienten geschehen. Wenn Probleme im zwischenmenschlichen Bereich im Vordergrund stehen, gilt es die kognitive Therapie mit Angehörigeninterventionen zu kombinieren oder eine Interpersonelle Psychotherapie durchzuführen. Bei einer als unbefriedigend erlebten Paarbeziehung ist die Paartherapie einer Einzeltherapie vorzuziehen, da sie sowohl zu einer Reduktion der Depressivität als auch der ehelichen Belastung führt. Auch in (Multi-)Familientherapien werden Einstellungen gegenüber dem erkrankten Familienmitglied modifiziert und auf beiden Seiten zeichnet sich ein verbessertes Wohlbefinden und wechselseitiges Verstehen ab.

Es besteht weiterhin Forschungsbedarf, was das optimale Timing der jeweiligen Interventionen und insbesondere die Behandlung stationärer Patienten anbelangt. Bei Patienten mit Abbruch der initialen Medikation scheint weniger eine gleichzeitige als eine sequentielle Kombination indiziert (Fava et al., 1996, 1998), da diese im Unterschied zur kombinierten Behandlung in der Akutphase den Vorteil einer längeren Behandlung hat. Die Effekte der kognitiv-behavioralen Therapie halten in den Langzeitkatamnesen an und zwar unabhängig davon, ob die Therapie in der Akut- oder Erhaltungsphase durchgeführt wurde (DeRubeis & Chris-Cristoph, 1998). Um den Standard der Kombinationsstudien zu verbessern, gilt es methodische Probleme der Pharmakotherapie (z.B. keine ausreichende Dosierung), aber auch der Psychotherapie (z.B. keine hinreichende Ausbildung oder Supervision der Therapeuten) zu vermeiden. Weitere Kritikpunkte im Hinblick auf die Therapiestudien sind die kleinen Stichprobengrößen, das unzureichende Erfassen der Mitarbeit mit der Pharmako- und Psychotherapie sowie die Vernachlässigung subjektiver Krankheitsmodelle im Hinblick auf die kombinierte Behandlung (Friedman et al., 2004). Weitere Forschungsschwerpunkte sollten daher die Erfassung von Therapieerwartungen und Krankheitsmodellen sein. Wegen des immensen Leidens der Betroffenen, auch der immensen Kosten im Gesundheitssystem besteht weiterhin Klärungsbedarf, was die optimale Behandlung depressiver Patienten anbelangt.

5.6 Entwicklung und Evaluation der kognitiv-psychoedukativen Therapie zur Bewältigung von Depressionen

5.6.1 Entwicklung des Therapiemanuals

An der Psychiatrischen Universitätsklinik München wurde 1995 eine Gruppentherapie für Patienten mit depressiven Erkrankungen eingeführt (Schaub & Stotz, 1995) und als kognitiv-psychoedukativer Ansatz mit den Schwerpunkten Psychoedukation und Krankheitsbewältigung weiterentwickelt (Schaub, Wolf, Stotz, Froschmayr, Haimerl & Möller, 1997; Schaub, Wolf, Gartenmaier, Charypar & Goldmann, 1999; Schaub, Roth, Goldmann & Charypar, 2005a). Dieses Behandlungsangebot (vgl. Kap. 6.7.2) umfasst psychoedukative und kognitiv-behaviorale Elemente (Hautzinger, 2003; Beck et al., 1994) und ist insbesondere für Patienten in kombinierter Behandlung geeignet. In den ersten Jahren umfasste die Gruppe acht Sitzungen (1 Std.) und war schwerpunktmäßig psychoedukativ ausgerichtet – in Folge wurde die Sitzungszahl auf 12 (à 1,5 Stdn.) erhöht und kognitiv-psychotherapeutische Aspekte stärker gewichtet. Das vorliegende Behandlungsmanual ist als Leitfaden gedacht, den es an die Bedürfnisse und das kognitive Leistungsniveau der jeweiligen Gruppe zu adaptieren gilt.

Ziel dieser Intervention ist es vor allem, den Patienten Vertrauen in ihre Bewältigungsmöglichkeiten zu vermitteln und ihre Selbstwirksamkeit zu erhöhen. Es wird ihnen erläutert, wie sie durch eigene Bewältigungsstrategien Einfluss auf die Symptomatik und den Krankheitsverlauf nehmen können. Die Gruppenintervention basiert auf der Erarbeitung spezifischer Themen, die über Arbeitsblätter vertieft werden. Die Bearbeitung dieser Aufgaben in der nächsten Sitzung bereitet dann den nächsten Themenschwerpunkt vor.

Folgende Themenbereiche sind von zentraler Bedeutung:
– Erarbeitung eines funktionalen bio-psychosozialen Krankheitskonzepts, das Aspekte der Vulnerabilität, Belastungsfaktoren und eigene Bewältigungsstrategien aufgreift sowie Aufklärung und Erfahrungsaustausch über die Erkrankung und ihre pharmakologischen und psychologischen Behandlungsformen. Besonderer Wert wird hierbei auf den interaktiven Austausch zwischen Teilnehmern und Gruppenleitern gelegt. Die Patienten werden ermutigt,

über ihre Annahmen hinsichtlich Ätiologie, Auftreten von Rezidiven und Krankheitskonzepte zu sprechen, sowie über ihre Symptome und wie sie versuchen, diese zu bewältigen. Anknüpfend an diese persönlichen Mitteilungen werden die Patienten fachlich kompetent informiert und ihre Ausführungen in das Vulnerabilität-Stress-Bewältigungs-Modell integriert, das sowohl die Bedeutung der medizinischen als auch der psychologischen Aspekte veranschaulicht. Psychotherapeutische, pharmakologische und andere biologische Verfahren wie Schlafentzug, Transkranielle Magnetstimulation und Elektrokonvulsionstherapie werden vorgestellt. Die verschiedenen Pharmaka (z.B. Antidepressiva, Carbamazepin, Lithium) werden hinsichtlich ihrer Wirkungen und möglichen Nebenwirkungen besprochen und Strategien zum Umgang mit Nebenwirkungen thematisiert.

– Erkennen und Durchführen eigener Einflussmöglichkeiten: Mitarbeit mit der Pharmakotherapie, Aufbau positiver Aktivitäten, kognitive Umstrukturierung und Umgang mit Frühwarnsignalen zur Rezidivprophylaxe. Da die Mitarbeit des Patienten einen hohen Stellenwert einnimmt, wird er explizit auf seine eigenen Ansatzpunkte der Veränderung hingewiesen. Die mündige Mitarbeit mit der Pharmakotherapie, aber auch psychotherapeutische Aspekte sind von Bedeutung. Es wird ein Dreieck gezeichnet, das die Aspekte Handeln, Fühlen und Denken verbindet, und auf die wechselseitige Beeinflussung dieser verschiedenen Ebenen hingewiesen. Als ersten Schritt gilt es, positive Aktivitäten zu planen und durchzuführen sowie Selbstverstärkungspläne zu erarbeiten. Den Patienten fällt es zumeist sehr schwer auf Anhieb positive Aktivitäten zu benennen – hier gilt die Politik der kleinen Schritte. Am Anfang wird nicht erwartet, dass mit der jeweiligen Aktivität eine Stimmungsverbesserung einhergeht – die Aktivierung an sich ist das Ziel. Da die Patienten zumeist aufgrund ihrer negativen Einstellung die jeweiligen Aktivitäten entwerten, wird ihnen dieses Bewertungsmuster als depressionsspezifisch erläutert. Im Folgenden werden sie im Rahmen der kognitiven Umstrukturierung auf den Zusammenhang zwischen Bewertungen und den damit einhergehenden Gefühlen hingewiesen. Während des Tages immer wieder auftretende negative Gedanken werden dokumentiert und die ihnen zu Grunde liegenden dysfunktionalen Annahmen („Ich muss alles richtig machen, um anerkannt zu sein.") erarbeitet und zu modifizieren gesucht. Der Umgang mit Frühwarnsignalen und mögliche

Schritte der Rückfallprophylaxe anhand eines Krisenplans sind wesentliche Aspekte, um erneut sich anbahnende Krisen besser abfangen zu können.

Es empfiehlt sich ein bifokaler Ansatz, d.h. parallel zu den patientenbezogenen Gruppen werden auch Angehörigengruppen zur Wissensvermittlung und emotionalen Entlastung durchgeführt, um auch ihren Bedürfnissen gerecht zu werden. Diese Gruppen fanden zu Beginn wie bei den Angehörigengruppen schizophren Erkrankter mit acht Doppelstunden in vierzehntägigem Rhythmus statt – im weiteren Verlauf erwiesen sich zwei bis drei längere Termine als günstiger (Wiese & Schaub, 1999). Die Schwerpunkte sind Aufklärung über die Erkrankung und ihre Behandlung sowie gemeinsame Gespräche über persönliche Erfahrungen und Aufzeigen von günstigen Verhaltensweisen im Umgang mit der Krankheit.

5.6.2 Erste Verlaufsuntersuchungen zur Patientengruppe

Nachdem die Gruppe sich gut etabliert hatte, fand eine Implementierungsstudie von Oktober 1995 bis Februar 2000 statt, um die klinische Relevanz zu prüfen und das Vorgehen in der stationären Versorgung zu optimieren (Schaub et al., 1999, 2000; Schaub, Neusser, Kopinke & Charypar, 2006). Die Gesamtstichprobe umfasst 327 stationäre Patienten

(199 Frauen, 128 Männer), die unter depressiven Episoden (ICD-10; F32; 43.4%) oder rezidivierenden depressiven Störungen (F33; 41.3%) litten. 217 Patienten (66.4%) wurden auf speziellen Depressionsstationen und 110 Patienten (33.6%) auf anderen Stationen rekrutiert. Im Durchschnitt waren die Patienten 50.7 Jahre (SD = 13.6, Range = 17 bis 83) alt, seit 9.5 Jahren (SD = 10.9, Range = 0 bis 53) mit 2.6 Episoden (SD = 2.5, Range = 1 bis 18) erkrankt und zu Beginn der Therapiegruppe bereits 12 Wochen (SD = 8.2; Range = 1 bis 55) in der hiesigen Klinik stationär. 31% hatten als höchst erreichten Schulabschluss Abitur, 22% mittlere Reife, 25% Hauptschulabschluss mit Qualifikation und 14% ohne Qualifikation. Der höchst erreichte Berufsabschluss war bei 27% die Hochschule, bei 12% die Fachschule, bei 42% die Lehre und 17% hatten keinen Abschluss. 44% waren berufstätig auf Voll- oder Teilzeitbasis, 10% Hausfrau/-mann, nicht berufstätig, 6% arbeitslos, 13% bezogen die Berufs- und Erwerbunfähigkeitsrente und 20% die Altersrente. Die klinischen und soziodemographischen Angaben geben einen Einblick in die Heterogenität der Stichprobe. Die Patienten wurden nach Abschluss der Gruppe gebeten, einen Fragebogen mit 14 Themenbereichen auszufüllen. Dieser war für schizophrene Patienten entwickelt (Schaub, S. 330-333, in Bäuml & Pitschel-Walz, 2003) und für depressive modifiziert worden. Abbildung 12 zeigt die Antworten von 183 Patienten auf fünf Fragen zur Einschätzung des Behandlungskonzeptes.

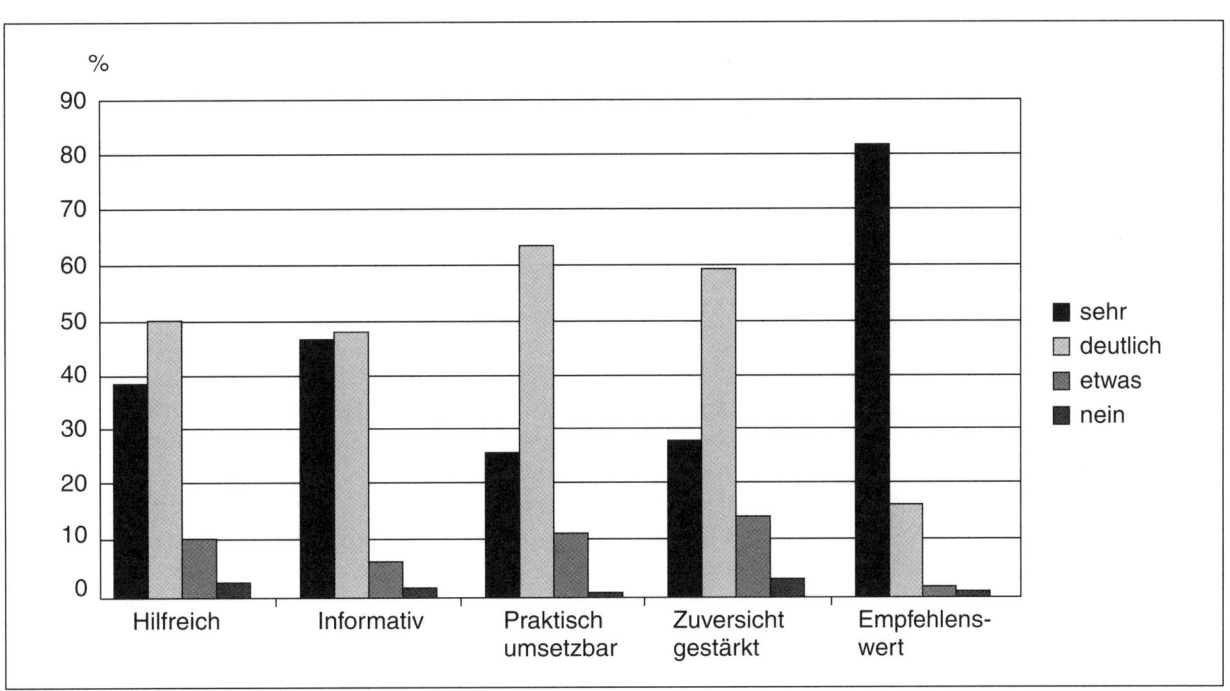

Abbildung 12: Ergebnisse der Implementierungsstudie (N = 183 Patienten)

Die Patienten stuften das Behandlungskonzept sehr positiv ein: 98% erlebten die Gruppe als weiterempfehlenswert, 90% als hilfreich bis sehr hilfreich, 95% als informativ, 89% fanden ihre Inhalte im Alltag anwendbar und 84% waren zuversichtlicher im Umgang mit ihrer Erkrankung. 94% gaben an, fast immer bzw. an $^2/_3$ der Stunden teilgenommen zu haben. Für die Teilnehmer interessante Themen bezogen sich auf Entstehungsbedingungen der Depression (95%), Symptomatik und Behandlungsmöglichkeiten (94%), Umgang mit Depressionen (94%) sowie Rückfallverhütung und Umgang mit Frühwarnzeichen (92%). Aus der Sicht der Teilnehmer verbesserten sich ihre Bewältigungskompetenzen insbesondere durch Selbstverstärkung nach Abschluss einer unangenehmen Tätigkeit, das Verändern depressiver Gedanken und das Realisieren angemessener Freizeitaktivitäten.

In einer Subgruppe von 92 Patienten wurden psychopathologische Werte (HAMD, MADRS, BDI, GAF) und der Wissenszuwachs über die Erkrankung erhoben. Der Wissenstest (Schaub, 1999) umfasst 29 Fragen, die sich auf das Krankheitsmodell, Diagnostik, Symptomatik, Pharmako- und Psychotherapie und Krankheitsmanagement beziehen. Es zeigten sich signifikante Verbesserungen in allen Bereichen (z.B. HAMD: prä M = 19.0, post M = 12.7, T = 6.3, p = 0.000; BDI: prä M = 24.7, post M = 16.2, T = 8.6, p = 0.000). Bei einer Prädiktorenanalyse, die alle klinischen und soziodemographischen Variablen einschloss, ergab sich nur ein signifikanter Zusammenhang: Patienten mit höherer Schuldbildung fühlten sich im Verlauf weniger depressiv (Schaub et al., 2006). 74 Patienten konnten nach einem Jahr erneut befragt werden, und die Fremd- und Selbstbeurteilung zeigte weiterhin eine Stabilisierung der Symptomatik (HAMD: M = 7.9; BDI: M = 6.7). Die pharmakologische Behandlung verteilte sich wie folgt: 51% der Patienten erhielten trizyklische Antidepressiva, 18% SSRI, 16% sonstige Antidepressiva (Remergil, Trevilor), 32% Phasenprophylaktika, 7% Sedativa/Hypnotika, 11% klassische Neuroleptika, 5% atypische Neuroleptika und 15.5% nahmen keine Medikamente mehr ein. Eine Subgruppe von 49 Patienten zeigte eine hohe Lebenszufriedenheit, eine günstige Compliance und Krankheitseinsicht. Die subjektive Beeinträchtigung durch Nebenwirkungen war bei 46% nicht vorhanden oder nur geringfügig, bei 29% mäßig und bei 25% schwer. Diese Beschwerden bezogen sich hauptsächlich auf die Gewichtszunahme (32%) oder vegetative Nebenwirkungen (24%). 79% der Patienten gaben an, mindestens einmal monatlich zur Behandlung zu gehen. 91% gewannen volle Krankheitseinsicht, 9% waren weiterhin ambivalent oder ablehnend der Diagnose gegenüber. Was das Symptommanagement anbelangt, nannten 82% individuelle Frühwarnsignale und Maßnahmen zur Bewältigung einer möglichen Krise. 83% gaben an, ihre persönlichen Belastungen zu erkennen und über Bewältigungsstragien zu verfügen.

5.6.3 Evaluation im Rahmen des Kompetenznetzes Depression

Kognitiv-psychoedukative Interventionen bei stationären Patienten mit depressiven Erkrankungen wurden bislang noch nicht in randomisierten kontrollierten Studien untersucht. An der Klinik für Psychiatrie und Psychotherapie der Ludwig-Maximilians-Universität München (LMU) begann 1999 eine auf fünf Jahre angelegte Studie, deren Patientenrekrutierung im August 2003 abgeschlossen war. Sie wurde mit Unterstützung des Bundesministeriums für Bildung und Forschung (BMBF) im Rahmen des Förderschwerpunktes „Kompetenznetze in der Medizin" durchgeführt und war in das „Kompetenznetz Depression, Suizidalität" (Antragsteller: Möller, Holsboer & Hegerl) eingebettet. Diese Studie untersuchte den „Einfluss von Psychoedukation und Krankheitsbewältigung auf die Compliance und den Krankheitsverlauf bei Patienten mit depressiven Störungen". Als Grundlage diente das vorliegende kognitiv-psychoedukative Gruppenprogramm. Die drei Therapiearme umfassten eine psychoedukative Gruppenintervention, diese in Kombination mit Einzelsitzungen sowie Standardversorgung. Die Katamnese erstreckte sich über zwei Jahre. Es wurde angenommen, dass eine kombiniert psychotherapeutisch-pharmakologische Behandlung zu einer besseren Mitarbeitsbereitschaft mit der pharmakologischen Behandlung und einem günstigeren Krankheitsverlauf führt als die Standardversorgung und die zeitlich intensivere Kombination aus Gruppen- und Einzelintervention allen anderen überlegen ist. Spezielle Hypothesen betrafen die Frage der differentiellen Indikation und der „Therapiepassung": Patienten mit guten kognitiven Leistungen sollten bessere Fortschritte in der kombinierten Intervention zeigen als Patienten mit geringen Leistungen und Patienten mit bio-psychosozialen Krankheitskonzepten stärker von dem kombinierten Ansatz profitieren als Patienten mit einer einseitig psychopharmakologischen oder psychotherapeutischen Orientierung.

Bis zum Beginn der kontrolliert randomisierten Studie im Mai 2000 wurde die Implementierung und Erprobung relevanter Messinstrumente (z.B. Fragebögen zu Behandlungserwartungen sowie Erfassung subjektiver Krankheitskonzepte) fortgeführt. Im Studienzentrum München nahmen 177 Patienten teil. Nach Abschluss der Interventionsstudie wurde die kognitiv-psychoedukative Gruppe in die Standardversorgung der Klinik für Psychiatrie und Psychotherapie der LMU integriert. Die Selektion durch die Forschungskriterien konnte aufgegeben und die Intervention somit einer größeren Anzahl von Patienten zugänglich werden. Die Gruppenintervention wurde auch in der Klinik für Psychiatrie und Psychotherapie der Universität Homburg sowie im Bezirkskrankenhaus Augsburg implementiert. Die Behandlungsstrategien wurden auch für die Behandlung bipolarer Erkrankungen modifiziert (Schaub, Bernhard & Gauck, 2004). Dieses BMBF-Projekt verbesserte somit die psychiatrische Versorgung für affektive Erkrankungen.

Nach Komplementierung der angestrebten Stichprobengröße in dem Münchner Forschungszentrum konnte mit der Auswertung begonnen werden. Die Befragung mit dem selbstentwickelten Fragebogen zur Behandlungszufriedenheit ergab eine sehr hohe Zufriedenheit: 100% der Befragten stufen die Gruppe als informativ ein. Zudem zeigte sich ein signifikanter Wissenszuwachs nach der Intervention. Die Analyse der Präwerte im Münchner Zentrum erbrachte keine Unterschiede zwischen den Therapiearmen. Nach vorläufigen Auswertungen ergaben sich keine Unterschiede zwischen den verschiedenen Therapiearmen im Hinblick auf Symptomatik, dysfunktionalen Kognitionen, Kontrollüberzeugungen, Krankheitsverarbeitung, Lebenszufriedenheit und Selbstkonzept im Prä-Postvergleich. Wenn man jedoch den Schweregrad der Erkrankung (HAMD > 22) berücksichtigte, zeigten die schwerer Erkrankten unter der Gruppenintervention im Vergleich zu denen der Kontrollgruppe einen signifikanten Zuwachs in der Selbstsicherheit und in der Problemlösekompetenz (Schaub et al., 2005b). Die ersten Ergebnisse sprechen für eine hohe Behandlungsakzeptanz der kognitiv-psychoedukativen Gruppenintervention bei stationären depressiven Patienten. Weiterführende Auswertungen der 1- und 2-Jahres-Katamnese beziehen sich auf die Wirkung der Interventionen im Hinblick auf das Hauptoutcome-Kriterium Rückfallrate, die psychopathologische Symptomatik sowie psychologische Variablen. Medikamentencompliance, soziale Integration, Behandlungserwartungen und Zufriedenheit sowie mögliche Prädiktoren (z.B. kognitives Funktionsniveau, Krankheitskonzepte)

für den Krankheitsverlauf sind ebenfalls von Interesse.

Im Rahmen dieser Studie wurden auch Aspekte der Angehörigenarbeit abgedeckt. Während frühere Arbeiten über die Belastungen der Angehörigen einen vorwiegend deskriptiven Charakter hatten, untersuchen aktuelle Studien die Zusammenhänge zwischen dem Ausmaß der Belastung, Bewältigungsstrategien, Krankheitsverständnis und „High Expressed Emotion" (Schaub & Auracher, 2002). Für die praktische Angehörigenarbeit, die sowohl zu einer Entlastung der Partner und Familienangehörigen als auch der Betroffenen beitragen möchte, erscheint dieses Wissen hilfreich. Obwohl mittlerweile zahlreiche Fragebögen für Angehörige vorliegen, gibt es nur wenige, die sich um eine Integration der belastungsrelevanten Faktoren bemühen. Aus diesem Grund wurde in Anlehnung an etablierte englischsprachige Erhebungsverfahren ein Fragebogen zu Belastungen, Attributionen und Reaktionen bei Angehörigen (BARA; Auracher, 2001) entwickelt, der objektive und symptombedingte Belastungssituationen, wahrgenommene Stigmatisierung, Schuldgefühle, Gefühle von Hilflosigkeit bzw. Selbstwirksamkeit, vermutete Krankheitsursachen sowie Symptomattributionen erfragt. Zusätzlich wurde das Beck Depressions-Inventar (Beck, 1979) und der Familien-Fragebogen (FFB) von Feinstein, Hahlweg, Müller und Dose (1989) durchgeführt, um Belastungen und „High Expressed Emotion" zu erfassen.

Im Rahmen des BMBF-Projektes wurden bislang 37 Angehörige (18 Männer und 19 Frauen) im Alter zwischen 25 und 76 Jahren (M = 49) befragt. Die Ergebnisse zum Fragebogen zu Belastungen, Attributionen und Reaktionen bei Angehörigen (BARA) deuten darauf hin, dass das Ausmaß der Belastung weniger durch äußere Faktoren wie Krankheitsschwere oder Häufigkeit des Kontakts mit dem Patienten erklärt werden kann, sondern vielmehr mit kognitiven und emotionalen Reaktionen in Zusammenhang steht. Es liegen Zusammenhänge zwischen dem Ausmaß an Belastung und den Stigmawerten, der wahrgenommenen Hilflosigkeit sowie erhöhten Expressed-Emotions-Werten bei Angehörigen vor. Angehörige mit hohem emotionalem Engagement sind signifikant belasteter als Angehörige mit niedrigem Engagement (p < .01). Zudem stützen die Befunde die Annahme, dass eine kritische Haltung sowohl mit spezifischen Symptomattributionen als auch mit der wahrgenommenen Stigmatisierung in Zusammenhang steht. Eine übermäßig kritische Haltung gegenüber dem Patienten (die von mehreren

Studien mit einem negativen Krankheitsverlauf in Verbindung gebracht wird) geht mit Verantwortlichkeitszuschreibungen an den Patienten einher, d.h. hoch kritische Angehörige stufen Krankheitssymptome als vom Patienten stärker kontrollierbar ein als Angehörige mit niedrigerem emotionalem Engagement (p < .05). Je mehr die Angehörigen der Überzeugung sind, dass die Depression des Familienmitglieds einen negativen Einfluss auf die Beziehungen zu ihren Freunden und Bekannten haben könne (wahrgenommene Stigmatisierung), desto eher neigen sie zu einer kritischen Einstellung (p < .01).

Kapitel 6

Einführung in das Manual für die Gruppenintervention

6.1 Einleitung

Die Gruppe zur Bewältigung depressiver Erkrankungen umfasst psychoedukative und kognitiv-behaviorale Elemente. Neben Wissensvermittlung bietet sie den Teilnehmern die Möglichkeit Erfahrungen auszutauschen, sich gegenseitig zu unterstützen und Strategien im Umgang mit der Erkrankung zu erarbeiten. Die Gruppenteilnehmer erhalten am Ende jeder Sitzung Handouts mit einer Zusammenfassung der jeweiligen Inhalte sowie einer Anleitung für entsprechende Übungen. Diese Arbeitsblätter oder „Hausaufgaben", die die Teilnehmer selbstständig zwischen den Sitzungen durchführen, werden als eine elementare Methode der Therapie angesehen. Sie dienen dazu, die jeweils erarbeiteten Inhalte in den Alltag zu transferieren und zu trainieren. Nach Beendigung der Gruppe werden die ehemaligen Teilnehmer zu vier, in monatlichen Abständen stattfindenden „Auffrischsitzungen" eingeladen. Didaktisch werden die Inhalte durch Informations- und Arbeitsblätter (z.B. Checklisten zu Frühwarnzeichen, Krisenplan) und moderierte Gespräche vermittelt. Günstig ist, wenn die Therapiegruppe von zwei Therapeuten geleitet wird. Ein Co-Therapeut kann schwächere Teilnehmer unterstützen, den Prozess beobachten und die Flipcharts gestalten.

6.2 Ziele

Ziel dieser Intervention ist es, den Teilnehmern Wissen über ihre Depression zu vermitteln und sie selbst zum Experten für ihre eigene Erkrankung zu machen. Den Teilnehmern soll Vertrauen in ihre Bewältigungsmöglichkeiten vermittelt, hilfreiche Strategien aufgezeigt und trainiert und somit die Selbstwirksamkeit erhöht werden. Als wichtiges Therapieziel sehen wir auch die Förderung der medikamentösen Compliance. Die Psychoedukation beinhaltet die Aufklärung über die Krankheit und ihre Behandlung auf der Grundlage eines bio-psycho-sozialen Erklärungsmodells. Dieses Modell erlaubt, die einzelnen Erfahrungen der Gruppenteilnehmer zu integrieren und bietet die Grundlage zur Entwicklung eines individuellen funktionalen Krankheitsmodells, das dem besseren Verständnis

der Erkrankung dient. So können die Teilnehmer erkennen, durch welche eigenen Bewältigungsstrategien sie Einfluss auf die Symptomatik und den Krankheitsverlauf nehmen können. Kernstück ist hierbei ein Modell, das die wechselseitige Beeinflussung der drei Ebenen Denken, Fühlen und Handeln darstellt. Hieraus werden Ansatzpunkte im Sinne des Aktivitätenaufbaus und der kognitiven Umstrukturierung abgeleitet. Der Umgang mit Frühwarnsignalen und mögliche Schritte der Rückfallprophylaxe sind weitere wesentliche Aspekte der Intervention.

Ziel der Auffrischsitzungen ist es, die Patienten beim weiteren Transfer der Gruppeninhalte zu unterstützen, mögliche Schwierigkeiten zu besprechen und einen Erfahrungsaustausch zwischen den Teilnehmern zu ermöglichen.

6.3 Indikation und Empfehlungen für die Praxis

6.3.1 Allgemeine Kriterien

Prinzipiell eignet sich die hier vorgestellte Gruppenbehandlung für Patienten mit der Diagnose einer depressiven Episode (ICD-10: F32 und F33), unabhängig davon, ob es sich um eine Erstmanifestation oder eine rezidivierende depressive Störung handelt. Ausreichende Motivation, Belastbarkeit und intellektuelle Leistungsfähigkeit sollte im Vorgespräch abgeklärt werden. Wichtig ist außerdem eine hinreichende Kenntnis der deutschen Sprache, da die Konzeption neben den Gruppengesprächen auch schriftliche Arbeiten beinhaltet.

Die Frage nach einer spezifischen Indikation, d.h. welche Patienten besonders von der kognitiv-psychoedukativen Therapie profitieren, kann noch nicht abschließend beantwortet werden. Derzeit analysieren wir die Daten der vom Bundesministerium für Bildung und Forschung auf fünf Jahre geförderten Studie, die auch diese Fragestellung abdeckt. In den folgenden Abschnitten werden Erfahrungswerte zu Indikationen und Kontraindikationen dargestellt. Die kognitiv-psychoedukative Gruppenintervention wurde für depressive Patienten konzipiert, die zusätzlich psychopharmakologisch behandelt werden. Die Gruppen- und die Einzelintervention lassen sich auch gut bei ausschließlicher Psychotherapie realisieren. Prinzipiell gilt es im ambulanten wie stationären Setting, kognitive und motivationale Defizite, aber auch den Bewältigungsprozess des Patienten zu berücksichtigen, um eine Überforderung zu vermeiden. Patienten, die ihre Erkrankung verleugnen, können sich durch eine zu forcierte Informationsvermittlung verunsichert fühlen und aversiv oder verstärkt depressiv reagieren. Die Informationsvermittlung sollte daher stets mit einem ressourcenorientierten Vorgehen kombiniert werden (z.B. „Was haben Sie im Umgang mit Ihrer Erkrankung als hilfreich erlebt?").

Die kognitiv-psychoedukative Therapie lässt sich sowohl in Gruppen als auch im Einzelsetting durchführen. Während es in der Einzeltherapie möglich ist, die für den jeweiligen Patienten relevanten Inhalte zu vertiefen, können die Teilnehmer einer Gruppe wechselseitig voneinander profitieren. Es fällt häufig leichter, Erfahrungen anderer Betroffener anzunehmen als die Informationen der Experten. Zudem hat der Austausch von Erfahrungen in einer Gruppe eine deutlich entlastende Funktion. Im Anschluss an die Teilnahme an einer Gruppe sind einzeltherapeutische Sitzungen meist zu empfehlen, um individuelle Themen zu vertiefen.

Besonders geeignet für die kognitiv-psychoedukative Therapie sind Patienten, bei denen belastende Lebensereignisse, wie familiärer oder beruflicher Stress in einer für die Betroffenen wahrnehmbaren Weise zum Ausbruch der Erkrankung beigetragen oder den Verlauf wesentlich beeinflusst haben. Wird eine Gruppentherapie in Erwägung gezogen, sollten die Teilnehmer in der Lage sein, sich über den Zeitraum der Gruppe auf das jeweilige Thema zu konzentrieren. Massive Denkstörungen, Gedächtnis- oder Aufmerksamkeitsprobleme stellen daher eine Kontraindikation für die Gruppenteilnahme dar. Kognitiv stark beeinträchtigte Patienten können sich überfordert fühlen, da sie die Inhalte nicht aufnehmen bzw. behalten oder die Abstraktionsleistung, die im kognitiv-therapeutischen Teil der Intervention nötig ist, vorübergehend nicht erbringen können. In diesem Fall ist abzuwägen, ob eine Teilnahme nicht bis zum Erreichen eines höheren Remissionsgrades zurückgestellt werden sollte. Eine unterdurchschnittliche Intelligenz sollte kein Gegenargument darstellen, mit dem Betroffenen eine kognitiv-psychoedukative Therapie durchzuführen. Allerdings scheint in

einem solchen Fall die Einzeltherapie geeigneter, da der Therapeut gezielter auf die Bedürfnisse des Betroffenen eingehen kann.

Akute Suizidalität ist eher ungünstig für die Aufnahme in eine kognitiv-psychoedukative Gruppe. Das Besprechen der Symptomatik kann als sehr belastend empfunden werden, und der Therapeut hat im Gruppensetting nur bedingt die Möglichkeit, auf die Befindlichkeit jedes Teilnehmers einzugehen (vgl. Kap. 7.15). Patienten mit schizoaffektiven oder bipolaren Störungen können von störungsspezifischen Manualen stärker profitieren als vom vorliegenden, auf Depressionen ausgerichteten Programm (z.B. Klingberg et al., 2003; Schaub, Bernhard & Gauck, 2004). Im Folgenden wird auch auf weiterführende Therapieprogramme für Patienten mit Borderline-Persönlichkeitsstörung, einer aktuell bestehenden Zwangsstörung sowie einer zusätzlichen, aktuell bestehenden Abhängigkeit oder einem schädlichen Gebrauch psychotroper Substanzen eingegangen.

6.3.2 Therapeutische Aspekte bei Komorbidität

Das Konzept der Komorbidität bezieht sich auf das Vorliegen einer oder mehrerer Diagnosen psychischer Störungen (im ICD-10 die Kodierung „F") zusätzlich zur depressiven Störung. Dieses Konzept wird in den letzten Jahren auch in der Psychotherapie immer mehr beachtet. Wir gehen davon aus, dass die Gruppenintervention für Patienten mit Zusatzdiagnosen, sofern man diese ebenfalls berücksichtigt, gut geeignet ist. Die Therapieinhalte sind spezifisch für die Bewältigung depressiver Episoden konzipiert. Wir empfehlen daher, weitere Störungs- oder Problembereiche gezielt in einer anschließenden oder parallelen Einzeltherapie zu behandeln, da sonst wesentliche Aspekte unbearbeitet blieben. Von besonderer Bedeutung ist es, die Zusammenhänge und Wechselwirkungen zwischen verschiedenen Störungsbereichen ausreichend zu berücksichtigen. So kann die eine Störung eine auslösende oder aufrechterhaltende Bedingung der anderen sein, Symptome können sich gegenseitig verstärken oder auch abschwächen. Eine gute Übersicht über Psychotherapie bei verschiedenen Störungsbildern geben Leibing, Hiller und Sulz (2003) in ihrem „Lehrbuch der Psychotherapie". Im Folgenden wollen wir auf häufig vorkommende Zusatzdiagnosen bei depressiven Erkrankungen eingehen und auf spezielle Literatur zu den einzelnen Bereichen verweisen. Diese Empfehlungen stellen selbstverständlich nur eine geringe Auswahl der existierenden Fülle an Literatur zu den verschiedenen Störungsbereichen dar.

Alkohol-, Medikamenten- oder Drogenabhängigkeit

Patienten mit den Primärdiagnosen einer Alkohol-, Medikamenten- oder Drogenabhängigkeit sollten in die Gruppe nur dann aufgenommen werden, wenn die primäre Störung parallel behandelt werden kann. Anders liegt der Fall, wenn diese Erkrankungen schon länger zurückliegen oder/und in keinem kausalen Zusammenhang mit der depressiven Erkrankung stehen. In der von unserer Arbeitsgruppe durchgeführten Studie beispielsweise wurde vorausgesetzt, dass eine Aufnahme in das Programm nur erfolgen kann, wenn die Patienten mit Suchterkrankungen vor Beginn der Therapiesitzungen mindestens ein halbes Jahr abstinent waren. Bestand keine Abhängigkeit, sondern ein Substanzmissbrauch („schädlicher Gebrauch" sensu ICD-10) musste sorgfältig differenziert werden, ob dieser im Sinne einer Selbstmedikation in der depressiven Episode zu interpretieren war, oder bereits vorher bestanden hatte und somit eventuell als auslösende Bedingung der Depression einzuordnen war. Es war also wichtig, die zeitlichen Zusammenhänge genau zu explorieren. Nicht selten tritt Benzodiazepinabhängigkeit als Folge einer zu spät erkannten oder falsch behandelten Depression auf. (Literaturtipps: Beck, Wright, Newman & Liese, 1997; Elsesser, 1996; Elsesser & Sartory, 2001; Lindenmeyer, 2005).

Ängste und Panikattacken

Ängste und Panikattacken treten häufig im Rahmen einer Depression auf, können jedoch auch als eigenständige Störung zusätzlich diagnostiziert werden. Die hier vorgestellte Gruppenintervention bietet im Abschnitt kognitive Verhaltenstherapie den Rahmen, angstrelevante Gedanken oder Grundüberzeugungen aufzugreifen und zu bearbeiten. Spezielle Psychoedukation, z.B. Teufelskreis der Angst, oder Expositionsübungen sind in unserem Konzept nicht vorgesehen. Natürlich steht es jedem Therapeuten frei, den Ablauf zu modifizieren, wenn beispielsweise auf Grund der Gruppenzusammensetzung Ängste ein vorherrschendes Thema sind. Ansonsten verweisen wir auch hier auf gezielte Behandlung, insbesondere wenn die Angststörung primär ist, als komorbide Erkrankung subjektiv starkes Leiden verursacht oder eine aufrechter-

haltende Bedingung darstellt. Von einer parallelen Angsttherapie ist eher abzuraten, da diese den Patienten vermutlich schon allein aufgrund der Vielzahl der auszuführenden Übungen überfordern würde. Darüber hinaus sollte vor der Durchführung von Angst-Expositionsübungen eine gewisse Stabilität bezüglich der depressiven Symptomatik erreicht sein. Treten Ängste jedoch in Gruppensituationen auf, so dass der Betroffene Schwierigkeiten mit der Gruppenteilnahme hat, ist es sinnvoller zunächst an der Angstproblematik zu arbeiten. Über eine angemessene Vorgehensweise muss also im Einzelfall entschieden werden. (Literaturtipps: Schneider & Margraf, 1998; Margraf & Schneider, 2005).

Zwänge

Ebenso wie Ängste können Zwänge sowohl im Rahmen einer Depression als auch als eigenständige Diagnose vorkommen. Sind Zwänge als depressive Symptome zu werten, werden sie in der Regel mit dem Rückgang der Depression ebenfalls wieder in den Hintergrund treten. In diesem Fall ist zu differenzieren, ob es sich tatsächlich um Zwangsgedanken handelt, oder ob nicht eher ein depressives Grübeln oder wahnhafte Symptome vorliegen. Wenn Zwänge jedoch als eine eigenständige Störung bestehen, kann es zu komplexen Wechselwirkungen zwischen den Symptombereichen kommen. So ist es beispielsweise denkbar, dass Zwangshandlungen wegen des durch die Depression verursachten Antriebs- und Interessenverlusts oder einfach wegen erhöhter Erschöpfbarkeit vorübergehend in den Hintergrund treten. Andererseits kann die Auseinandersetzung mit einer Zwangserkrankung depressive Verstimmung nach sich ziehen. Auch eine (Zwangs-)Reaktionsverhinderung im Rahmen einer Psychotherapie kann vorübergehend eine Depression verstärken, da die Zwänge ihre Funktion (Angstabwehr, Aufrechterhalten einer Struktur) nicht mehr erfüllen können. Auch muss hier über eine sinnvolle Reihenfolge in der Behandlung nachgedacht werden. So braucht ein Patient, um sich einer für ihn sehr schwierigen und anstrengenden Behandlung seiner Zwänge zu unterziehen, ein gewisses Maß an Eigeninitiative, Motivation und Stabilität. (Literaturtipps: Emmelkamp & Oppen, 2000; Lakatos & Reinecker, 1999; Lenz, Demal & Bach, 1998; Reinecker, 1994).

Somatoforme Störungen

Ähnlich zur Angst- und Zwangsthematik verhält es sich bei somatoformen Störungen bzw. körperlichen Symptomen. Voll ausgeprägte somatoforme Störungen können als komorbide Erkrankung neben einer Depression auftreten. Jedoch können auch ausgeprägte körperliche Symptome und eine starke Tendenz zu somatoformen Reaktionen und Verhaltensweisen im Rahmen einer Depression auftreten. Ohnehin enthalten die Kriterien für eine depressive Episode einige recht körpernahe Symptome. Die Übergänge sind nach unserer Erfahrung relativ fließend. Das heute obsolete Konzept der „larvierten Depression" versuchte, diese Mischkategorien bzw. das Phänomen der Komorbidität von Depression und somatoformer Störung zu benennen. Möller (2002, S. 169) charakterisiert diese Diagnose wie folgt: „Vielfältige funktionelle Organbeschwerden, leibliche Missempfindungen und vegetative Störungen prägen das Bild, während depressive Verstimmung und Antriebshemmung weitgehend in den Hintergrund treten, was die Diagnose der Erkrankung erschwert." Mit Ausnahme des psychoedukativen Teils werden somatische Symptome in unserem Konzept weniger berücksichtigt. Integrieren lässt sich die Thematik in die Selbstbeobachtungsprotokolle über den Zusammenhang von Aktivitäten und Befinden sowie in den Ausgleich zwischen Aktivitäten und Entspannung. Ansonsten sind hier ebenfalls gezielte Interventionen notwendig, die parallel zum Gruppenprogramm oder anschließend stattfinden können. Im Umgang mit Patienten, bei denen sich die Symptomatik stark körperlich äußert, ist besonders eine möglicherweise geringere Introspektionsfähigkeit zu beachten sowie die Tendenz, negative Emotionen nicht wahrzunehmen. Ist dies der Fall, fällt es den Betroffenen oft besonders schwer, die Diagnose einer depressiven Erkrankung zu akzeptieren, da sie den alltagssprachlichen Gebrauch des Begriffes „Depression" nicht für zutreffend halten. (Literaturtipps: Basler & Kröner-Herwig, 1995; Jungnitsch, 1990; Jungnitsch, 1992; Rief & Hiller, 1998).

Essstörung

Auch bei Verdacht auf eine zusätzliche Essstörung gilt es, sorgfältig zu differenzieren. Appetitlosigkeit und Gewichtsabnahme können als depressive Symptome bestehen, ebenso wie Gewichtszunahme und vermehrter Appetit oft als Medikamentennebenwirkung, insbesondere von Lithium, auftritt. Depressionen können häufig in der Folge einer Essstörung auftreten und es handelt sich dann um eine sekundäre und keine primäre Störung. Hier spielen in der Beurteilung ebenfalls die zeitlichen Zusammenhänge eine wichtige Rolle. Die eigen-

ständige Diagnose einer Essstörung sehen wir nicht als Kontraindikation für unser Gruppenprogramm, da diese Patienten von Psychoedukation, Symptommanagement und dem Erlernen therapeutischer Techniken wie z.B. kognitiver Umstrukturierung, profitieren können. Jedoch ist es unerlässlich, die Essstörung gezielt zu behandeln. (Literaturtipps: Gerlinghoff & Backmund, 1995; Jacobi, Thiel & Paul, 2000; Sipos & Schweiger, 2003).

Double Depression

Besonders zu berücksichtigen sind Patienten, die die Zusatzdiagnose einer dysthymen Störung haben, und somit unter einer so genannten Double Depression (depressive Episode und dysthyme Störung) leiden. Menschen, die eine „reine" depressive Episode erleben, beschreiben ihren Zustand oft als für sie untypisch, „eigentlich bin ich ein ganz anderer Mensch". In diesem Fall ist es hilfreich, die Hoffnung zu vermitteln, dass die Episode vorbei gehen wird und man wieder so wie früher werden kann. Menschen mit zusätzlicher dysthymer Störung hingegen empfinden ihren Zustand zumeist als generell nicht zufrieden stellend, nur dass es ihnen im Moment noch schlechter geht. Hier muss der Therapeut darauf achten, keinen falschen Optimismus zu verbreiten, da sich sonst ein Misserfolgserleben einstellt, das das ohnehin schon negative Selbstbild verstärkt. Auch der Vergleich mit anderen Gruppenteilnehmern, deren Symptome nach einer Zeit abklingen, kann hier kontraproduktiv sein. Bei diesen Patienten ist es hilfreich, die Unterschiedlichkeit der Menschen im Sinne von Persönlichkeitseigenschaften sowie die individuelle Unterschiedlichkeit der Depressionen hervorzuheben. Als Therapieziel darf hier nicht die Vollremission, sondern der verbesserte Umgang mit Symptomen und einzelnen Situationen sowie eine zunächst zu erwartende Reduktion der Symptomatik auf das Niveau vor der aktuellen Phase vermittelt werden. Zu beachten ist hier auch das Suizidrisiko, da die Betroffenen oft schon jahrelang die Erfahrung gemacht haben, dass es kaum eine Verbesserung gibt und die Gefahr besteht, dass die Hoffnungslosigkeit übermächtig wird und Resignation eintritt. (Literaturtipps: Hofmann, 2002; Markowitz, 2003).

Persönlichkeitsstörungen

Depressive Episoden treten nicht selten im Rahmen von Persönlichkeitsstörungen in Folge der jeweiligen spezifischen Problematik auf. Es würde an dieser Stelle zu weit führen, auf die Aspekte der verschiedenen Persönlichkeitsstörungen einzugehen, weshalb wir auf spezielle Literatur verweisen. Insbesondere die Teilnahme von Patienten mit ausgeprägter Borderline-Persönlichkeitsstörung (BPS) kann eine ungünstige Gruppendynamik fördern und die Interaktionsweise dieser Patienten die „rein depressiven" Teilnehmer überfordern. Ist die depressive Störung nicht zentral, sondern nur ein Epiphänomen der BPS, sind spezifische Behandlungsangebote definitiv angemessener.

Erwähnt werden soll hier auch das Problem der „narzisstischen Kränkung" bei narzisstischen Persönlichkeitsstörungen oder -zügen. Solch eine Kränkung – möglicherweise schon durch die Diagnose einer Depression oder das mit der Depression einhergehende Insuffizienzerleben hervorgerufen – kann zu suizidalen Krisen führen. Immer zu beachten sind im Falle einer komorbiden Persönlichkeitsstörung die jeweils typischen interaktiven Besonderheiten, sowohl im Hinblick auf die Gruppendynamik als auch auf die therapeutische Beziehung. (Literaturtipps: Beck & Freeman, 1999; Benjamin Smith, 2001; Linehan, 1996; Sachse, 2001; Sachse, 2002).

Verlust- oder traumatische Erlebnisse

Patienten, bei denen Verlust- oder traumatische Erlebnisse in der Vorgeschichte einer depressiven Entwicklung aufgetreten sind, können sehr davon profitieren, einen verbesserten Umgang mit der Erkrankung im Sinne eines Symptommanagements zu erlernen. Es sollten aber außerdem, insbesondere bei Traumatisierungen, die zu Grunde liegenden Erfahrungen gezielt in einem Einzelsetting bearbeitet werden. Bei Verlust- oder Trauerreaktionen, sei es durch Verlust einer Bezugsperson durch Tod oder Trennung, oder auch durch Rollenübergänge wie beispielsweise die Pensionierung oder das so genannte „empty nest", empfehlen wir die Interpersonelle Psychotherapie nach Elisabeth Schramm (2003), die sich gezielt der Bearbeitung dieser Themen widmet. (Literaturtipps: Butollo, Hagl & Krüsmann, 2003; Ehlers, 1999; Schramm, 2003; Worden, 2004).

Körperliche Erkrankungen

Bei Patienten mit schweren oder sogar terminalen körperlichen Erkrankungen empfehlen wir zumindest parallele, supportive Einzelgespräche. Zwar können sie auch die Inhalte der Gruppenintervention gut auf ihre spezielle Situation beziehen, jedoch rückt hier die Krankheitsbewältigung sowie ggf. die Auseinandersetzung mit dem Tod zusätzlich in den Fokus. (Literaturtipps: Hüsler & Hemerlein, 1996; Sellschopp, Fegg, Frick, Gruber, Pouget-Schors, Theml et al., 2002; Tausch, 1997).

6.3.3 Therapeutische Aspekte bei weiteren Besonderheiten

In diesem Abschnitt wird auf weitere Besonderheiten, die im Rahmen der Depression eine Rolle spielen können, jedoch nicht unter den Begriff Komorbidität zu fassen sind, eingegangen.

Suizidversuch

Für Patienten, bei denen ein Suizidversuch in der unmittelbaren Vorgeschichte auftrat, empfehlen wir zumindest parallel zur Gruppentherapie stattfindende Einzelgespräche. Oft ist ein Suizidversuch für die Betroffenen ein sehr schamhaft besetztes Ereignis. Deshalb ist es wichtig, Verständnis zu signalisieren und somit eine Atmosphäre zu etablieren, die es erlaubt offen darüber zu sprechen und die Bewältigung anzustoßen. Suizidversuche sind immer ernst zu nehmen, auch wenn sie mehr oder weniger offensichtlich appellativen Charakter haben; sie sollen andererseits aber nicht dramatisiert werden. Im zweiten Schritt können dann die Auslöser analysiert und Verhaltensalternativen erarbeitet werden. Weitere Hinweise zum Umgang mit suizidalen Patienten finden sich im Kapitel 7.15. (Literaturtipps: Dorrmann, 2002; Freeman & Reinecke, 1995; Wolfersdorf, 2000).

Schwangerschafts- oder Wochenbettdepressionen

Gewissermaßen einen Sonderfall unter den depressiven Erkrankungen stellen die prä- oder postnatalen, also die so genannten Schwangerschafts- oder Wochenbettdepressionen, dar. Hier gilt es, einige spezielle Aspekte zu berücksichtigen. Bei diesen Patientinnen steht oft eine tief greifende Veränderung der Lebenssituation an, die eine erhöhte Belastung durch die Verantwortung für das Kind sowie durch die Kinderbetreuung mit sich bringt. Handelt es sich um das erste Kind, sind oft erhebliche Unsicherheiten und Ängste mit im Spiel. Viele Frauen erfahren einen Verstärkerverlust durch das Aufgeben der Berufstätigkeit und der finanziellen Unabhängigkeit. Ferner ergibt sich

oft durch die neue Situation auch eine Einschrän-
kung des Aktionsradius hinsichtlich möglicher
Aktivitäten. Wir haben die Erfahrung gemacht,
dass diese Aspekte von den depressiven Müttern
manchmal in den Hintergrund gestellt werden,
obwohl sie durchaus eine auslösende oder aufrechterhaltende Rolle spielen. Je mehr das Kind
gewünscht wurde, desto stärker kann man die Tendenz vermuten, Widersprüche auszublenden („Wie
undankbar wäre es auch, mit der gewünschten Situation – das Wunschkind ist endlich da! - jetzt
doch wieder nicht zufrieden zu sein!"). In diesem
Fall ist eine Erarbeitung dieser Faktoren wichtig.
Oft muss auch ein einseitig biologisch-hormonel-
les Ätiologiekonzept relativiert werden, wie es gelegentlich vorherrscht bzw. auch manchmal von
ärztlichen Kollegen vermittelt wird. Wichtig ist,
das eventuell vorhandene Desinteresse am Kind
als Symptom der Depression einzuordnen und
nicht als Beweis dafür, eine „schlechte Mutter"
oder der Mutterschaft nicht gewachsen zu sein.
Nicht zuletzt stellt auch die veränderte Beziehung
zum Partner oft ein Problem dar. Die genannten
Aspekte lassen sich in die Inhalte der Gruppe gut
integrieren; wir haben in der Arbeit mit diesen Patientinnen sehr gute Erfahrungen gemacht. Über
die Gruppenintervention hinaus ist hier das Ein-
beziehen des Partners von besonderer Bedeutung,
deshalb empfehlen wir zusätzlich zur Gruppenintervention regelmäßige Paargespräche. (Literaturtipps: Kapfhammer, 1994; Klier, Demal &
Katschnig, 2001; Riecher-Rösseler & Hofecker-
Fallahpour, 2003).

Soziale Unsicherheit

Soziale Unsicherheit, insbesondere die Schwierigkeit, sich abgrenzen und sich behaupten zu
können, tritt oft im Rahmen einer Depression
auf. In unserem Gruppenprogramm können diese
Aspekte im Rahmen der kognitiven Verhaltenstherapie (ABC-Schema, Erkennen und ggf. Modifizieren von Grundüberzeugungen) Berücksichtigung finden. Spezielle Interaktionsübungen im
Sinne eines Sozialen Kompetenztrainings (SKT)
sind in der Gruppenintervention nicht vorgesehen.
Für Teilnehmer, bei denen dieser Problembereich
eine große Rolle spielt, empfiehlt sich daher die
anschließende oder parallele Bearbeitung in Einzeltherapie oder – gerade im stationären Kontext
häufig angebotenen – SKT-Gruppen. Grundsätzlich kann für diese Patienten jede Gruppeninter-
aktion hilfreich sein. So können sich die Teilnehmer auch in unserer Gruppe beispielsweise in
Offenheit üben und positive Erfahrungen damit

sammeln. Die Kontaktaufnahme zu den anderen
Gruppenmitgliedern kann durch den ähnlichen
Erfahrungshintergrund erleichtert sein, die ge-
knüpften Kontakte erhalten sich oft auch über die
Therapie hinaus. Auch werden die Patienten ex-
plizit ermutigt Grenzen zu setzen, wenn ihnen ein
Thema zu belastend oder zu persönlich ist, ohne
dass sie negative Konsequenzen zu befürchten ha-
ben. (Literaturtipps: Hinsch & Pfingsten, 2002;
Ullrich & de Muynck, 1998; Wlazlo, 1998).

Stress

Oft stellt „Stress", also besondere Belastungen
durch Beruf, Studium, Freizeitaktivitäten und/oder
Familie, in Kombination mit weiteren Faktoren,
einen Auslöser der Depression dar. Insbesondere,
wenn sich bei den Betroffenen Grundannahmen
finden, die es ihnen erschweren sich abzugrenzen
und auszuruhen, können sie mit Stress schlechter umgehen, was wiederum zur Entstehung einer
Depression maßgeblich beitragen kann. Hierunter
fallen beispielsweise die Annahmen, keine Fehler
machen zu dürfen, jede Arbeit 150-prozentig erledigen zu müssen, sich keine Pausen gönnen zu
dürfen sowie nicht nein sagen zu dürfen. In der
hier vorgestellten Gruppentherapie finden diese
Aspekte Berücksichtigung, indem einerseits auf
den Ausgleich von Anforderungen und positiven
Aktivitäten (z. B. Ruhepause) eingegangen wird.
Andererseits wird im Rahmen der kognitiven Umstrukturierung an relevanten Grundannahmen gearbeitet. Dennoch empfehlen wir für Teilnehmer,
bei denen Stress eine besondere Rolle spielt, neben
der Gruppenintervention ein gezieltes Entspannungstraining (insbesondere Progressive Muskel-
relaxation, in einigen Fällen Autogenes Training)
sowie in Bezug auf Stressmanagement ein stärker
individualisiertes Vorgehen. (Literaturtipps: Bernstein & Borkovec, 2002; Hoffmann, 2004; Jacobson & Höfler, 2002; Kaluza, 2004; Kanfer, Reinecker & Schmelzer, 2000; Reschke & Schröder,
2000; Schultz, 2003).

Schlafstörungen

Sehr viele Menschen mit depressiven Erkrankungen leiden unter Schlafstörungen. Sie sind oft
sowohl ein „frühes" als auch ein „spätes" Symptom, also als Frühwarnsignal und/oder als Residu-
alsymptom zu verstehen. Das depressive Grübeln
spielt hier meist eine Rolle, also das Gedanken-
kreisen über negative Inhalte, ohne zu einem Ergebnis oder einer Problemlösung zu kommen. Das

Grübeln wird in unserer Gruppenintervention im Rahmen der kognitiven Therapie sowie mit der Methode des Grübelstopps behandelt. Darüber hinaus sind zur Verbesserung des Schlafes die Regeln der Schlafhygiene empfehlenswert, auch wenn die Normalisierung des Schlafes im Gegensatz zu Schlafstörungen nicht depressiver Menschen stark vom depressiven Krankheitsverlauf abhängig ist. Im Folgenden stellen wir die Regeln der Schlafhygiene kurz dar und verweisen zur Vertiefung des Themas auf spezielle Literatur:
– Regelmäßige Schlafzeiten einhalten, auch am Wochenende und im Urlaub.
– Schlaf tagsüber möglichst vermeiden.
– Erst dann schlafen gehen, wenn man sich wirklich müde fühlt.
– Nicht außerhalb des Bettes (z.B. auf dem Sofa) schlafen; im Bett *nur* schlafen, also nicht lesen, fernsehen, essen o.Ä.
– Aufstehen, wenn man nicht schlafen kann; sich nicht im Bett „herumwälzen". Erst wieder hinlegen, wenn man sich schläfrig fühlt.
– Nicht fortwährend auf die Uhr sehen.
– Ausreichend Bewegung und frische Luft tagsüber, jedoch keinen anstrengenden Sport unmittelbar vor dem Schlafengehen.
– Vier bis sechs Stunden vor dem Schlafengehen keine koffeinhaltigen Getränke oder Medikamente, Alkohol, Nikotin oder schwere Mahlzeiten einnehmen.
– Angemessene Schlafumgebung: kein Licht, Lärm oder zu hohe Temperatur im Schlafzimmer.
(Literaturtipps: Backhaus & Riemann, 1999; Müller & Paterok, 1999).

Kulturspezifische Unterschiede

Einen nicht zu vernachlässigenden Aspekt stellen unserer Erfahrung nach auch kulturspezifische Unterschiede dar, wenn ausländische Patienten an der Gruppe teilnehmen. An dieser Stelle auf alle verschiedenen Gruppen von Migranten und deren Besonderheiten einzugehen, würde sicherlich den Rahmen sprengen. Deshalb wollen wir hier nur auf allgemeine Aspekte sowie unsere eigenen Erfahrungen zurückgreifen und empfehlen zur Vertiefung spezielle Literatur.
In den Biografien von Migranten finden sich häufig Lebensereignisse, die mit Depression in Verbindung stehen können. So kann Migration als Stress, Trauma oder Verlust erlebt werden, die es zu bewältigen gilt. Häufig stellt die Lebenssituation im Ausland, also die Trennung von der Familie, Sprachschwierigkeiten, Isolation oder

Wertekonflikte eine Belastung dar. All diese Faktoren können als auslösende oder aufrechterhaltende Bedingungen für Depressionen wirken und somit prinzipiell in unserem Gruppenprogramm Berücksichtigung finden. Neben Bedingungsfaktoren werden zunehmend auch die unterschiedlichen Ausdrucksformen von Depressionen bei Migranten und christlich geprägten Westeuropäern diskutiert. So finden sich Hinweise darauf, dass hier häufig Symptomverschiebungen in Richtung somatischer Symptome (insbesondere Magen-, Kopf- und Rückenschmerzen) auftreten (Brucks, 2004). Dieser Umstand birgt die Gefahr einer Fehlbehandlung und somit das erhöhte Risiko einer Chronifizierung. Insofern kann diese Patientengruppe insbesondere von der Psychoedukation sicherlich profitieren. Dennoch haben wir die Erfahrung gemacht, dass für sie der Zugang zu unserer westlichen Form der Psychotherapie oft schwierig ist. Mehrfach haben wir erlebt, dass ausländische Patienten nicht an der Gruppe teilnehmen wollten, oder der Gruppenteilnahme zunächst zustimmten, dann aber doch nicht teilnahmen. Ähnlich wie es häufig bei Patienten mit Somatisierungsstörungen der Fall ist, ist ihnen zunächst nicht verständlich, wie ihre Erkrankung durch „Reden" beeinflusst werden kann. Allerdings ließen sich die ausländischen Patienten, die sich endgültig einmal zur Gruppenteilnahme entschlossen hatten, gut integrieren und konnten von der Therapie ebenso profitierten wie alle anderen Patienten. (Literaturtipps: Erim & Senf, 2002; Haasen & Yagdiran, 2000; Heise, 1998; Machleidt & Callies, 2004; von Wogau, Eimmermacher & Lanfranchi, 2004).

6.4 Vorbereitung der Teilnehmer

Vor der Teilnahme führt einer der Gruppenleiter mit dem zukünftigen Gruppenteilnehmer ein ausführliches Vorgespräch. Er wird informiert, welche Themen behandelt werden und was von ihm erwartet wird. Es wird bereits vor Gruppenteilnahme eine Mappe ausgehändigt, in der der Teilnehmer die Handouts sammeln kann. In der Mappe befindet sich eine Übersicht über die Themen der Sitzungen sowie Namen und Telefonnummern der Gruppenleiter, Zeit und Ort der Gruppensitzungen. Oft bestehen gewisse Ängste und Unsicherheiten hinsichtlich Gruppentherapie, die sich in einem Informationsgespräch weitgehend ausräumen lassen. Viele Patienten, die sich unter dem Begriff „Verhaltenstherapie" wenig vorstellen können, haben Erwartungen (bzw. sollte man in vielen Fällen besser von Befürchtungen sprechen), die sehr stark in Richtung eines minderstrukturierten und psychodynamischen Gruppengeschehens gehen („Ich will so was nicht machen, da muss jeder auspacken."). Es ist sehr hilfreich, folgende Aspekte aufzuzeigen: der Ablauf ist hochstrukturiert; eine wichtige Gruppenregel besteht darin, dass alle Patienten das Recht haben, Fragen nicht zu beantworten; in der Gruppe sind persönliche Themen willkommen und erwünscht, es wird aber kein Zwang ausgeübt, hochemotionale Themen anzusprechen; gruppendynamische Prozesse werden nicht forciert. Darüber hinaus hat der Patient Gelegenheit, den Gruppenleiter vorab kennen zu lernen und Vertrauen zu fassen.

Manche Patienten erwarten, dass in der Gruppe die Interaktion zwischen den Teilnehmern sehr gefördert wird und die Struktur nicht den Prozess dominiert. Auch in diesem Fall sollte eine Korrektur der Erwartungen erfolgen, sobald diese Diskrepanz offenkundig geworden ist. Häufig kommt es vor, dass zwar die Erwartungen bezüglich des Charakters der Gruppe angemessen sind, jedoch auch explizit oder implizit angedeutet wird, die Gruppe stelle einen vollwertigen Ersatz für eine längere Einzeltherapie dar. Diese Erwartungen können auch im Lauf der Gruppenbehandlung erst entstehen, und auf diesbezügliche Signale sollte stets geachtet werden. Es ist zweckmäßig zu handeln, bevor Unzufriedenheit entsteht bzw. bevor sie zu groß geworden ist. Die Intervention besteht darin klarzustellen, dass die Gruppe nicht für einen genuinen, vertieften und individuellen Prozess ausreicht. Vielmehr werden alle präsentierten Interventionen exemplarisch ausgeführt, so dass durchaus relevante dysfunktionale Überzeugungen entdeckt, ansatzweise bearbeitet und die Perspektiven einer eventuellen weiteren Arbeit an diesen (etwa im Rahmen einer anschließenden Einzeltherapie) bestimmt werden können.

Beispiel

Der 45-jährige Herr A. wurde vor drei Wochen wegen einer akuten schweren depressiven Phase stationär aufgenommen. Sein behandelnder Arzt hat ihn nach Abklingen der wahnhaften Symptomatik zur Gruppentherapie angemeldet. Nun führt die Therapeutin mit ihm ein Vorgespräch, in dem sie ihm den Ablauf und die Inhalte der Gruppe (Psychoedukation, Aktivitätenaufbau, kognitive Verhaltenstherapie und Rückfallprophylaxe) erläutert. Herr A. äußert Bedenken: „Mein Arzt meint, dass die Gruppe gut für mich wäre. Aber ich weiß nicht, ob das das Richtige ist. Ich kann nicht gut vor Gruppen sprechen und ich möchte nicht meine ganze Lebensgeschichte vor fremden Menschen ausbreiten. So ein ‚Seelenstrip' ist nichts für mich." Die Therapeutin entgegnet: „Es geht in unserer Therapie nicht darum, die Teilnehmer anzuhalten, persönliche und intime Informationen preiszugeben. Vielmehr werden konkrete Strategien besprochen, die sich im Umgang mit Depressionen bewährt haben. In den Sitzungen werden die Themen, z.B. welche Aktivitäten in einer Depression hilfreich sind, zunächst allgemein besprochen. Im zweiten Schritt versuchen wir dann, das jeweilige Thema auf jeden Einzelnen und seine individuelle Situation zu übertragen. Schon alleine aufgrund der beschränkten Zeit geht das aber nicht so sehr in die Tiefe wie in einer Einzeltherapie. Inhaltlich steht das Hier und Jetzt im Vordergrund, weniger die Vergangenheit. Wir schauen uns auch an, welche Umstände zur Entstehung einer Depression beigetragen haben könnten, und dabei kommen oft auch Aspekte der Lebensgeschichte zur Sprache. Aber keinesfalls wird Sie irgendjemand drängen, Dinge preiszugeben, die Sie für sich behalten wollen. Wir haben Gruppenregeln, die besagen, dass jeder gleichermaßen das Recht hat, sich inhaltlich einzubringen, aber auch bestimmen kann, wann er das nicht tun will. Wir nennen das ‚das Recht zu Schweigen'. Ich halte es schon für sinnvoll, dass sich jeder Teilnehmer aktiv beteiligt, weil er dann mehr profitieren kann. Aber wie gesagt, liegt die Entscheidung hierüber bei Ihnen." Herr A. bleibt zwar skeptisch, entscheidet sich aber nach einigem Zögern zur Gruppenteilnahme. In den ersten zwei Stunden hält er sich im Hintergrund, hört aber interessiert den anderen Teilnehmern und den Therapeuten zu. Im weiteren Verlauf fasst er zunehmend Vertrauen und bringt sich immer aktiver ein.

In der letzten Sitzung sagt er in der Abschlussrunde: „Gruppentherapie hatte ich mir irgendwie anders vorgestellt. Ich dachte, man muss alles über sich erzählen und wird dann von den anderen analysiert und ‚auseinander genommen'. Ich fand es sehr gut, dass es jedem selbst überlassen wurde, wie viel er erzählen wollte. Im Laufe der Zeit habe ich dann auch gemerkt, dass es gar nicht so schwierig ist und dass es gut tut, über bestimmte Dinge zu reden. Geholfen hat dabei auch, dass die anderen Gruppenteilnehmer ähnliche Probleme haben und ich mich zunehmend gut verstanden gefühlt habe. Ich habe in dieser Gruppe viele wichtige

Dinge erfahren und Anregungen bekommen, die ich weiter verfolgen werde. (Zur Therapeutin:) Letztlich bin ich froh, dass Sie mich damals überredet haben, in die Gruppe zu kommen."

6.5 Aspekte der therapeutischen Beziehung

Generell hat in den letzten Jahren und Jahrzehnten auch in der Verhaltenstherapie der Aspekt der therapeutischen Beziehung an Bedeutung gewonnen. Heute herrscht Einigkeit darüber, dass dies wahrscheinlich der wichtigste unspezifische (nicht für die jeweilige Therapieform charakteristische) Wirkfaktor in der Psychotherapie ist. Insbesondere in psychoedukativen Interventionen besteht die Gefahr, die Beziehungsgestaltung zugunsten einer reinen Wissensvermittlung zu vernachlässigen. Wir halten auch bei dieser Form der Interven-

tion den Aufbau einer vertrauensvollen und tragfähigen Beziehung sowie die Berücksichtigung interaktiver Prozesse für elementar. Die Patienten werden angeleitet, neue Verhaltensweisen und Denkmuster auszuprobieren. Um sich auf diese oft angstbesetzten Veränderungen einzulassen, ist es unerlässlich, dass der Patient den Therapeuten als Vertrauensperson sieht.

Einen Überblick über spezifische Erfordernisse und Maßnahmen bei der Beziehungsgestaltung in der Therapie depressiver Patienten hat Hautzinger (1991) gegeben (vgl. Tab. 6).

Bei der konkreten Durchführung der Gruppe wird besonderer Wert auf den interaktiven Austausch zwischen Teilnehmern und Gruppenleitern gelegt. Die Gruppenleiter achten darauf, nicht zu „dozieren", sondern zu vermittelnde Inhalte immer aus den persönlichen Erfahrungen der Teil-

Tabelle 6: Maßnahmen zur Beziehungsgestaltung (Hautzinger, 1991)

Merkmale zum wirksamen Umgang mit depressiven Patienten	– Fachliche Kompetenz – Beruhigende Versicherungen – Interaktionswirksamkeit – Transparenz – Kooperatives Arbeitsbündnis – Rückmeldungen – Strukturiertheit – Problemorientierung – Fokus auf Schlüsselprobleme – Planung der Therapiestunde – Gelenktes Fragen – Zusammenfassungen
Beispiele für beruhigende Versicherungen	– Patient ist kein Einzelfall – Genese der Erkrankung ist bekannt – Erkrankung ist belastend, kann aber erfolgreich behandelt werden – Verschlechterungen im Behandlungsverlauf können auftreten, werden jedoch aufgefangen – Ziele werden etappenweise und kurzfristig aufgezeigt, bestimmt und angegangen – Erfolge werden erreichbar gemacht, Patient erlebt Erfolge – Es wird an Erfahrungen (mit der Krankheit) angeknüpft – Patient nicht ohne Ziel lassen, den Zukunftsbezug als positive Perspektive nützen
Fehler im Umgang mit depressiven Menschen	– Aufforderung, sich »zusammenzureißen« – Überzeugungsversuche und Diskussion – Versuche, dem Patienten einzureden, es gehe ihm besser bzw. gar nicht so schlecht – Kritik, Angriffe und Vorhaltungen – Floskeln – Empfehlung, in fremde Umgebung zu fahren – Rat, wichtige Entscheidungen zu treffen

nehmer heraus zu entwickeln. Gesprächspsychotherapeutische Grundprinzipien bilden die Basis des psychotherapeutischen Vorgehens. Wesentliche Elemente sind das Schaffen einer wohlwollenden angstfreien Atmosphäre, aktives Zuhören, und die angemessene systematische positive Verstärkung. Basiskompetenzen wie Empathie, gute Interaktionsfähigkeit und eine ausgewogene Balance zwischen Interesse, emotionaler Wärme und Direktivität sind von großer Bedeutung. Die therapeutische Haltung ist von Kongruenz, d.h. nicht an Bedingungen geknüpfte Wertschätzung, und einfühlendem Verstehen gekennzeichnet. Es wird darauf geachtet, den Teilnehmern trotz weitgehender Unterstützung nicht die Verantwortung für ihr Verhalten in der Gruppe abzunehmen.

Zuletzt möchten wir auf einige allgemeine Aspekte der Interaktion mit depressiven Menschen eingehen. Die unterschiedlichen Verhaltensweisen depressiv Erkrankter werden beim Gegenüber immer eine emotionale Reaktion hervorrufen, von denen natürlich auch Therapeuten nicht ausgenommen sind. Interaktionell kann sich Depression in sozialem Rückzug und Desinteresse an Mitmenschen äußern, oder auch in besonderem Anlehnungsbedürfnis, Mitteilungsbedürfnis und Klagsamkeit. Ein Therapeut muss sich über die eigenen emotionalen Reaktionen bewusst sein, um adäquat damit umgehen zu können. So können die o.g. Verhaltensweisen einerseits Anteilnahme und „Mitleiden" auslösen. Andererseits kann es aber auch zu Kränkungen oder Aggressionen kommen, möglicherweise fühlt man sich durch das Desinteresse des Gegenübers in seinen Bemühungen um ihn nicht ausreichend wertgeschätzt oder empfindet das ständige „Jammern" als anstrengend. Es kann hilfreich sein, dem Betroffenen in angemessener Weise zu spiegeln, welche habituellen Interaktionsweisen er im „depressiven Modus" an den Tag legt, welche expliziten und impliziten Botschaften er damit transportiert und eventuell auch, welche Gefühle er bei anderen auslöst. Dies darf aber nicht der eigenen Entlastung dienen, sondern muss einen therapeutischen Zweck verfolgen. Um so wichtiger ist es daher für die Psychohygiene und nicht zuletzt für die Leistungsfähigkeit der Therapeuten (Stichwort „Burn-out"), dass sie in ein tragfähiges Team eingebunden sind und sich supervidieren lassen bzw. mindestens die Möglichkeit und Zeit (!) zur Intervision haben. Darüber hinaus sollten unserer Meinung nach auch die übrigen Arbeitsbedingungen (z.B. Ausmaß der Arbeitsbelastung) angemessen sein; welches Modell gibt ein Therapeut ab, der meist ohne Mittagspause arbeitet, mehr Patienten versorgt als es in seinen Kräften steht, oder anderweitig unter schlechten Bedingungen arbeitet? Wie soll er depressiven Patienten authentisch vermitteln, Grenzen zu setzen, für die persönlichen Belange einzustehen und sich nicht zu überlasten?

6.6 Generelle therapeutische Strategien

Für die Therapie ist ein ressourcenorientiertes Vorgehen wesentlich, d.h. wenn die Gruppe durch vielfältige Informationen und persönliche negative Erfahrungen belastet erscheint, gilt es auf positive Aspekte zu fokussieren. Dies ist wesentlich, damit die Gruppe von den Betroffenen nicht als aversiv erlebt wird. Zur Glaubwürdigkeit der Therapeuten trägt jedoch auch bei, negative Erfahrungen und Lebensumstände als solche anzuerkennen. Insbesondere bei der kognitiven Umstrukturierung geht es keinesfalls um „positives", sondern um realitätsangemessenes Denken. Nicht alle Situationen können positiv bewertet werden. Wir empfehlen, dies auch ganz klar so zu kommunizieren.

Eines der Hauptziele der hier vorgestellten Intervention ist, die Selbstwirksamkeit der Teilnehmer zu erhöhen, indem ihnen vermittelt wird, wie sie selbst in der Bewältigung ihrer Erkrankung aktiv werden können. Der übertriebenen Schlussfolgerung „wenn man selbst etwas zur Gesundung beitragen kann, hätte man auch die Krankheit verhindern können" ist jedoch vorzubeugen. Anders ausgedrückt könnten die Patienten sich selbst die Schuld an der Erkrankung geben, insbesondere da die Attributionsmuster depressiver Menschen ohnehin häufig zu Schuldgefühlen führen. In diesem Zusammenhang sei auf das Vulnerabilitäts-Stress-Bewältigungs-Modell verwiesen. Die Vulnerabilitätsfaktoren hat der Patient selbst nicht schuldhaft herbeigeführt. Weiterhin ist es hilfreich zu betonen, dass man Bewältigungsstrategien erst einmal kennen und erlernen muss – dies sind die Inhalte von Psychotherapie. Allein die Tatsache, dass der Patient sich in Therapie begeben hat, zeigt ja, dass er bereit ist, an seiner Gesundung aktiv mitzuarbeiten. Dies gilt es zu honorieren. Auch wird die „Politik der kleinen Schritte" hervorgehoben. Alle in der Gruppe vorgestellten Interventionen werden die Krankheit nicht „abstellen" können, vielmehr geht es darum, mehr oder weniger kleine Beiträge zum Gesamtbehandlungskonzept (medizinisch, psychologisch und begleitende Therapien wie Bewegungstherapie und Ergotherapie) zu leisten. Auch haben wir positive Erfahrungen damit gemacht, den Patienten zuzugestehen, dass nicht alle Strategien für jeden Menschen in jeder Phase der Erkrankung gleichermaßen hilfreich sind. Es kann darauf verwiesen werden, dass diese Form der Therapie schon vielen Menschen geholfen hat, dennoch sollten die Therapeuten sich davor hüten, ihre jeweilige Therapiemethode als ein Allheilmittel darzustellen.

6.7 Struktur und Rahmenbedingungen

6.7.1 Settingspezifische Aspekte

Stationäre Gruppendurchführung. Die hier vorgestellte Intervention wurde für ein stationär-psychiatrisches Setting konzipiert und erprobt, kann aber auch ambulant durchgeführt werden. Dementsprechend gilt es einige unterschiedliche Aspekte zu beachten. Im stationären Setting ist es wichtig, dass die Gruppentherapeuten sich als Mitglieder des Behandlungsteams verstehen und integriert sind, insbesondere wenn die Gruppe stationsübergreifend stattfindet und der Therapeut somit nicht dem Stationsteam des Patienten angehört. Vorgespräche und ein genereller enger Austausch mit dem behandelnden Arzt und/oder dem Pflegepersonal sind unerlässlich, auch wenn dies für alle Beteiligten einen zusätzlichen Zeitaufwand darstellt. Manchmal berichten Patienten in der Gruppe über negative Erfahrungen auf der Station oder Unzufriedenheit mit ihrer Behandlung, die sie sich gegenüber den Ärzten nicht anzusprechen trauen. Wenn der Therapeut dies für sinnvoll hält, sollte er sich mit dem behandelnden Arzt darüber austauschen, da sonst eine ungünstige Dynamik im Sinne einer Patient-Therapeut-Koalition gegen den Arzt entstehen kann. Deshalb ist es unbedingt notwendig, vor Beginn der Gruppe den Gruppenteilnehmern die Grenzen der eigenen Schweigepflicht transparent zu machen: innerhalb des Behandlungsteams einer Klinik besteht i.d.R. keine Schweigepflicht.

Übergang stationär-ambulant. Eine weitere kritische Phase bezieht sich auf die Zeit unmittelbar nach der Entlassung, erfahrungsgemäß ist dieser Übergang für die Patienten oft schwierig. Sie fühlen sich noch nicht ganz gesund, müssen jedoch im Alltag wieder funktionieren. Die Angst vor einem Rückfall oder die Angst, es nicht zu schaffen, soll in der Gruppe relativiert werden. Es wird vermittelt, dass die Restsymptome oft nur langsam abnehmen; zudem sollte erarbeitet werden, ob und ggf. wie die Teilnehmer sich vor Überforderung schützen können. Dennoch müssen die Gruppenleiter solche Teilnehmer, die nach der Entlassung noch nicht wieder ganz stabil wirken, besonders aufmerksam beobachten. Von immenser Bedeutung ist, dass bereits vorher eine ambulante psychiatrische Weiterbehandlung angebahnt ist, damit kein „Zuständigkeitsvakuum" entsteht: Die Klinikärzte sehen sich nicht mehr in der Verantwortung und eine ambulante Anbindung existiert noch nicht. Insbesondere im – nicht so seltenen – Fall, dass sich der Zustand eines Patienten nach der Entlassung verschlechtert, sollte der Gruppenleiter nicht einziger Ansprechpartner sein. Wir erachten eine Kooperation zwischen Psychotherapeuten und Ärzten bei schweren Depressionen für unverzichtbar. Gerade bei noch instabilen oder suizidgefährdeten Patienten sollte bereits *vor* der Entlassung überlegt werden, welche präventiven Ressourcen (v.a. tragende soziale Kontakte) bestehen und wie stabil diese sind. So ist beispielsweise die Suizidalität als sehr kritisch zu bewerten, wenn es nur ein kleines soziales Netz gibt oder gar nur eine wichtige Bezugsperson, deren Beziehung zu dem Patienten möglicherweise nicht stabil, sondern konflikthaft ist. In so einem Fall muss besonders gut auf alle Signale geachtet werden, die eine Verschlechterung oder gar suizidale Tendenzen ausdrücken. Eine präventive Risikobeurteilung hilft sehr, das Rückfall- und auch Suizidrisiko zu mindern, ebenso sind die Hinweise zur Suizidprophylaxe im Kapitel 7.15 von besonderer Bedeutung.

Ambulante Gruppendurchführung. Auch wenn die Gruppe ambulant in freier Praxis durchgeführt wird, sollte eine Kooperation mit den behandelnden Ärzten bestehen. Wir empfehlen, sich generell eine Schweigepflichtentbindung geben zu lassen und den Arzt über die Gruppenteilnahme des Patienten zu informieren. Ist dieser Kontakt einmal hergestellt und der Arzt informiert, sind später eventuell nötig werdende Absprachen einfacher umzusetzen. Kommen Teilnehmer in die Gruppe, die sich aktuell nicht in psychiatrischer Behandlung befinden, sollte der Therapeut über Kontakte zu niedergelassenen Psychiatern verfügen, um ggf. eine Empfehlung aussprechen zu können.

6.7.2 Struktur des Gruppenprogramms

Es liegt ein curricularer modularer Aufbau mit weitgehender Festlegung der Inhalte der Therapiesitzungen und der zu erreichenden Ziele vor (vgl. Tab. 7). Die Gruppe erstreckt sich über zwölf Sitzungen, empfohlen werden zwei Termine pro Woche im stationären Setting, bei ambulanter

Durchführung erscheint ein wöchentlicher Termin realistischer. Sie wird in der ursprünglichen Version (stationärer Kontext) jeweils von zwei Diplom-Psychologen durchgeführt, in der 3. und 11. Sitzung nimmt ein Arzt teil, der die medikamentösen Aspekte der Depressionsbehandlung bzw. Rückfallprophylaxe erläutert. Mindestens ein Gruppenleiter sollte über eine fundierte therapeutische Ausbildung und über Erfahrungen im Umgang mit depressiven Patienten verfügen, regelmäßige videogestützte Supervision ist zu empfehlen. Wichtig ist außerdem, dass die Therapeuten über die medikamentösen Aspekte der Behandlung informiert sind. Als Arbeitsmaterialie hat sich das Flip-Chart bewährt, um die einzelnen Themen interaktiv mit den Teilnehmern erarbeiten zu können, wie z.B. das Sammeln von Symptomen der Depression.

Tabelle 7: Überblick über die Inhalte und Materialien der Gruppentherapie

Sit-zung	Thema	Flipcharts	Patientenmaterial
Psychoedukation			
1	– Vorstellung – Organisatorisches – Behandlungskonzept – Gruppenregeln – Symptome	– Herzlich Willkommen – Inhalte – Gruppenregeln – Symptome der Depression	– Deckblatt – Einführung in die kognitiv-psychoedukative Gruppe zur Bewältigung depressiver Erkrankungen – Das Behandlungskonzept – Gruppenregeln – Anzeichen einer Depression – Übung: Hilfen in der Bewältigung von depressiven Episoden
2	– Vulnerabilitäts-Stress-Modell – Vulnerabilitäts-Stress-Bewältigungs-Modell	– Vulnerabilität und Belastungen – Vulnerabilitäts-Stress-Modell – Vulnerabilitäts-Stress-Bewältigungs-Modell	– Ursachen und Behandlungsmöglichkeiten der Depression – Vulnerabilitäts-Stress-Modell – Vulnerabilitäts-Stress-Bewältigungs-Modell – Übung: Fragen zum Vulnerabilitäts-Stress-Modell und zur medikamentösen Behandlung
3	– Funktionsweise der Nervenzellen – Wirkung der Antidepressiva – Einfluss auf den Krankheitsverlauf – Weitere Psychopharmaka – Nebenwirkungen und Selbsthilfestrategien – Weitere Behandlungsansätze – Psychotherapeutische Ansätze	– Die Wirkungsweise der Antidepressiva – Psychopharmaka – Nebenwirkungen – Weitere Behandlungsmöglichkeiten	– Die Wirkungsweise der Antidepressiva – Die medikamentöse Behandlung der Depression – Nebenwirkungen und Selbsthilfestrategien – Psychotherapeutische Ansätze in der Behandlung von Depressionen – Weitere Behandlungsmöglichkeiten – Übung: Persönlicher Medikamentenüberblick

Aktivitätenaufbau		
4	– Das Teufelskreismodell der Depression – Die Depressionsspirale und die Anti-Depressionsspirale	– Teufelskreismodell der Depression – Die Depressionsspirale und die Anti-Depressionsspirale	– Teufelskreismodell der Depression – Die Depressionsspirale und die Anti-Depressionsspirale – Übung: Stimmungsprotokoll – Übung: Aktivitätenliste
5	– Kriterien zur Planung positiver Aktivitäten	– Kriterien zur Planung positiver Aktivitäten	– Wie kann man wieder aktiver werden? – Übung: Wochenplan – Übung: Planung positiver Aktivitäten
6	– Bedeutung des Gleichgewichts zwischen positiven Aktivitäten und Anforderungen (Selbstverstärkerpläne)	– Merkregeln für die Tagesplanung	– Weshalb ist das Gleichgewicht zwischen Anforderungen und positiven Aktivitäten von Bedeutung? – Übung: Planung von Teilzielen und Anerkennungen
Kognitive Verhaltenstherapie		
7	– Einführung in die kognitive Verhaltenstherapie – Die kognitive Triade – Das A-B-C-Schema	– Die kognitive Triade der Depression – Das ABC-Schema 1 – Das ABC-Schema 2 – Das ABC-Schema 3	– Die kognitive Triade der Depression – Wie bewerte ich meine eigenen Erfolge? – Gedanken und Gefühle – das ABC-Schema – Übung: Protokoll automatischer Gedanken
8	– Typische gedankliche Verzerrungen und deren Veränderung – Die Spaltentechnik zur Veränderung automatischer depressiver Gedanken – Grübelstopp	– Typische gedankliche Verzerrungen – Die Spaltentechnik zur Veränderung automatischer depressiver Gedanken	– Depressive und realistische Gedanken – Die Spaltentechnik zur Veränderung depressiver Gedanken – Grübelstopp – Übung: Veränderung automatischer depressiver Gedanken
9	– Der Zusammenhang von automatischen depressiven Gedanken und depressionsfördernden Grundüberzeugungen – Typische depressionsfördernde Grundüberzeugungen	– Das Eisbergmodell der depressiven Grundüberzeugungen – Typische depressionsfördernde Grundüberzeugungen	– Automatische Gedanken und Grundüberzeugungen – Depressionsfördernde Grundüberzeugungen – Übung: Tagesprotokoll automatischer Gedanken und realistischer Alternativen
10	– Erkennen und Verändern der depressionsfördernden Grundüberzeugungen	– Zusammenfassung: kognitive Verhaltenstherapie	– Wie können depressionsfördernde Grundüberzeugungen verändert werden? – Zusammenfassung kognitive Umstrukturierung – Übung: Neue Überlebensregeln

Rückfallprophylaxe			
11	– Frühwarnsymptome – Krisenplan – Medikamentöse Rückfallprophylaxe	– Frühwarnzeichen – Krisenplan – Medikamentöse Rückfallprophylaxe	– Frühwarnsymptome – Medikamentöse Rückfallprophylaxe – Übung: Individuelle Rückfallprophylaxe – Übung: Aktueller Medikamentenüberblick – Übung: Krisenplan
12	– Umgang mit der Erkrankung nach außen – Abschluss		– Nachsorge – Literatur und Adressen

Diese Therapie kann als geschlossene oder als halboffene Gruppe durchgeführt werden. Als Einstiegsmöglichkeiten in eine bereits laufende Gruppe bietet sich die 4., die 7. und die 11. Sitzung an, da in diesen Sitzungen jeweils ein neues Modul eingeführt wird. Der Einstieg zu anderen Zeitpunkten empfiehlt sich nicht, da die Sitzungen innerhalb eines Themenblocks aufeinander aufbauen. Falls der Einstiegszeitpunkt nicht anders gewählt werden kann, sollte der neue Teilnehmer vorab eine Einführung in die Thematik in einem Einzelgespräch erhalten. Es ist ratsam, Ersterkrankte nicht in der 11. Sitzung in die Gruppe auf zu nehmen. Diese Patienten könnten es als zu belastend erleben, gleich zu Beginn der Teilnahme mit dem Thema Rückfallprophylaxe konfrontiert zu werden, noch bevor sie überhaupt die erste Episode bewältigt haben.

6.7.3 Genereller Ablauf und Charakter der Sitzungen

Nach einer allgemeinen Einführung in das Manual für die Gruppenintervention werden die einzelnen Sitzungen ausführlich dargestellt. Zunächst wird ein Überblick über die Inhalte, Handouts und Flipcharts der jeweiligen Sitzung gegeben. Die dann folgende Darstellung wird inhaltlich und zeitlich durch die Rubriken „Ziele", „Aufwärmphase", „Hauptteil" und „Abschluss" strukturiert. Die Inhalte werden erläutert und das Arbeitsmaterial vorgestellt. Formulierungsvorschläge für Therapeuten sind im Text grau unterlegt. Das Vorgehen wird an einigen Stellen durch Beispiele voranschaulicht. Nach den Beschreibungen der einzelnen Sitzungen folgt ein Überblick über mögliche schwierige Gruppensituationen und wie diese bewältigt werden können (z.B. Umgang mit Suizidalität). Die abgebildeten Flipcharts stellen nur eine Orientierungshilfe für

die Therapeuten dar, die Inhalte werden mit den Teilnehmern gemeinsam erarbeitet und dementsprechend auch auf dem Flipchart festgehalten. Alle Materialien (Handouts, Flipcharts und Vorlagen für die Dokumentation) können von der beiliegenden CD-ROM direkt ausgedruckt werden.

Eine Sitzung dauert 90 Minuten, wobei nach der Hälfte der Zeit eine zehnminütige Pause stattfindet, um die Teilnehmer nicht zu überfordern. Für viele depressive Patienten bedeutet es eine erhebliche Anstrengung, 90 Minuten konzentriert zu arbeiten. Die einzelnen Sitzungen folgen einem strukturierten Ablauf. Wenn neue Teilnehmer in die Gruppe einsteigen, wird zu Beginn der Stunde eine Vorstellungsrunde durchgeführt. Ansonsten ist es sinnvoll, mit einer kurzen Runde zur derzeitigen Befindlichkeit und aktuell anstehenden Themen zu beginnen, damit sich die Therapeuten ein Bild von der aktuellen Situation der Teilnehmer machen können. Die inhaltliche Arbeit beginnt mit der Wiederholung der letzten Stunde. Die Teilnehmer sammeln, was ihnen vom letzten Mal in Erinnerung geblieben ist und verfestigen somit das Gelernte. Darüber hinaus haben sie Gelegenheit, Fragen zu stellen und eventuelle Unklarheiten zu beseitigen. Die Gruppenleiter ergänzen ggf., so dass eine Zusammenfassung der vorangegangenen Stunde gegeben wird. Im nächsten Schritt werden mit jedem Patienten die zwischenzeitlich ausgeführten Übungen besprochen. Dabei ist es günstig, alle Gruppenteilnehmer explizit mit einzubeziehen, da sonst leicht eine „Einzeltherapie in der Gruppe" entstehen kann. Erfahrungsgemäß nimmt die Wiederholung und Besprechung der Übungen die Hälfte der Zeit in Anspruch, so dass sich im Anschluss daran die Pause anbietet. Das Erarbeiten der jeweils neuen Themen erfolgt so weit wie möglich interaktiv zwischen Gruppenleitern und -teilnehmern. Zwar werden Modelle vorgestellt und Wissen vermittelt, es soll jedoch kein „Frontalunterricht" abgehalten werden. Wie man hierbei methodisch vorgehen kann, wird in der Anleitung für die einzelnen Sitzungen beschrieben. Darüber hinaus steht es jedem Therapeuten frei, methodisch flexibel vorzugehen, z. B. Kleingruppen durchzuführen. Gegen Ende der Stunde bekommen die Teilnehmer das Handout, anhand dessen der Gruppenleiter noch einmal eine Zusammenfassung geben und die Übungen besprechen kann.

Die Sitzung wird mit einem Blitzlicht abgeschlossen, wobei jeder Teilnehmer aufgefordert wird, zwei bis drei Sätze Rückmeldung zur heutigen Sitzung zu geben sowie kurz auf seine aktuelle Befindlichkeit einzugehen. Dieses Vorgehen gibt den Gruppenleitern einen wichtigen Hinweis darauf, wie gut die Teilnehmer die Inhalte auf sich beziehen können und wie sich die Gruppenteilnahme auf die Stimmung der Teilnehmer auswirkt. Wir empfehlen, jede Sitzung auf einer Anwesenheitsliste sowie mit Hilfe von kurzen Protokollen pro Sitzung und pro Teilnehmer zu dokumentieren. Diese Vorgehensweise hat sich bewährt, um einen Überblick über den Therapieverlauf einzelner Patienten sowie über den Gruppenprozess zu bekommen. Vorschläge hierfür befinden sich im Anhang.

Zu den Auffrischsitzungen werden die Teilnehmer schriftlich eingeladen. Die Auffrischsitzungen laufen weniger strukturiert ab. Sie beginnen bei Bedarf mit einer Vorstellungsrunde. Im Anschluss wird jeder Teilnehmer kurz nach seiner aktuellen Situation und Befindlichkeit befragt und ermutigt, Themenvorschläge einzubringen. Erfahrungsgemäß ist es in den Auffrischsitzungen selten notwendig, die einzelnen Teilnehmer explizit mit einzubeziehen, da die Symptomatik zumeist weitgehend remittiert ist und die Teilnehmer selbst die Gruppenprozesse aktiver mitgestalten als dies in der akuten depressiven Episode der Fall ist. Trotzdem sollte darauf geachtet werden, dass jeder Teilnehmer in etwa gleich viel Zeit eingeräumt bekommt. Die Gruppenleiter ordnen die vorgebrachten Themen nach Möglichkeit in das Konzept der 12 Gruppensitzungen ein und bieten die hier erarbeiteten Bewältigungsstrategien als Lösungsmöglichkeiten an. Hat die Gruppentherapie im stationären Setting stattgefunden, und setzt sich die Auffrischsitzung aus überwiegend schon aus der Klinik entlassenen Teilnehmern zusammen, ist besonders auf die Patienten zu achten, die noch in stationärer Behandlung sind. Es soll darauf fokussiert werden, dass die bereits entlassenen Patienten Anlass zur Hoffnung geben, eine depressive Verarbeitung im Sinne von „allen geht es besser, nur ich werde nie mehr gesund" muss unbedingt vermieden werden.

Kapitel 7

Durchführungsanleitung für die Gruppentherapie

7.1 Sitzung 1: Allgemeine Einführung und Symptome der Depression

Inhalte
– Begrüßung der Teilnehmer und Vorstellungsrunde – Klärung des organisatorischen Rahmens – Information zu Inhalten und Vorgehen bei der Gruppentherapie – Erarbeiten von Gruppenregeln – Erwartungen der Teilnehmer – Klassifikation der depressiven Symptome – Erarbeiten von Bewältigungsressourcen – Zusammenfassung und Erläuterung der Übungen, Austeilen der Handouts – Blitzlicht – Dokumentieren der heutigen Sitzung
Handouts/Arbeitsmaterialien (vgl. CD-ROM)
– Deckblatt – Einführung in die kognitiv-psychoedukative Gruppe zur Bewältigung depressiver Erkrankungen – Das Behandlungskonzept – Gruppenregeln – Anzeichen einer Depression – Übung: Hilfen in der Bewältigung depressiver Episoden
Flipcharts (vgl. Abbildungen und CD-ROM)
– Flipchart Herzlich Willkommen – Flipchart Inhalte – Flipchart Gruppenregeln – Flipchart Symptome der Depression

7.1.1 Ziele

In der ersten Sitzung lernen sich die Gruppenteilnehmer und -leiter kennen. Die Patienten erhalten Informationen über organisatorische und inhaltliche Aspekte der Gruppe. Als Grundlage für eine vertrauensvolle Atmosphäre werden Gruppenregeln erarbeitet. Als erster inhaltlicher Arbeitsschritt werden Symptome der Depression gesammelt und klassifiziert sowie erste Bewältigungsstrategien besprochen.

7.1.2 Aufwärmphase

Begrüßung der Teilnehmer und Vorstellungsrunde

Die Therapeuten begrüßen die Teilnehmer, heißen sie willkommen und stellen anschließend sich selbst vor (Name, Funktion, Qualifikation bzw. Erfahrungen mit Gruppenangeboten). Jeder Teilnehmer stellt sich vor. Die Therapeuten achten darauf, dass die Vorstellungsrunde nicht auf die Erkrankung und den stationären Aufenthalt beschränkt bleibt. Eine Möglichkeit, dies zu erleichtern ist z.B. nach Neigungen, Interessen oder Hobbies zu fragen. Im Weiteren können sich die Patienten auch gegenseitig befragen, was sie gerne zusätzlich voneinander wissen möchten.

> Zu Beginn unserer Gruppe möchte ich Sie bitten, sich gegenseitig vorzustellen. Es wäre schön, wenn Sie uns außer Ihrem Namen und Ihrem Beruf auch sagen, wie lange Sie schon hier in der Klinik sind. Damit wir auch etwas über Ihre angenehmen Aktivitäten erfahren, interessiert mich, was Sie außerhalb der Klinik gerne tun, was Ihre Hobbies oder Interessen sind.

Klärung des organisatorischen Rahmens

Der Ablauf der einzelnen Sitzungen wird erklärt: Wiederholung der vorangegangenen Sitzung, Besprechen der Übungen, Bearbeitung neuer Themen, Abschlussblitzlicht. Die Teilnehmer werden darauf hingewiesen, dass sie am Ende jeder Stunde eine schriftliche Zusammenfassung erhalten, so dass es nicht notwendig ist, etwas mitzuschreiben. Am Ende der jeweiligen Sitzung werden „Hausaufgaben" vergeben, d.h. Arbeitsblätter, die die Erfahrungen und Kenntnisse des einzelnen Teilnehmers aufgreifen und deren Bearbeitung für eine konstruktive Zusammenarbeit wesentlich ist.

Herzlich willkommen zur

Kognitiv-psychoedukativen Gruppe zur Bewältigung von Depressionen

Zeiten:

_____

Leitung:

_____
_____

Abbildung 13: Flipchart Herzlich willkommen

Information zu Inhalten und Vorgehen bei der Gruppentherapie

Die Therapie wird als kognitiv-psychoedukative Gruppe für Patienten mit depressiven Erkrankungen" charakterisiert. Die vier Module der Gruppentherapie werden vorgestellt:

Inhalte der Sitzungen

Teil 1: Informationen zur Krankheit und ihren Behandlungsmöglichkeiten
- Symptome der Erkrankung
- Ursachen der Erkrankung (Vulnerabilitäts-Stress-Bewältigungs-Modell)
- Mögliche Krankheitsverläufe
- Psychopharmakologische Behandlung (Wirkungen und Nebenwirkungen)
- Psychosoziale Therapieangebote

Teil 2: Zusammenhang zwischen Verhalten und Stimmung
- Tagesstrukturierung
- Aufbau positiver Aktivitäten
- Ausgewogenheit zwischen Anforderungen und Entspannung

Teil 3: Zusammenhang zwischen Gedanken und Stimmung
- Erkennen und Verändern automatischer depressiver Gedanken
- Erkennen und Verändern depressionsfördernder Überlebensregeln

Teil 4: Rückfallprophylaxe Frühwarnzeichen der Erkrankung
- Krisenplan
- Umgang mit der Erkrankung und dem stationären Aufenthalt im sozialen Umfeld

Abbildung 14: Flipchart Inhalte der Sitzungen

7.1.3 Hauptteil

Erarbeiten von Gruppenregeln

> - Was ist für Sie wichtig, damit Sie sich in der Gruppe wohlfühlen können?
> - Wie möchten Sie in der Gruppe miteinander umgehen?
> - Was soll in der Gruppe nicht passieren?

Gemeinsam mit den Patienten werden die Gruppenregeln und die Therapeutenwünsche gesammelt und auf dem Flipchart schriftlich festgehalten.

Die Schweigepflicht gilt nicht für die Inhalte der Therapie, sondern für die Schilderungen persönlicher Erfahrungen einzelner Teilnehmer. Auch die professionelle Schweigepflicht der Therapeuten sowie deren Einschränkungen gegenüber den be-

---

Gruppenregeln

- Pünktlichkeit und Regelmäßigkeit der Teilnahme, ggf. rechtzeitig abmelden

- Schweigepflicht

- Das Recht zu sprechen und zu schweigen

- Gegenseitiges Vertrauen und Rücksichtnahme: z.B. andere ausreden lassen

- Vorsichtig mit Kritik umgehen: Kritik an der Sache und nicht an der Person

- Es ist erlaubt, Schwierigkeiten zu haben und Fehler zu machen: Motto „aus Fehlern kann man lernen"

- Störungen haben Vorrang

Abbildung 15: Flipchart Gruppenregeln

handelnden Klinikärzten und -personal werden erläutert. In der Gruppe wird niemand ausgefragt, die Teilnehmer bestimmen selbst, wie viel sie von sich preisgeben wollen. In Situationen der Überforderung ist es jederzeit erlaubt, um eine Pause zu bitten („Störungen haben Vorrang"). Der Gruppenleiter benennt hierbei ausdrücklich auch seine Wünsche, also regelmäßige Teilnahme und aktive Mitarbeit. Die Patienten werden gebeten, möglichst regelmäßig an der Gruppe teilzunehmen, da die Inhalte der einzelnen Sitzungen aufeinander aufbauen und sich in jedem Fall abzumelden (telefonisch oder über das Pflegepersonal), wenn eine Teilnahme nicht möglich ist.

> Mir ist es wichtig, dass Sie regelmäßig an der Gruppe teilnehmen. Sollten Sie einmal wirklich nicht kommen können, melden Sie sich bitte vorher bei mir oder meinem Kollegen ab.

Erwartungen der Teilnehmer

> - Was erwarten Sie sich inhaltlich von der Gruppenteilnahme?
> - Was sind Ihre speziellen Interessen?
> - Was möchten Sie in der Gruppe lernen bzw. erfahren?

Die Aussagen der Teilnehmer werden auf dem Flipchart gesammelt. Die Therapeuten gehen darauf ein, inwiefern die genannten Erwartungen erfüllt werden. Wenn Themen angesprochen werden, z.B. Fragen aus dem sozialpädagogischen Bereich, die nicht Inhalt der Gruppe sind, verweisen die Gruppenleiter an die zuständigen Stellen und Informationsquellen. Sind die Erwartungen bezüglich der Therapieziele unrealistisch, relativieren die Therapeuten diese und verweisen ggf. auf eine anschließende Einzeltherapie.

Klassifikation der depressiven Symptome

Zum Einstieg in die inhaltliche Arbeit wird noch einmal an die eingangs vorgestellte Struktur der Gruppe erinnert. Die Teilnehmer werden befragt, welche Beschwerden sie mit einer depressiven Erkrankung in Zusammenhang bringen. Die genannten Symptome werden vom Co-Therapeuten den vier Bereichen Verhalten, Gedanken, Gefühle und somatische Symptome am Flipchart zugeordnet, wobei diese Aufteilung noch nicht explizit erläutert wird.

> - Welche Beschwerden haben Sie in der jetzigen Krankheitsphase an sich beobachtet?
> - Welche Beschwerden kennen Sie von früheren Krankheitsphasen?
> - Was ist jetzt anders als in gesunden Zeiten?
> - Welche Symptome sind Ihnen an anderen Menschen mit Depressionen aufgefallen?

Wenn den Gruppenteilnehmern nichts mehr einfällt, können die Therapeuten ggf. noch eigene Ergänzungen aufnehmen. Es wird darauf hingewiesen, dass sich eine depressive Erkrankung individuell sehr unterschiedlich äußern kann. Im nächsten Schritt weisen die Therapeuten auf die aufgeschriebenen Symptome hin und fragen die Teilnehmer, welche Kriterien ihrer Meinung nach der vorgenommenen Klassifikation zu Grunde liegen.

> Sie haben nun schon gesehen, dass ich die von Ihnen genannten Symptome auf dem Blatt in bestimmten Kategorien angeordnet habe. Was glauben Sie, welche Kategorien dieser Anordnung zu Grunde liegen?

Die Überschriften werden dann ergänzt. Es wird darauf hingewiesen, dass diese Einteilung mit verschiedenen Behandlungsansätzen in Zusammenhang steht und diese in der Gruppe aufgegriffen werden.

Symptome der Depression

Gefühle
- Traurig, freudlos
- Niedergeschlagen
- Ängstlich
- Hoffnungslos
- Antriebslos
- Stimmungsschwankungen
- Schuld
- Morgentief
- Leere

Gedanken
- Vergesslichkeit
- Erschwerte Konzentration
- Entscheidungsunfähigkeit
- Grübeln
- Selbstabwertung
- Suizidgedanken

Verhalten
- Aktivitätenabbau
- Trägheit
- Vernachlässigung der eigenen Person
- Probleme, die Arbeit zu bewältigen
- Haushalt nicht mehr versorgen können
- Erschwerte Alltagsbewältigung
- Sozialer Rückzug

Körperliche Beschwerden
- Müde, kraftlos, nervös
- Herzklopfen
- Schlafstörungen
- Gewichtsveränderung
- Schmerzen
- Schweißausbrüche
- Verdauungsprobleme

Abbildung 16: Flipchart Symptome der Depression

Erarbeiten von Bewältigungsstrategien

Auf der Basis der zuvor gesammelten Symptome werden die Teilnehmer nach ihren bisherigen Bewältigungsstrategien gefragt.

Der Sinn einer solchen Sammlung von Symptomen und deren Einordnung in verschiedene Kategorien ist, dass wir davon ausgehend fragen wollen, wie diese zu bewältigen sind.
Ihren Aussagen zufolge haben Sie in letzter Zeit eine Vielzahl von Belastungen erlebt. Was war für Sie hilfreich, um aus dieser schwierigen Situation herauszukommen?
- Was hat Ihnen geholfen, diese Krise durchzustehen?
- Was war hilfreich für den Umgang mit ... (spezifischen Symptomen)?

Die Aussagen der Teilnehmer werden auf dem Flipchart festgehalten. Zum Abschluss wird positiv hervorgehoben, dass die Patienten bereits Bewältigungsmöglichkeiten kennen und anwenden.

Beispiel

Auf die Frage, was bisher geholfen hat, um mit Belastungen klarzukommen, sagt der Grup-

penteilnehmer Herr F.: „Als wir vorhin die Symptome aufgezählt haben, sagte ich, dass ich immer so schrecklich unruhig bin. Da hilft es mir, abends mit meiner Frau einen kurzen Spaziergang zu machen. Die frische Luft und die Bewegung tun gut." Darauf entgegnet Frau H.: „Aber ein Spaziergang kann doch nicht aus der Depression heraus helfen. Am nächsten Tag geht es dir doch wieder schlecht." Herr F. antwortet: „Das stimmt schon, aber direkt nach dem Spaziergang fühle ich mich viel ruhiger und entspannter." Die Therapeutin fasst zusammen: „Herr F. hat für sich herausgefunden, dass ihm Bewegung gut tut. Sie haben Recht, dass allein mit einem Spaziergang eine Depression nicht zu bewältigen ist. Dennoch ist es bereits ein kleiner Erfolg, wenn Herr F. vorübergehend eine Erleichterung verspürt. Der Weg aus einer Depression besteht aus vielen kleinen Schritten, und für Herrn F. ist offensichtlich Bewegung einer davon."

7.1.4 Abschluss

Zusammenfassung und Erläuterung der Übungen

Zum Ende der Sitzung erhalten die Teilnehmer die Handouts. Anhand der Arbeitsmaterialien gibt der Gruppenleiter eine Zusammenfassung der heutigen Sitzung. Den Teilnehmern wird anschließend kurz erklärt, dass die Bearbeitung von Übungen zwischen den Gruppensitzungen („Hausaufgaben") sich in der Behandlung von depressiven Erkrankungen als sehr hilfreich erwiesen hat. Sie werden gebeten, diese Arbeitsblätter bis zum nächsten Mal auszufüllen, damit sie in der Gruppe gemeinsam besprochen werden können. Sollten sie hierbei Schwierigkeiten haben, können sie sich an die Gruppenleiter wenden bzw. die offenen Fragen in der nächsten Sitzung gemeinsam mit der Gruppe bearbeiten. Wichtig ist, dass den Teilnehmern die Sorge genommen wird, sie könnten etwas falsch machen. Auch bei Nichterledigung der Hausaufgaben sind keine negativen Konsequenzen zu erwarten, jedoch wird nach Gründen und Unterstützungsmöglichkeiten gesucht.

Ich bitte Sie, sich bis zur nächsten Sitzung noch einmal in Ruhe Gedanken über Ihre eigenen Symptome sowie Ihre Bewältigungsstrategien zu machen. Vielleicht haben Sie auch Ideen, was Ihnen darüber hinaus noch helfen könnte.

Blitzlicht

Abschließend erfolgt ein „Blitzlicht", nachdem dieses als Methode erläutert wurde: Jeder Teilnehmer wird gebeten, zwei bis drei Sätze zu sagen, die sich auf sein aktuelles Befinden und sein Erleben während der heutigen Sitzung beziehen. Darüber hinaus können eventuell offen gebliebene Fragen angesprochen werden.

Der Gruppenleiter fasst abschließend die verschiedenen Kommentare zusammen. Er gibt positive Rückmeldung hinsichtlich des Engagements der Teilnehmer.

- Wie geht es Ihnen im Moment?
- Wie fanden Sie die heutige Sitzung?
- Konnten Sie mit dem heutigen Thema etwas anfangen und was nehmen Sie aus der heutigen Sitzung mit?

7.2 Sitzung 2: Ursachen der Depression

Inhalte
– Begrüßung und Wiederholung der letzten Sitzung – Besprechen der Übungen – Vulnerabilitäts-Stress-Modell – Vulnerabilitäts-Stress-Bewältigungs-Modell – Zusammenfassung und Erläuterung der Übungen, Austeilen der Handouts – Blitzlicht – Dokumentieren der heutigen Sitzung
Handouts/Arbeitsmaterialien (vgl. CD-ROM)
– Ursachen und Behandlungsmöglichkeiten der Depression – Vulnerabilitäts-Stress-Modell – Vulnerabilitäts-Stress-Bewältigungs-Modell – Übung: Fragen zum Vulnerabilitäts-Stress-Modell und zur medikamentösen Behandlung
Flipcharts (vgl. Abbildungen und CD-ROM)
– Flipchart Vulnerabilität und Belastungen – Vulnerabilitäts-Stress-Modell – Flipchart Vulnerabilitäts-Stress-Bewältigungs-Modell

7.2.1 Ziele

Es wird gemeinsam ein funktionales Krankheitskonzept entwickelt, das sich an dem nachfolgend dargestellten Vulnerabilität-Stress-Bewältigungs-Modell orientiert. Dabei soll an die eigenen Erfahrungen und Vorstellungen der Teilnehmer angeknüpft werden. Mögliche Behandlungsmethoden werden vorgestellt und persönliche Bewältigungsstrategien erfragt und als Bewältigungsressourcen gewertet.

7.2.2 Aufwärmphase

Begrüßung der Teilnehmer und Wiederholung der letzten Sitzung

Zu Beginn der Sitzung begrüßt der Gruppenleiter die Teilnehmer. Im Anschluss daran wird jeder Teilnehmer in einer kurzen Runde zu seiner aktuellen Stimmung befragt. So erhält der Gruppenleiter Informationen zur Befindlichkeit und über Besonderheiten, z.B. ob in der Zwischenzeit bei den Einzelnen wichtige Ereignisse stattgefunden haben. Anschließend fragt der Gruppenleiter, an welche Inhalte der letzten Sitzung die Teilnehmer sich erinnern können. Er unterstützt sie dabei, so dass sich eine kurze interaktive Zusammenfassung, insbesondere der depressiven Symptomatik, ergibt. Es kann auf das Flipchartpapier der letz-

ten Sitzung zurück gegriffen werden. Den Teilnehmern wird darüber hinaus Gelegenheit gegeben, in der Zwischenzeit aufgekommene Fragen zu stellen oder Anmerkungen zu machen.

– Wie geht es Ihnen heute?
– An welche Inhalte der letzten Sitzung erinnern Sie sich?
– Welche Fragen gibt es noch zur letzten Stunde?
– Hat Sie nach der letzten Stunde noch etwas beschäftigt?

Besprechen der Übungen

Wenn die Gruppengröße es zulässt, sollen möglichst alle Teilnehmer zu Wort kommen. Bei der Hausaufgabenbesprechung eines Teilnehmers ist es wichtig, die anderen mit einzubeziehen. Falls es sich anbietet, kann man Parallelen zwischen den geschilderten Erfahrungen ziehen oder darauf verweisen, dass die Beiträge eines Patienten den anderen Hinweise oder Ideen liefern könnten. In jedem Fall sollten die Beiträge positiv verstärkt werden.

Hat ein Teilnehmer die Übungen nicht gemacht, sollte nach eventuellen Schwierigkeiten gefragt werden. Ist ein Teilnehmer überfordert, wird ihm Unterstützung im Einzelsetting zwischen den Sitzungen angeboten. In der Gruppe wird versucht,

die jeweiligen Übungen mit dem Teilnehmer nach-
zuarbeiten. In jedem Fall sollte ein Misserfolgs-
oder Insuffizienzerleben vermieden werden.

7.2.3 Hauptteil

Vulnerabilitäts-Stress-Modell

Das Thema wird nur kurz eingeführt, dann werden
gemeinsam mit den Patienten mögliche Ursachen
der Erkrankung gesammelt und im Anschluss daran das Vulnerabilitäts-Stress-Modell eingeführt.

- Welche Auslöser haben bei Ihnen zur aktuellen Depression beigetragen?
- Was hat Ihrer Meinung nach bei der Erkrankung noch eine Rolle gespielt?
- Welche Faktoren haben hierbei eine Rolle
  gespielt?
- Welche Gedanken haben Sie sich gemacht,
  was Ursachen einer Depression sein könnten?

Die Aussagen der Patienten werden auf dem Flipchart möglichst wörtlich notiert und dabei den Bereichen Vulnerabilität und Belastungen zugeordnet, ohne dass diese explizit beschriftet werden.

Wenn aus der Gruppe keine Beiträge mehr kommen, kann der Gruppenleiter gegebenenfalls wichtige noch fehlende Punkte ergänzen. Bei dieser
Sammlung kommt es nicht auf Vollständigkeit an;
es reicht, wenn die wichtigsten Aspekte (s. Flipchart) zur Sprache kommen.

Nun haben wir viele mögliche Ursachen gesammelt. In den meisten Fällen gibt es keine
alleinige Erklärungsursache für depressive
Erkrankungen, sondern es spielen verschiedene
Faktoren zusammen. Sie haben schon gesehen,
dass ich die von Ihnen genannten Ursachen zwei
Bereichen zugeordnet habe. Den einen Bereich
nennen wir „Vulnerabilität", was Verletzlichkeit
oder Anfälligkeit bedeutet. Die andere Seite
stellt verschiedene Stress- oder Belastungsfaktoren dar. Ein derzeit aktuelles Erklärungsmodell ist das „Vulnerabilitäts-Stress-Modell",
welches besagt, dass bei der Entstehung einer
Depression immer mehrere Faktoren der beiden Bereiche in unterschiedlicher Ausprägung
beteiligt sind.

Auf dem Flipchart werden die entsprechenden
Überschriften ergänzt und die einzelnen Bereiche
erläutert. Insbesondere die Vulnerabilitätsfaktoren
sollten gut erklärt werden, die Belastungsfaktoren

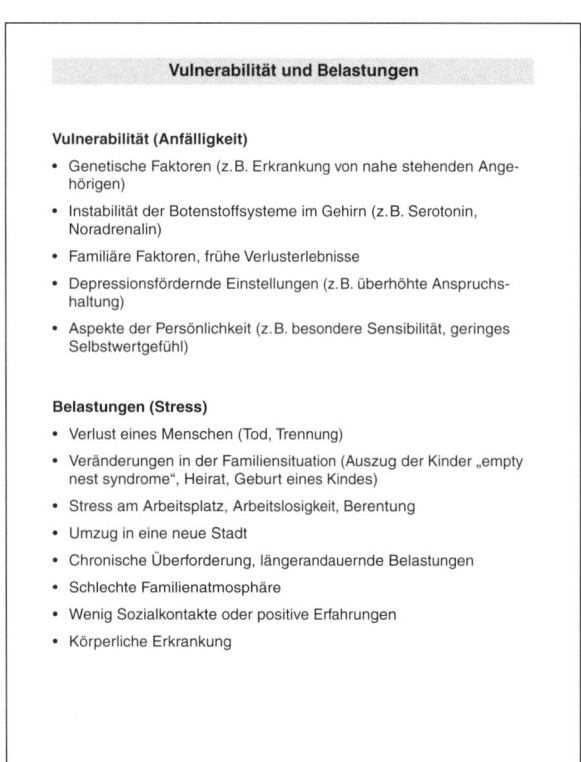

Abbildung 17: Flipchart Vulnerabilität und
Belastungen

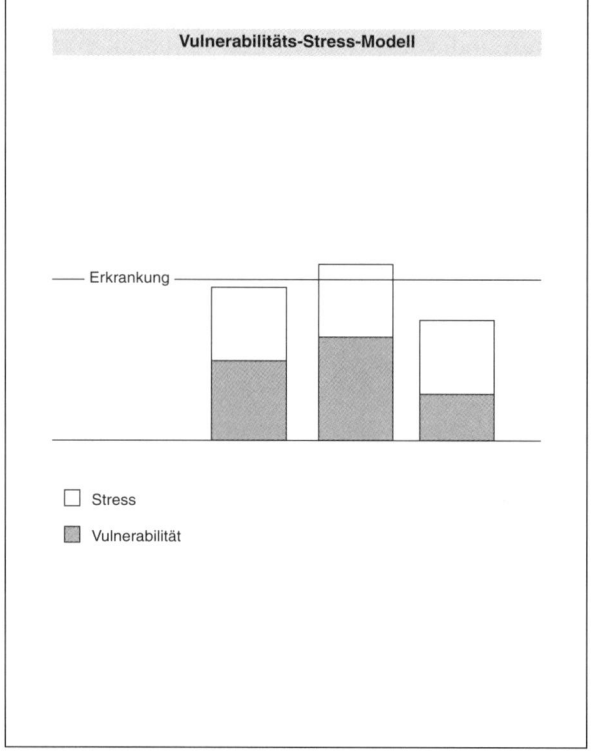

Abbildung 18: Flipchart Vulnerabilitäts-Stress-
Modell

sind meist offensichtlicher. Der genetische Aspekt der Depression wird erläutert, um Missverständnissen vorzubeugen. Es handelt sich nicht um eine Erbkrankheit, lediglich eine Prädisposition kann vererbt werden. Auch auf psychologischen Vulnerabilitätsfaktoren sollte eingegangen werden, beispielsweise die Bedeutung von belastenden Lebensumständen während der Kindheit. Das Vulnerabilitäts-Stress-Modell wird aufgezeichnet.

Das Vulnerabilitäts-Stress-Modell nimmt an, dass je nach Ausprägung von Anfälligkeit und Belastungen eine kritische Grenze überschritten werden kann. So kann beispielsweise ein Mensch mit hoher Vulnerabilität schon bei relativ geringer Belastung krank werden, umgekehrt kann ein Mensch mit niedriger Vulnerabilität vergleichsweise hohe Belastungen ertragen, ohne depressiv zu werden. Dieses Modell erklärt unter anderem, warum bei hoher Belastung, z.B. Verlust eines geliebten Menschen, nicht alle Menschen im klinischen Sinne depressiv werden.

Beispiel

Die 43-jährige Frau O. berichtet, dass ihre Mutter ebenfalls Depressionen gehabt habe. Schon als kleines Mädchen habe ihr Vater ihr immer gesagt, dass die Mutter geschont werden müsse und keine Aufregung vertragen könne. Deshalb habe sie stets versucht, sich unauffällig und brav zu verhalten. Auch im Haushalt habe sie früh Pflichten übernommen. Der Gruppenleiter kommentiert dies folgendermaßen: „Nach Ihrem Bericht können zwei Vulnerabilitätsfaktoren eine Rolle gespielt haben: Zum einen hatte Ihre Mutter Depressionen, das legt die Vermutung nahe, dass in Ihrer Familie eine Veranlagung zu Depressionen vorliegt. Zum anderen haben Sie sehr früh gelernt, auf eigene Bedürfnisse zu verzichten, um anderen nicht „zur Last zu fallen". Dies war in Ihrer Situation damals sicherlich sinnvoll, denn Sie wollten ja Ihre kranke Mutter nicht belasten. Möglicherweise haben Sie diese Haltung in Ihr Erwachsenenleben mitgenommen und sind bisher weiterhin gut damit klargekommen. Und nun ist eine Situation eingetreten, in der diese Haltung einem zufriedenen Leben im Wege steht. Wodurch könnte diese Situation entstanden sein?" Im weiteren Gespräch stellt sich heraus, dass Frau O. jung geheiratet und zwei Töchter bekommen hat. Ihren Lebenssinn sah sie während der letzten 20 Jahre darin, als Hausfrau für die Familie da zu sein und sich um deren Wohlergehen zu kümmern. Nun sind aber beide Töchter ausgezogen, zuletzt die jüngere vor drei Monaten. Seither fühlt Frau O. sich überflüssig und weiß mit ihrer Zeit nichts mehr anzufangen.

Vulnerabilitäts-Stress-Bewältigungs-Modell

Der Sinn eines solchen Modells besteht darin, dass es Ansatzpunkte für die Behandlung der Depression bietet. Deshalb möchte ich nun das Modell um die Komponente „Bewältigung" erweitern.

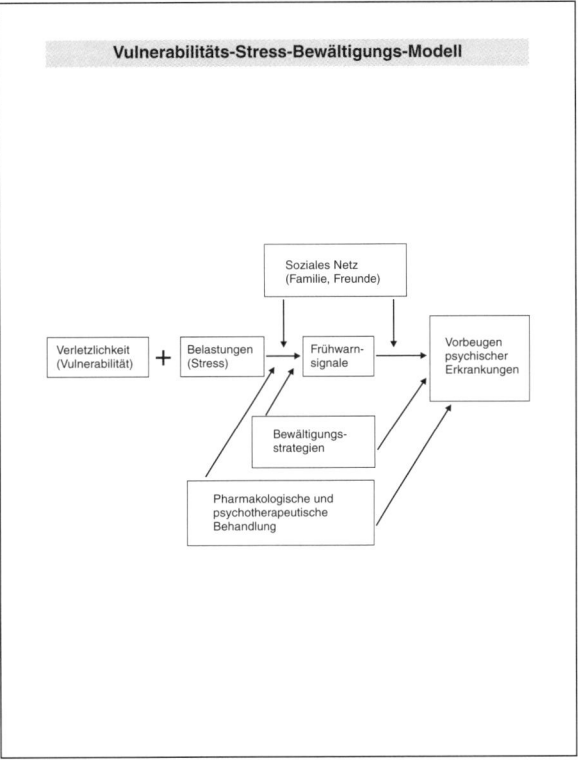

Abbildung 19: Flipchart Vulnerabilitäts-Stress-Bewältigungs-Modell

– Was ist Ihrer Meinung nach unter „Bewältigung" zu verstehen?
– Was sind Ihrer Meinung nach hilfreiche Bewältigungsstrategien?

Hilfreiche Bewältigungsstrategien sind:
– an sich selbst glauben,
– sich vor Überforderungen schützen,
– soziale Kontakte pflegen,
– sich in konkreten Situationen Hilfe holen (z.B. eine Haushaltshilfe bei Doppelbelastung durch Familie und Beruf),

– die Krankheit als solche ernst nehmen,
– mit Ärzten und Psychologen konstruktiv zu-
  sammenarbeiten,
– die Frühwarnsignale ernst nehmen und rechtzeitig darauf reagieren.

Die unterschiedlichen Krankheitsverläufe verweisen auch auf die unterschiedlichen Bewältigungsstrategien der Patienten, die adaptiv oder mala-
daptiv sein können. Weitere positive Ressourcen
sind ein tragfähiges soziales Netz, eine stabile Ar-
beitssituation, verständnisvolle Angehörige. Die
einzelnen Punkte werden nur kurz angesprochen
und es wird auf eine ausführliche Beschreibung in
den nachfolgenden Sitzungen verwiesen.

7.2.4 Abschluss

Zusammenfassung und Erläuterung der Übungen

Der Gruppenleiter verteilt die Handouts und gibt
eine kurze Zusammenfassung der beiden vorgestellten Modelle. Mit Hilfe der Hausaufgabe sollen
die Patienten sich ihrer individuellen Vulnerabili-
täts- und Belastungsfaktoren bewusst werden. Diese können wichtige Hinweise für die Bewältigung
der Erkrankung liefern.

Der zweite Teil der Übung dient der Vorbereitung
der nächsten Sitzung, in der ein Arzt über die biologischen Aspekte der Depression und ihre medikamentöse Behandlung berichten wird.

Blitzlicht

Jeder Teilnehmer wird gebeten, zwei bis drei Sätze zu sagen, die sich auf sein aktuelles Befinden
und sein Erleben während der heutigen Sitzung
beziehen. Darüber hinaus können eventuell offen
gebliebene Fragen angesprochen werden.

7.3 Sitzung 3: Behandlung der Depression

Inhalte
– Begrüßung und Wiederholung der letzten Sitzung – Besprechen der Übungen – Funktionsweise der Nervenzellen, Wirkung der Antidepressiva und ihr Einfluss auf den Krankheits- verlauf – Zusätzliche Psychopharmaka – Nebenwirkungen und Selbsthilfestrategien – Andere medizinische Behandlungsansätze – Psychotherapeutische Ansätze – Zusammenfassung und Erläuterung der Übungen, Austeilen der Handouts – Blitzlicht – Dokumentieren der heutigen Sitzung
Handouts/Arbeitsmaterialien (vgl. CD-ROM)
– Wirkungsweise der Antidepressiva – Medikamentöse Behandlung der Depression – Nebenwirkungen und Selbsthilfestrategien – Psychotherapeutische Ansätze in der Behandlung von Depressionen – Weitere Behandlungsmöglichkeiten – Übung: Persönlicher Medikamentenüberblick
Flipcharts (vgl. Abbildungen und CD-ROM)
– Flipchart Wirkungsweise der Antidepressiva – Flipchart Psychopharmaka – Flipchart Nebenwirkungen – Flipchart Weitere Behandlungsmöglichkeiten

7.3.1 Ziele

In dieser Sitzung erarbeiten die Teilnehmer gemeinsam mit einem Arzt die Bedeutung der medikamentösen Behandlung bei Depressionen. Die Funktionsweise der Nervenzellen und die Wirkmechanismen der Antidepressiva werden dargestellt. Zudem werden mögliche Verläufe depressiver Erkrankungen beschrieben. Zusätzliche Psychopharmaka wie Neuroleptika und Tranquilizer werden besprochen. Die Gruppenteilnehmer sollen Nebenwirkungen kennen lernen und Strategien entwickeln, mit diesen umzugehen. Außerdem werden verschiedene psychotherapeutische Ansätze skizziert.

7.3.2 Aufwärmphase

Begrüßung und Wiederholung der letzten Sitzung

Zu Beginn der Sitzung begrüßt der Gruppenleiter die Teilnehmer. Im Anschluss daran wird je-der Teilnehmer in einer kurzen Runde zu seiner aktuellen Stimmung befragt. Anschließend fragt der Gruppenleiter, an welche Inhalte der letzten Sitzung die Teilnehmer sich erinnern können. Er unterstützt sie gegebenenfalls dabei, so dass sich eine kurze interaktive Zusammenfassung des Vulnerabilitäts-Stress-Bewältigungs-Modells ergibt. Es kann auf das Flipchartpapier der letzten Sitzung zurück gegriffen werden. Den Teilnehmern wird darüber hinaus Gelegenheit gegeben, in der Zwischenzeit aufgekommene Fragen zu stellen oder Anmerkungen zu machen.

Besprechen der Übungen

Die individuellen Belastungs- und Risikofaktoren der Patienten werden in der Gruppe thematisiert. Was den zweiten Teil der Übung anbelangt, wird auf die zweite Hälfte der Sitzung verwiesen, in der die Medikamente besprochen werden.

7.3.3 Hauptteil

Funktionsweise der Nervenzellen, Wirkung und Nebenwirkungen der Antidepressiva und ihr Einfluss auf den Krankheitsverlauf

Da dieser Teil von einem Arzt übernommen wird, ist es günstig, mit diesem Thema nach der Pause zu beginnen. Generell ist darauf zu achten, die Vorbehalte der Gruppenteilnehmer gegenüber den Medikamenten ernst zu nehmen und diese nicht vorschnell zu entkräften. Erfahrungsgemäß werden oft Fragen gestellt, die nicht eindeutig zu beantworten sind. Es sollte daher deutlich gemacht werden, dass wissenschaftliche Ansätze das zu Grunde liegende Geschehen noch nicht gänzlich erklären können. Auch ist darauf hinzuweisen, dass die Darstellung des Transmitterhaushaltes stark vereinfacht ist. Es bestehen beispielsweise zwischen dem noradrenergen und dem serotonergen System Wechselwirkungen mit anderen Stoffwechselsystemen, die man der Verständlichkeit halber nicht darstellen kann bzw. die teilweise auch noch unbekannt sind. Wenngleich die hier beschriebenen Veränderungen im Transmitterhaushalt stattfinden und diese in Studien bei einem hohen Prozentsatz depressiver Probanden im Unterschied zu gesunden Personen bestätigt wurden, gilt es einschränkend zu erwähnen, dass daraus keine Kausalität abzuleiten ist. Die alleinige Tatsache, dass objektiv messbare Veränderungen während einer Depression auftreten, bedeutet nicht, dass diese Veränderungen die Ursache sind. Dies kann gegebenenfalls an einem Beispiel veranschaulicht werden: ein Temperaturrückgang, den man mit dem Thermometer auf der Fensterbank messen kann, ist nicht notwendigerweise die Ursache für eine gleichzeitige Wetterverschlechterung. Ein zu sachlich intellektualisierendes Vorgehen („Überdosis an medizinischer Terminologie") und ein einseitiger medizinischer oder psychologischer Schwerpunkt sind zu vermeiden. Der Fokus sollte auf einem allgemein verständlichen integrativen Ansatz liegen.

Seit über 30 Jahren werden Hypothesen entwickelt, die sich auf Zusammenhänge zwischen depressiven Erkrankungen und einer Verminderung der Botenstoffe (Neurotransmitter) Noradrenalin und Serotonin beziehen. Es wird angenommen, dass diese „Gleichgewichtsstörung" im Stoffwechsel bestimmter Nervenzellen zu einer Störung der Informationsverarbeitung führt und mit depressivem Erleben einhergeht.

Wahrnehmungen, Denkvorgänge, Gefühle und Stimmungen werden im Gehirn in Form von elektrischen Impulsen und so genannten Botenstoffen (Neurotransmittern) verarbeitet.

Um die Funktionsweise der Nervenzellen zu erläutern, kann man etwa einen Teilnehmer am Arm berühren und die Gruppe fragen, was ihrer Meinung nach daraufhin in seinem Körper abläuft.

Während in den Nervenzellen die Übertragung von Informationen elektrisch geschieht, erfolgt sie zwischen den Nervenzellen durch die Botenstoffe, d.h. biochemisch. Am Ende einer Nervenzelle bewirkt das elektrische Signal die Freisetzung eines Botenstoffs, der dann in kurzer Zeit bis zur nächsten Nervenzelle gelangt und so den kleinen Spalt zwischen den beiden Nervenzellen überbrückt. Sobald der Botenstoff den Spalt überquert hat, setzt er sich an bestimmten Stellen der folgenden Nervenzelle fest. Diese Stellen heißen Rezeptoren. Hierdurch wird ein elektrischer Impuls ausgelöst, der dann die Information weiterleitet. Die Neurotransmitter werden nach einer bestimmten Zeit durch Enzyme im Spalt abgebaut oder wieder in die erste Nervenzelle aufgenommen und der Kreislauf beginnt von neuem. Vereinfacht dargestellt kommt es bei der Depression im Gehirn zu einem Mangel an den Botenstoffen Noradrenalin und/oder Serotonin. Diese Botenstoffe spielen eine wichtige Rolle in der Weiterleitung elektrischer Signale von einer Nervenzelle zur anderen. Neben dem Mangel an Botenstoffen sind auch deren Empfangstellen, die so genannten Rezeptoren, in ihrer Aufnahmebereitschaft eingeschränkt. Zusammengefasst lässt sich festhalten, dass das Stoffwechselgeschehen im Gehirn gestört ist und dass die Informationsverarbeitung verändert ist. Unbekannt ist jedoch bisher, ob dies als Ursache oder eher als Folge zu werten ist. Die meisten Antidepressiva wirken, indem sie die Wiederaufnahme der Neurotransmitter in die erste Nervenzelle hemmen, andere verhindern den Abbau der Transmitter durch Enzyme im synaptischen Spalt. Dadurch erhöht sich die Konzentration an Transmittern im synaptischen Spalt, die Informationen kommen wieder besser in der zweiten Nervenzelle an. Es gibt verschiedene Klassen von Antidepressiva, einige wirken auf das noradrenerge, andere auf das serotonerge, und wieder andere auf beide Systeme. Eine längerfristige Gabe von Antidepressiva hilft, das Gleichgewicht wieder herzustellen.

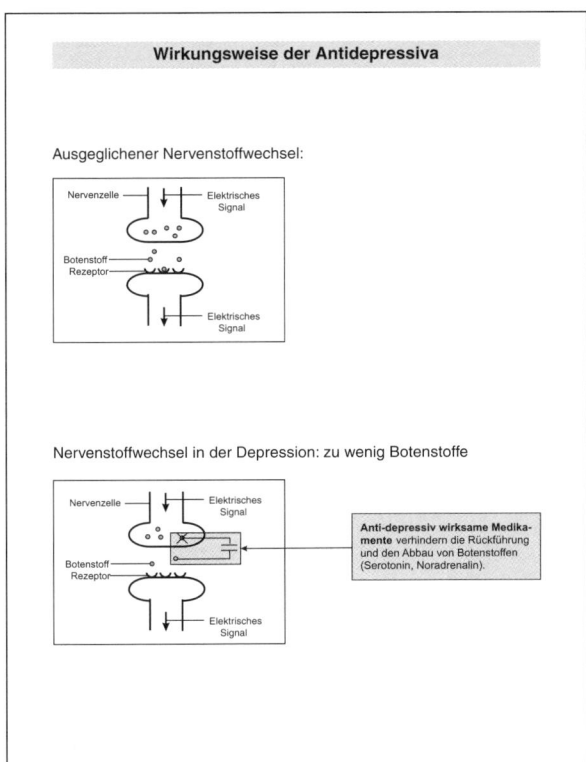

Abbildung 20: Flipchart Wirkungsweise der Antidepressiva

Medikamenten-gruppe	Wirkprofil	Beispiele (Handelsname)
Antidepressiva	Hellen die Stimmung auf	Remergil, Seroxat, Citalopram, ...
Mood Stabilizer (v.a. Lithium)	Beugen hinsichtlich extremer Stimmungs-schwankungen vor	Hypnorex, Tegretal, Valproat, Lamotri-gin, ...
Neuroleptika	Wirken beruhigend, antipsychotisch, teil-weise antimanisch	Risperdal, Solian, Haldol, Leponex, Neurocil, ...
Medikament(e) gegen Neben-wirkungen	Reduzieren extrapy-ramidale Nebenwir-kungen klassischer Neuroleptika	Akineton, ...
Schlafmittel	Fördern das Ein- und Durchschlafen	Stilnox, Ximovan, ...
Beruhigungsmittel	Beruhigen	Valium, Tavor, ...

Abbildung 21: Flipchart Psychopharmaka

Die verschiedenen Medikamentenklassen, Wirkungen und Nebenwirkungen werden interaktiv mit den Teilnehmern erarbeitet.

> - Die Antidepressiva sind also eine Gruppe von Medikamenten. Wissen Sie, wie man die Medikamente allgemein nennt, die auf die Psyche wirken?
> - Welche Medikamente zur Behandlung von Depressionen kennen Sie?
> - Welche Psychopharmaka sind Ihnen außerdem bekannt?
> - Welche Medikamente nehmen Sie derzeit?

Die Medikamentennamen werden auf dem Flipchart nach Klassen eingeteilt notiert.

Es sollten die Hauptwirkungen der Antidepressiva genannt und darauf hingewiesen werden, dass sich bei einzelnen Medikamenten die Wirkprofile unterscheiden:
- stimmungsaufhellend,
- dämpfend,
- aktivierend und antriebssteigernd.

Es ist unbedingt darauf hinzuweisen, dass Antidepressiva kein Abhängigkeitsrisiko haben. Während bei potenziell suchterzeugenden Substanzen (z.B. Benzodiazepinen) eine länger andauernde

Wirkung nur durch eine stete Dosissteigerung erreicht werden kann und bei unangemessenem Gebrauch nach dem Absetzen Entzugserscheinungen auftreten, ist dies bei Antidepressiva nicht der Fall. Es wird darauf hingewiesen, dass die Patienten je nach Krankheitsverlauf auf Antidepressiva in einem ähnlichen Sinn angewiesen sind wie etwa Diabetiker auf das Insulin. Wichtig ist auch zu erwähnen, dass es ein bis zwei Wochen, manchmal auch noch länger, dauern kann, bis die erwünschte Wirkung einsetzt. Aufgrund der Symptomatik oder früherer Behandlungserfolge kann der Arzt schlussfolgern, welches Medikament welchem Patienten helfen kann (z.B. eher beruhigende Antidepressiva bei agitierten Patienten). Es ist jedoch nicht objektivierbar, welches Transmittersystem im einzelnen betroffen ist, so dass unter Umständen verschiedene Medikamente ausprobiert werden müssen. Dies kann aufgrund der langen Wirkungslatenzen in manchen Fällen viel Geduld erfordern. Es ist aber zu betonen, dass dies auf der anderen Seite auch die Chance birgt, letztlich ein wirksames Medikament zu finden. In ca. zwei Dritteln der Fälle stellt sich innerhalb von vier Wochen eine Symptomreduktion ein. In diesem Fall wird das Medikament weiter gegeben. Ansonsten wird die Medikation üblicherweise auf ein anderes Antidepressivum umgestellt.

Die verschiedenen Phasen der Behandlung werden kurz angesprochen:
1. *Akutbehandlung:*
   Hauptbeschwerden: tiefe Traurigkeit, fehlender Antrieb, innere ängstliche Unruhe, Schlafstörungen etc.
   Antidepressiva brauchen oft ein bis zwei Wochen bis eine deutliche Verbesserung eintritt. Für den Betroffenen stehen anfänglich zumeist die Nebenwirkungen im Vordergrund, die aber in den ersten Behandlungswochen schwächer werden oder ganz verschwinden (Ausdauer angesagt!).
2. *Stabilisierungsphase:*
   Diese Phase umfasst zumeist die 3. oder 4. Woche bis zur 8. Woche. Wenngleich sich eine deutliche Besserung zeigt, ist dennoch eine Fortführung der medikamentösen Behandlung wichtig (Mitarbeit angesagt!)
3. *Vorbeugen von Rückfällen:*
   Nach ca. drei Monaten sind die meisten Depressionen abgeklungen. Zur Vorbeugung von Rezidiven ist zumeist die Fortführung der medikamentösen Behandlung wichtig (s. 11. Sitzung). Der Patient sollte gelernt haben, seine spezifischen Frühwarnsignale wahrzunehmen und adäquat zu reagieren. Auch eine Veränderung der Lebensführung kann gegebenenfalls von Bedeutung sein.

Die Verlaufsformen der depressiven Störungen werden vorgestellt und der Unterschied zwischen uni- und bipolaren Erkrankungen, die hypomane Nachschwankung sowie einige wichtige Zahlen zum Rezidivrisiko erläutert.

Das Charakteristische der bipolaren Störung, auch bekannt unter dem Begriff „manisch-depressive Erkrankung", ist der Wechsel von depressiven und manischen Phasen. Eine manische Phase ist hauptsächlich gekennzeichnet durch gehobene, manchmal auch aggressive Stimmung und Antriebssteigerung. Einige Betroffene erleben nach einer Depression eine so genannte „hypomane Nachschwankung". Dabei handelt es sich um eine Antriebs- und Stimmungssteigerung, die jedoch nicht das Ausmaß einer Manie annimmt und normalerweise schnell vorübergeht. Bei der unipolaren Störung bleibt es in ca. 30% der Fälle bei einer einmaligen Phase, in ca. 70% der Fälle verläuft sie in mehreren depressiven Episoden. Im Durchschnitt kommt es dann zu vier bis sechs Episoden. Diese Zahlen sagen jedoch über den Einzelfall nicht allzu viel aus. Man kann

selbst dazu beitragen, das Rückfallrisiko zu verringern, indem man beispielsweise Medikamente einnimmt, eine Psychotherapie macht oder gegebenenfalls bestimmte Lebensumstände verändert. Bei der regelmäßigen Einnahme von Antidepressiva beträgt das Rückfallrisiko innerhalb eines Jahres nur 20% gegenüber 70% bei unbehandelten Depressionen.

Weitere Psychopharmaka

Neben den Antidepressiva werden Indikation und Wirkungsweise von Neuroleptika, Phasenprophylaktika sowie Tranquilizer und Hypnotika kurz erläutert. Zur näheren Erläuterung der Phasenprophylaktika wird auf die 11. Sitzung verwiesen, in der die medikamentöse Rückfallprophylaxe ausführlich besprochen wird.

Neuroleptika sind Medikamente, die hauptsächlich bei Psychosen eingesetzt werden. Sie wirken auf ein weiteres Transmittersystem, auf das Dopaminsystem. Bei Depressionen setzt man sie ein, wenn das Denken durch die Krankheit stark verändert ist, also wenn man beispielsweise sehr viel grübelt. In einzelnen Fällen kommt es im Rahmen einer Depression zu wahnhaften Symptomen, wie z.B. Verarmungswahn oder Schuldwahn. Dann ist eine Kombinationstherapie mit Antidepressivum und Neuroleptikum der Monotherapie mit einem Antidepressivum vorzuziehen.
Tranquilizer und Schlafmittel sind oft notwendig und sinnvoll, um akut sehr unangenehme Zustände bzw. starke Schlafstörungen aushalten zu können. Man sollte sie jedoch nicht über zu lange Zeit und v.a. immer nur in Absprache mit einem Facharzt einnehmen. Tranquilizer bergen ein Abhängigkeitsrisiko.

Nebenwirkungen und Selbsthilfestrategien

Die Patienten werden nach möglichen Nebenwirkungen und Selbsthilfestrategien befragt. Es wird vermittelt, dass die meisten Nebenwirkungen recht bald abklingen und in der Regel der Nutzen der medikamentösen Behandlung eindeutig ihre Nachteile überwiegt. Im Einzelfall muss jedoch abgewogen werden. Sind die Nebenwirkungen zu stark, sollte auf ein anderes Medikament umgestiegen werden.

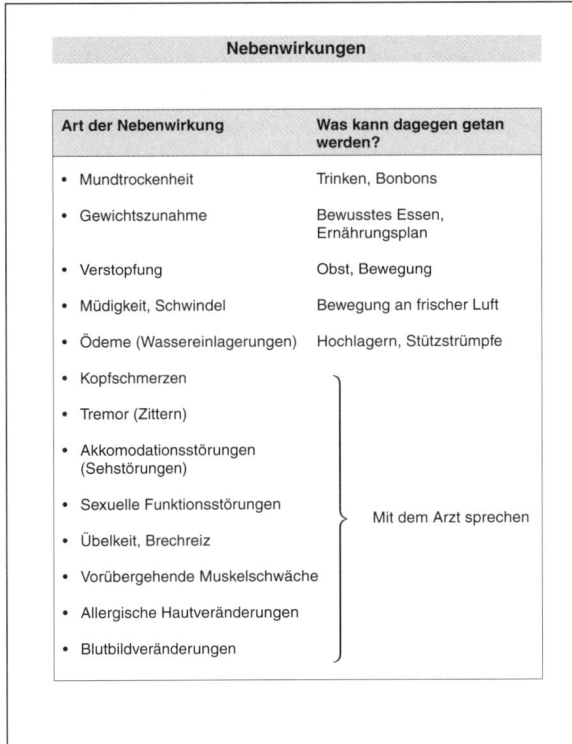

Nebenwirkungen	
Art der Nebenwirkung	**Was kann dagegen getan werden?**
• Mundtrockenheit	Trinken, Bonbons
• Gewichtszunahme	Bewusstes Essen, Ernährungsplan
• Verstopfung	Obst, Bewegung
• Müdigkeit, Schwindel	Bewegung an frischer Luft
• Ödeme (Wassereinlagerungen)	Hochlagern, Stützstrümpfe
• Kopfschmerzen	
• Tremor (Zittern)	
• Akkomodationsstörungen (Sehstörungen)	
• Sexuelle Funktionsstörungen	Mit dem Arzt sprechen
• Übelkeit, Brechreiz	
• Vorübergehende Muskelschwäche	
• Allergische Hautveränderungen	
• Blutbildveränderungen	

Abbildung 22: Flipchart Nebenwirkungen

Weitere Behandlungsmöglichkeiten

Medizinische Ansätze

• Wachtherapie/Schlafentzug

• Lichttherapie

• Elektrokrampftherapie (EKT)

• Magnetresonanztherapie (TMS)

Psychotherapeutische Ansätze

• Kognitive Verhaltenstherapie

• Tiefenpsychologische Verfahren

• Humanistische Verfahren, z.B. Gesprächspsychotherapie

• Systemische Verfahren

Abbildung 23: Flipchart Weitere Behandlungsmöglichkeiten

Andere medizinische Behandlungsansätze

Es wird kurz auf die Behandlungsmöglichkeiten Wachtherapie, Lichttherapie, Transkranielle Magnetstimulation (TMS) und Elektrokonvulsionstherapie (EKT) eingegangen.

Bei der Wachtherapie, auch Schlafentzug genannt, wird die Schlafzeit verkürzt, da dieses häufig, wenn auch nur kurzfristig, die Stimmung des Patienten verbessern kann. Unterschieden werden der totale Schlafentzug, bei dem der Patient die ganze Nacht wach bleibt, und ein partieller Schlafentzug, bei dem die zweite Nachthälfte durchwacht wird (ab 1.00 Uhr morgens).

Die Durchführung der Lichttherapie empfiehlt sich besonders bei Patienten, die an einer saisonal ausgelösten Depression („Winterdepression") leiden. Täglich für etwa 2 Stunden erfolgt eine Bestrahlung mit weißem tageslichtähnlichem Licht, das über die Netzhaut des Auges aufgenommen wird.

Die Transkranielle Magnetstimulation (TMS) versucht, durch ein Magnetfeld Einfluss auf die Gehirnaktivität zu nehmen, was zu einer Verbesserung der depressiven Symptomatik führen kann. Die Therapie befindet sich allerdings noch in der Phase der Erforschung.

Die Elektrokonvulsionstherapie (EKT) eignet sich bei sehr schweren, bei wahnhaften und bei so genannten therapieresistenten Depressionen, also bei denen, die herkömmliche psychopharmakologische Behandlung auch über einen langen Zeitraum keine Wirkung gezeigt hat. Dabei wird mit Hilfe von Strom ein Krampf ähnlich einem epileptischen Anfall ausgelöst. Dieses hat einen Einfluss auf den Gehirnstoffwechsel und kann hier eine Veränderung bewirken. Die Behandlung erfolgt in Vollnarkose und unter dem Einsatz von Muskelrelaxantien (Medikamente, die für eine Entspannung der Muskulatur sorgen und so Verletzungen vorbeugen). Es werden 9 bis 12 Behandlungen durchgeführt. Nach einer solchen Behandlung sprechen die Patienten auch meist besser auf eine medikamentöse Therapie an.

Psychotherapeutische Ansätze

Im Folgenden werden die vier wichtigsten Richtungen der Psychotherapie erläutert. Eine ausführliche Beschreibung findet sich auch in den Handouts.

Psychotherapie bedeutet die Behandlung einer psychischen Erkrankung mit speziellen, wissenschaftlich begründeten Methoden. Es können eher lösungsorientierte und eher bewältigungsorientierte Verfahren unterschieden werden. Die ersteren zielen mehr auf die Bearbeitung der Ursachen der Störung ab, die letzteren versuchen einen konstruktiven Umgang mit der Erkrankung zu vermitteln, Schwierigkeiten in der aktuellen Lebenssituationen zu bearbeiten und somit Rückfällen vorzubeugen. Es werden vier große Gruppen von Psychotherapie unterschieden, die jeweils mehr oder weniger für die verschiedenen Erkrankungen geeignet sind.
– Kognitive Verhaltenstherapie
– Tiefenpsychologische Verfahren
– Humanistische Verfahren
– Systemische Verfahren
Die kognitive Verhaltenstherapie wird zunehmend auch im stationären Kontext angewandt. Die kognitiv-psychoedukative Gruppe zur Bewältigung von Depressionen, an der Sie im Moment teilnehmen, zählt hierzu. In dieser Gruppentherapie werden verschiedene Bereiche, die sich für die Depressionsbehandlung als günstig erwiesen haben, abgedeckt. Diese umfassen: Informationsvermittlung, Aktivitätenaufbau, Veränderung des depressiven Denkens sowie Vorbeugung von Rückfällen.
Die tiefenpsychologischen Verfahren gehen auf den Begründer der Psychoanalyse Sigmund Freud zurück. Bei diesen Therapien sieht man die Ursache einer Erkrankung in einem großen Verlust oder Trauma, oder auch einem länger währenden Konflikt begründet. In der Therapie soll versucht werden, durch Einsicht in bestimmte Zusammenhänge Verluste zu überwinden bzw. Konflikte zu lösen. Es gibt Belege, dass diese Art der Therapie bei depressiv Erkrankten eine Besserung bewirken kann. Allerdings erfordert diese Therapieform eine gewisse Stabilität und Durchhaltevermögen, daher ist sie für akut schwer depressive Patienten meist nicht geeignet.
Zu den humanistischen Verfahren zählt die Gesprächspsychotherapie. Bei diesen Therapieformen wird davon ausgegangen, dass jeder Mensch nach Selbstverwirklichung seiner ihm innewohnenden Potenziale strebt. Ziel der The-

rapie ist es, den Patienten bei der Wahrnehmung seiner Bedürfnisse und Fähigkeiten zu stützen. Diese Behandlung erfordert die Bereitschaft des Patienten über seine Probleme zu sprechen sowie eine hinreichende Belastbarkeit.
Bei den systemischen Verfahren, zu denen auch die Familientherapie zählt, wird der Patient als Teil eines Systems wie z. B. der Familie gesehen. Die Erkrankung wird auf problematische Kommunikationsmuster und Rollenverteilungen zurückgeführt. Ziel der Therapie ist die Kommunikation innerhalb des Systems zu verbessern und festgefahrene Muster zu verändern. Die Angehörigen werden meist miteinbezogen. Dieses Verfahren setzt eine gewisse Stabilität voraus und ist für akut depressive Patienten weniger geeignet.

7.3.4 Abschluss

Zusammenfassung und Erläuterung der Übungen

Die Inhalte der Sitzung werden vom Gruppenleiter anhand der Handouts kurz zusammen gefasst, offene Fragen können dabei noch beantwortet werden.

Ziel der Übung ist, bei den Teilnehmern Einsicht in die Notwendigkeit einer medikamentösen Behandlung zu schaffen und ihnen dabei zu helfen, hierfür Verantwortung zu übernehmen.

Wir halten es für wichtig, dass sich Betroffene selbst mit der medikamentösen Behandlung, den Wirkungen und Nebenwirkungen auskennen. Daher bitten wir Sie, einen persönlichen Medikamentenüberblick zu erstellen, um ein Gefühl hierfür zu entwickeln.

Blitzlicht

Jeder Teilnehmer wird gebeten, zwei bis drei Sätze zu sagen, die sich auf sein aktuelles Befinden und sein Erleben während der heutigen Sitzung beziehen. Darüber hinaus können eventuell offen gebliebene Fragen angesprochen werden.

7.4 Sitzung 4: Zusammenhang von Verhalten und Gefühlen

Inhalte
• Begrüßung und Wiederholung der letzten Sitzung • Besprechen der Übungen • Teufelskreismodell der Depression • Die Depressionsspirale und die Anti-Depressionsspirale • Zusammenfassung und Erläuterung der Übungen, Austeilen der Handouts • Blitzlicht • Dokumentieren der heutigen Sitzung
Handouts/Arbeitsmaterialien (vgl. CD-ROM)
• Die Depressionsspirale • Teufelskreis-Modell der Depression • Übung: Stimmungsprotokoll • Übung: Aktivitätenliste
Flipcharts (vgl. Abbildungen und CD-ROM)
• Flipchart Teufelskreis-Modell der Depression • Flipchart Die Depressionsspirale und die Anti-Depressionsspirale

7.4.1 Ziele

Zur Erläuterung des Therapierationals wird das Teufelskreis-Modell der Depression eingeführt. Der Zusammenhang zwischen Aktivierung und Befindlichkeit wird anhand persönlicher Erfahrungen der Gruppenteilnehmer erarbeitet. Hierzu sollen die „Depressionsspiralen" den Weg in die Depression sowie Ansätze zur aktiven Bewältigung veranschaulichen.

7.4.2 Aufwärmphase

Begrüßung und Wiederholung der letzten Sitzung

Zu Beginn der Sitzung begrüßt der Gruppenleiter die Teilnehmer. In der vierten Sitzung können neue Teilnehmer in die Gruppe einsteigen. Sollte dies der Fall sein, stellen sich die Teilnehmer in der Anfangsrunde kurz vor, bevor sie etwas zu ihrer aktuellen Stimmung sagen. Anschließend fragt der Gruppenleiter, an welche Inhalte der letzten Sitzung die Teilnehmer sich erinnern können. Er unterstützt sie gegebenenfalls dabei, so dass sich eine kurze interaktive Zusammenfassung der Behandlungsmöglichkeiten der Depression ergibt. Es kann auf das Flipchartpapier der letzten Sitzung zurück gegriffen werden. Den Teilnehmern wird darüber hinaus Gelegenheit gegeben, in der Zwi-

schenzeit aufgekommene Fragen zu stellen oder Anmerkungen zu machen.

Besprechen der Übungen

Die persönlichen Medikamentenüberblicke der Teilnehmer werden in der Gruppe besprochen. Hierbei wird Augenmerk auf die Differenzierung von Krankheitssymptomen und Medikamentennebenwirkungen gelegt, die erwünschten Wirkungen werden positiv hervorgehoben.

7.4.3 Hauptteil

Teufelskreis-Modell der Depression

Nachdem in den letzten drei Sitzungen eher Informationen über die Erkrankung im Mittelpunkt der Gruppe standen, geht es im Folgenden darum, was der Betroffene selbst konkret zur Bewältigung der Depression beitragen kann. Sie erinnern sich, dass wir in der ersten Sitzung die Anzeichen einer Depression in die vier Kategorien Verhalten, Gedanken, Gefühle und somatische Symptome eingeteilt hatten. Ich möchte jetzt die Aspekte Verhalten, Gedanken und Gefühle herausgreifen, um das weitere Vorgehen zu erläutern. Die drei Bereiche beeinflussen sich gegenseitig und diese Wechselwirkungen machen wir uns in der Therapie zu Nutze. Die Gefühle bzw. die Stimmung lassen sich schlecht direkt beeinflussen, diese Erfahrung werden sie vermutlich schon gemacht haben. Daher nehmen wir den Weg über die anderen beiden Bereiche, um die Stimmung zu verbessern. In den nächsten drei Sitzungen beschäftigen wir uns mit dem Zusammenhang zwischen Verhalten und Stimmung, in den folgenden vier Sitzungen dann mit dem Zusammenhang zwischen Gedanken und Stimmung.

Das Teufelskreis-Modell wird an das Flipchart gezeichnet.

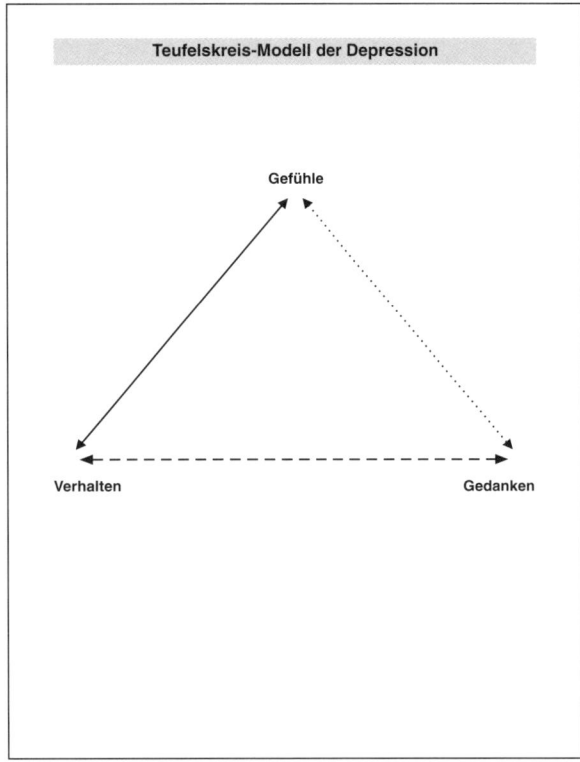

Abbildung 24: Flipchart Teufelskreis-Modell der Depression

Die Depressionsspirale und die Anti-Depressionsspirale

Mit der „Depressionsspirale in das Schneckenhaus" wird erklärt, dass eine deutliche Reduktion von Aktivitäten und damit zumeist gekoppelt der Rückzug von anderen Menschen depressive Stimmungen verschlechtern können. Zuerst steht das Gefühl der Lustlosigkeit und Niedergeschlagenheit im Vordergrund, dann kommt das Gefühl der Antriebslosigkeit dazu. Der Betroffene kann sich zu nichts aufraffen, er zieht sich immer mehr

zurück, vielleicht macht er sich auch deswegen Vorwürfe, und die Stimmung wird immer schlechter. In diesem Zusammenhang können auch geeignete Aussagen einzelner Teilnehmer aufgegriffen werden, die sie in früheren Sitzungen (z.B. beim Krankheitsmodell) oder aktuell angeführt haben.

> Um den Zusammenhang zwischen Verhalten und Stimmung näher zu beleuchten, möchte ich Sie bitten, sich einmal an den Beginn Ihrer Depression zu erinnern. Inwiefern hat sich Ihr Verhalten geändert?

Die Äußerungen der Teilnehmer sollten sinngemäß zu dem im Handout abgedruckten Beispiel führen. Auf der einen Seite des Flipchart werden die Verhaltensweisen festgehalten, auf der anderen die Gefühle, so dass sich die Spirale nachher dazwischen einzeichnen lässt. Um den Wechselwirkungscharakter der beiden Bereiche herauszuarbeiten, empfiehlt es sich, etwa folgendermaßen weiter zu fragen:

> Sie sagten, Sie haben sich von Ihren Bekannten zurückgezogen und Einladungen abgesagt.
> – Wie hat sich das auf Ihre Gefühle ausgewirkt?
> – Wie haben sich diese Gefühle wiederum auf Ihr Verhalten ausgewirkt?
> – Was ist daraufhin auf der Verhaltensebene passiert?

In der Regel ist an dieser Stelle die Atmosphäre in der Gruppe eher gedrückt, da die Patienten sich mit dem erarbeiteten Beispiel gut identifizieren können. Um nicht zu sehr auf diese Negativaspekte zu fokussieren, wird möglichst bald die Spirale in umgekehrter Richtung erarbeitet.

> Wir haben jetzt gesehen, wie man in eine Depression hinein geraten kann. Nun möchte ich gerne gemeinsam mit Ihnen schauen, was man auf dem umgekehrten Weg selbst tun kann, um aus dem Schneckenhaus der Depression wieder herauszukommen.

Analog zur Abwärtsspirale wird interaktiv mit den Teilnehmern die Aufwärtsspirale erarbeitet. Wichtig ist hierbei zu betonen, dass die erfolgreiche Durchführung bestimmter Aktivitäten Mut macht, weitere Schritte in Angriff zu nehmen. Es wird außerdem darauf hingewiesen, dass es sich hier um eine „Politik der kleinen Schritte" handelt: Erst durch das wiederholte Ausführen der Intervention (Erhöhung der Verstärkerrate) ist mit einer nachhaltigen und dauerhaften Wirkung auf

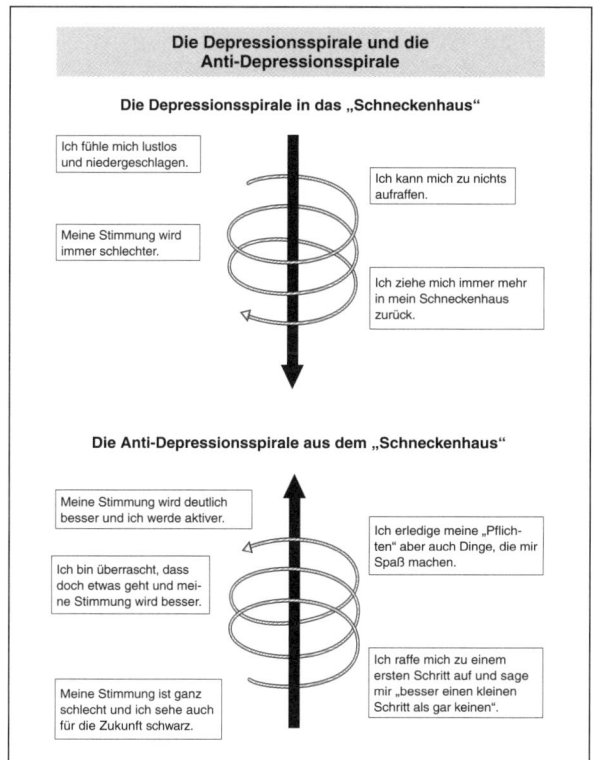

Abbildung 25: Flipchart Die Depressionsspirale und die Anti-Depressionsspirale

die Stimmung zu rechnen. Erwartungen, einzelne positive Aktivitäten würden die depressive Symptomatik rasch bessern, kommen immer wieder vor, sollten aber korrigiert werden. Der Aufbau positiver Aktivitäten ist *ein* Behandlungsaspekt unter mehreren.

7.4.4 Abschluss

Zusammenfassung und Erläuterung der Übungen

Zum Ende der Stunde teilt der Gruppenleiter die Handouts aus und fasst die Inhalte noch einmal kurz zusammen. In der Überleitung zur therapeutischen Übung ist zu erklären, dass es im ersten Schritt um eine Selbstbeobachtungsübung geht und erst im nächsten Schritt, also der folgenden Stunde, gilt es, Aktivitäten gezielt zu planen.

Erster Teil: Ich bitte Sie, bis zur nächsten Stunde Ihre Aktivitäten auf dem beiliegenden Plan zu protokollieren und dazu jeweils Ihre aktuelle Stimmung einzuschätzen. ++ bedeutet dabei sehr gut, -- sehr schlecht. Benutzen Sie aber auch die Abstufungen dazwischen, auch auf kleine Stimmungsunterschiede kommt es an. Es ist ratsam, diese Einschätzungen unmittelbar nach den jeweiligen Aktivitäten vorzunehmen. Das Ausfüllen der Protokolle dient dazu, ein Gespür dafür zu entwickeln, welche Aktivitäten Ihnen gut tun und welche weniger. Wir werden in den nächsten Stunden versuchen, uns diese Beobachtungen zu Nutze zu machen. Zweiter Teil: Auf der nächsten Seite finden Sie eine Liste mit verschiedenen Aktivitäten. Unterstreichen Sie bitte diejenigen, die Sie aktuell gerne ausführen bzw. früher gerne ausgeführt haben, um erste Ideen und Hinweise zu bekommen, welche Aktivitäten individuell zur Stimmungsverbesserung beitragen können. Natürlich befindet sich auf dem Arbeitsblatt nur eine Auswahl, und oft ist es so, dass die für Sie persönlich wichtigsten Beschäftigungen gar nicht darauf stehen. In diesem Fall wäre es sehr günstig, wenn Sie all das notieren, was für Sie individuell zutrifft.

Blitzlicht

Jeder Teilnehmer wird gebeten, zwei bis drei Sätze zu sagen, die sich auf sein aktuelles Befinden und sein Erleben während der heutigen Sitzung beziehen. Darüber hinaus können eventuell offen gebliebene Fragen angesprochen werden.

7.5 Sitzung 5: Aufbau positiver Aktivitäten

Inhalte
– Begrüßung und Wiederholung der letzten Sitzung – Besprechen der Übungen – Kriterien zur Planung positiver Aktivitäten – Zusammenfassung und Erläuterung der Übungen, Austeilen der Handouts – Blitzlicht – Dokumentieren der heutigen Sitzung
Handouts/Arbeitsmaterialien (vgl. CD-ROM)
– Wie kann man wieder aktiver werden? – Übung: Wochenplan – Übung: Planung positiver Aktivitäten
Flipcharts (vgl. Abbildung und CD-ROM)
– Flipchart Kriterien zur Planung positiver Aktivitäten

7.5.1 Ziele

Der individuelle Zusammenhang zwischen spezifischen Aktivitäten und Stimmung wird anhand der Übungen gemeinsam mit den Teilnehmern erarbeitet. Weiterhin werden Kriterien zur Planung positiver Aktivitäten bestimmt.

7.5.2 Aufwärmphase

Begrüßung und Wiederholung der letzten Sitzung

Zu Beginn der Sitzung begrüßt der Gruppenleiter die Teilnehmer. Im Anschluss daran wird jeder Teilnehmer in einer kurzen Runde zu seiner aktuellen Stimmung befragt.

Anschließend fragt der Gruppenleiter, an welche Inhalte der letzten Sitzung die Teilnehmer sich erinnern können. Er unterstützt sie gegebenenfalls dabei, so dass sich eine kurze interaktive Zusammenfassung des Teufelskreis-Modells und der Depressionsspirale ergibt. Es kann auf das Flipchartpapier der letzten Sitzung zurück gegriffen werden. Den Teilnehmern wird darüber hinaus Gelegenheit gegeben, in der Zwischenzeit aufgekommene Fragen zu stellen oder Anmerkungen zu machen.

Besprechen der Übungen

Sind die Gruppenteilnehmer noch sehr depressiv, fällt es ihnen oftmals schwer, eine Stimmungs-

verbesserung zu identifizieren. Deshalb ist bereits auf kleine Unterschiede und auf Phasen des Abgelenktseins zu achten.

> Es geht nicht nur um „gute" Stimmung, sondern auch um Phasen „weniger schlechter" Stimmung oder der Entlastung. Auch kleine oder kurze Änderungen in der Stimmung sind in diesem Zusammenhang für die Therapie äußerst interessant!

Es kann auch hilfreich sein, nicht nur nach der Stimmung, sondern auch nach unterschiedlichen Intensitäten anderer Symptome zu fragen. Die Teilnehmer werden außerdem nach der Aktivitätenliste gefragt, anhand der sie ein persönliches „Wunschaktivitätenprofil" erstellt haben. Es wird darauf hingewiesen, dass sie diese Liste in Zeiten, in der eine Stimmungsverschlechterung auftritt, als Erinnerungshilfe nutzen können. Sinnvoll ist, bei jedem einzelnen Teilnehmer einen gemeinsamen Nenner der für ihn positiven Aktivitäten zu finden, z.B. könnten es Aktivitäten sein, die etwas mit Bewegung zu tun haben, oder Aktivitäten, die soziale Kontakte beinhalten.

7.5.3 Hauptteil

Kriterien zur Planung positiver Aktivitäten

Gemeinsam mit den Teilnehmern werden Kriterien zur Planung positiver Aktivitäten am Flipchart gesammelt.

Wir haben in der letzten Sitzung und mit Hilfe der Übung herausgefunden, welche Aktivitäten sich auf Ihre Stimmung positiv auswirken. Im nächsten Schritt geht es darum, diese Aktivitäten gezielt in den Tagesablauf einzuplanen. Daher würde ich gerne zunächst gemeinsam mit Ihnen überlegen, worauf man bei der Aktivitätenplanung achten sollte. Was ist Ihrer Meinung nach dabei wichtig?

Es wird gemeinsam mit den Teilnehmern in etwa folgende Liste erarbeitet:

Kriterien zur Planung positiver Aktivitäten

- Aktivitäten sollten hier im Rahmen des Klinikaufenthaltes (z.B. Spaziergang im Garten) oder der Wochenendbeurlaubung (z.B. Spaziergang im Wald) durchführbar sein

- Aktivitäten sollten selbst bestimmt werden können (z.B. sich mit Freunden verabreden statt auf Besuch zu warten)

- Den derzeitigen Gesundheitszustand berücksichtigen, also sich bei der Aktivitätenplanung nicht überfordern

- Der Erfolg soll direkt sichtbar sein

- Es soll sich um wirklich positiv besetzte Aktivitäten handeln (z.B. keine Hausarbeit während der Wochenendbeurlaubung)

- Flexibel planen, d.h. wenn die Befindlichkeit oder andere Umstände eine geplante Aktivität nicht zulassen, wird eine Alternative ins Auge gefasst, um einem Misserfolg vorzubeugen

---

Abbildung 26: Flipchart Kriterien zur Planung positiver Aktivitäten

Bei dieser Übung ist es wichtig, noch einmal auf die „Politik der kleinen Schritte" hinzuweisen, mit leichteren Aktivitäten anzufangen und sich dann

langsam zu steigern. Oftmals fällt es den Teilnehmern schwer, sich damit abzufinden, dass ihnen beispielsweise ein kleiner Spaziergang schon schwer fällt („aber das ist doch gar nichts, das macht man normalerweise mit links"). Um einen therapeutischen Effekt zu erzielen ist es jedoch von großer Wichtigkeit, dass geplante Aktivitäten erfolgreich durchgeführt werden können. Daher gilt es, die derzeitig eingeschränkte Leistungsfähigkeit zu akzeptieren und bei der Planung zu berücksichtigen.

7.5.4 Abschluss

Zusammenfassung und Erläuterung der Übungen

Der Gruppenleiter fasst die Inhalte der Sitzung anhand der Handouts noch einmal kurz zusammen. Um den Teilnehmern eine Hilfestellung bei der konkreten Planung der positiven Aktivitäten zu geben, werden sie um eine Einschätzung gebeten, welche im Moment leichter und welche schwieriger durchzuführen sind. Darüber hinaus soll die Übung der letzten Sitzung, das Aktivitäten- und Stimmungsprotokoll weitergeführt werden. An zwei Tagen sollen die Teilnehmer dann jeweils zwei positive Aktivitäten in ihren Tagesablauf einplanen. Wichtig ist dabei, dass die Aktivitäten im Voraus geplant, in die graue Spalte der Tabelle eingetragen und dann auch tatsächlich durchgeführt werden. Im Anschluss daran wird wieder die Auswirkung auf die Stimmung eingestuft.

Blitzlicht

Jeder Teilnehmer wird gebeten, zwei bis drei Sätze zu sagen, die sich auf sein aktuelles Befinden und sein Erleben während der heutigen Sitzung beziehen. Darüber hinaus können eventuell offen gebliebene Fragen angesprochen werden.

7.6 Sitzung 6: Bedeutung des Gleichgewichts zwischen Anforderungen und positiven Aktivitäten

Inhalte
– Begrüßung und Wiederholung der letzten Sitzung – Besprechen der Übungen – Bedeutung des Gleichgewichts zwischen positiven Aktivitäten und Anforderungen – Zusammenfassung und Erläuterung der Übungen, Austeilen der Handouts – Blitzlicht – Dokumentieren der heutigen Sitzung
Handouts/Arbeitsmaterialien (vgl. CD-ROM)
– Weshalb ist das Gleichgewicht zwischen Anforderungen und positiven Aktivitäten von Bedeutung? – Übung: Planung von Teilzielen und Anerkennungen
Flipcharts (vgl. Abbildung und CD-ROM)
– Flipchart Merkregeln für die Tagesplanung

7.6.1 Ziele

In der sechsten Sitzung wird die Bedeutung des Gleichgewichts zwischen Anforderungen und positiven Aktivitäten bzw. Entspannung vermittelt („Belohnungsprinzip"). Dies bezieht sich sowohl auf Anforderungen, die die aktuelle Situation betreffen, wie z.B. gewisse Pflichten im Rahmen einer Wochenendbeurlaubung zu erledigen, als auch im Sinne einer Rückfallprophylaxe auf die Zeit nach der akuten depressiven Episode.

7.6.2 Aufwärmphase

Begrüßung und Wiederholung der letzten Sitzung

Zu Beginn der Sitzung begrüßt der Gruppenleiter die Teilnehmer. Im Anschluss daran wird jeder Teilnehmer in einer kurzen Runde zu seiner aktuellen Stimmung befragt. Anschließend fragt der Gruppenleiter, an welche Inhalte der letzten Sitzung die Teilnehmer sich erinnern können. Er unterstützt sie gegebenenfalls dabei, so dass sich eine kurze interaktive Zusammenfassung der Kriterien zur Planung positiver Aktivitäten ergibt. Es kann auf das Flipchartpapier der letzten Sitzung zurück gegriffen werden. Den Teilnehmern wird zudem Gelegenheit gegeben, in der Zwischenzeit aufgekommene Fragen zu stellen oder Anmerkungen zu machen.

Besprechen der Übungen

Hatten die Teilnehmer Schwierigkeiten bei der Planung ihrer positiven Aktivitäten oder führten diese nicht zur gewünschten Stimmungsverbesserung, wird anhand der in der vorigen Sitzung erarbeiteten Kriterien nach den Ursachen geforscht. Dabei können auch Techniken der Verhaltensanalyse zum Einsatz kommen. Haben die Teilnehmer mit der Übung positive Erfahrungen gemacht, werden sie angehalten, weiterhin positive Aktivitäten zu planen, auch wenn dies in der Gruppe nicht mehr explizit als Aufgabe bearbeitet wird.

> – Welche Erfahrungen haben Sie mit der Planung positiver Aktivitäten gemacht?
> – Konnten Sie Ihre Pläne umsetzen? Wenn nein, woran lag es?
> – Welche Auswirkungen auf Ihre Stimmung haben Sie bemerkt?

7.6.3 Hauptteil

Bedeutung des Gleichgewichts zwischen positiven Aktivitäten und Anforderungen

Den Gruppenteilnehmern soll in diesem Abschnitt das „Belohnungsprinzip" und die Bedeutung individueller Verstärkerpläne vermittelt werden. Zusätzlich zu den „äußeren" Verstärkern – materielle

Belohnungen, positive Aktivitäten – wird auch auf die Möglichkeit der „intrinsischen" Selbstverstärkung – mit sich selbst zufrieden sein – verwiesen. Für viele Menschen ist die Anerkennung eigener Leistungen vor sich selbst ein sehr wichtiger Verstärker, der oft wirksamer ist als „äußerliche" Belohnungen.

> Wir haben in den vergangenen Sitzungen über die Wirkung von positiven Aktivitäten auf die Stimmung gesprochen. Im Leben gibt es jedoch nicht nur positive Aktivitäten, sondern auch Pflichten und Anforderungen. Im Folgenden möchte ich mit Ihnen erarbeiten, wie man sich deren Erfüllung durch einen Ausgleich zwischen positiven Aktivitäten und Anforderungen erleichtern kann.
>
> Was ist Ihrer Meinung nach wichtig, wenn man plant, gewisse Anforderungen zu bewältigen?

Gemeinsam mit den Teilnehmern wird in etwa die folgende Liste erarbeitet und auf dem Flipchart festgehalten:

Merkregeln für die Tagesplanung

- Realistische Ziele setzen, die den eigenen Fähigkeiten angemessen sind

- Große Schritte in Teilschritte zerlegen

- Einen Ausgleich schaffen zwischen unangenehmen oder anstrengenden Tätigkeiten und angenehmen Aktivitäten

- Das Erreichen von Teilzielen angemessen anerkennen

Abbildung 27: Flipchart Merkregeln für die Tagesplanung

> Diese Merkregeln sind sowohl für Ihre derzeitige Tagesplanung als auch für Ihren Alltag nach der Entlassung aus der Klinik von Bedeutung. Im Moment können Sie sie anwenden, um sich die Schritte aus der Depression heraus

zu erleichtern. Um später einem eventuellen Rückfall vorzubeugen, ist es sehr ratsam, sich ausreichend Ruhepausen zu erlauben und einer Überforderung bewusst entgegen zu wirken. Dies gilt insbesondere auch für die Zeit direkt nach der Entlassung, wenn zu Hause und in der Arbeit während Ihrer Abwesenheit vieles liegen geblieben ist. Im Einzelfall, wenn z.B. Überforderung und Stress mit zur Erkrankung beigetragen haben, kann es sinnvoll sein, langfristig sein Leben entsprechend diesen Regeln umzustellen.

Beispiel

Die 32-jährige Frau G. ist Sachbearbeiterin in der Personalabteilung eines großen Unternehmens. Sie berichtet, dass sie bis vor vier Monaten eine Kollegin gehabt habe, deren Arbeitsplatz nach ihrem Wechsel zu einer anderen Firma aus Kostenersparnisgründen nicht erneut besetzt worden sei. Seither habe sie die Aufgaben der Kollegin mit übernehmen müssen. „Ich hatte das Gefühl, vor einem unbewältigbaren Berg von Arbeit zu stehen." Da Frau G. an sich den Anspruch gehabt habe, ihre Arbeit gut zu erledigen, habe sie immer mehr Überstunden gemacht. Auch am Samstag sei sie oft ins Büro gefahren, um liegen gebliebene Unterlagen zu bearbeiten. „Zu Hause war ich nur noch müde und ausgepowert. Meine Stimmung wurde immer schlechter, ich hatte das Gefühl, so sehr ich mich auch anstrenge, ich kann es einfach nicht schaffen. Mein Mann hat versucht, mir zu helfen so gut er konnte, aber ich konnte mich gar nicht mehr auf ihn einlassen. Ich dachte, er kann an der Situation ja sowieso nichts ändern." Zu Freizeitaktivitäten habe sie keine Lust mehr gehabt, abends und sonntags habe sie nur noch auf dem Sofa gelegen. Zudem habe sie Ängste vor dem Büro entwickelt und habe eines Montagmorgens so sehr geweint, dass ihr Ehemann sie in der Firma entschuldigt habe und mit ihr zu einem Nervenarzt gegangen sei. Der habe eine Erschöpfungsdepression diagnostiziert und einen stationären Aufenthalt empfohlen. Zum Ende der heutigen Sitzung sagt Frau G.: „Inzwischen weiß ich, dass es Zeit ist, etwas zu ändern. Zum einen werde ich darauf achten, mir trotz allem Stress Zeit für mich selbst und meinen Mann zu nehmen. Zum anderen werde ich mit meinem Chef sprechen und ihm sagen, dass dieses Pensum einfach nicht zu bewältigen ist. Das wird bestimmt nicht einfach, aber wenn ich krank geschrieben bin, nütze ich der Firma noch weniger."

7.6.4 Abschluss

Zusammenfassung und Erläuterung der Übungen

Der Gruppenleiter teilt die Handouts aus, fasst die Inhalte der Sitzung kurz zusammen und bittet dann die Teilnehmer, sich bis zur nächsten Sitzung zu überlegen, welche Anforderungen und Ziele sie im Moment erreichen wollen. Zudem sollen noch einmal positive Aktivitäten aufgelistet werden, die sich als Belohnung eignen. So haben die Teilnehmer eine Grundlage für den zweiten Teil der Übung.

> Im zweiten Schritt planen Sie bitte für die nächsten zwei Tage jeweils zwei Ziele, die Sie erreichen wollen. Achten Sie darauf, dass diese Ziele für Sie auch mit einer hohen Wahrscheinlichkeit erreichbar bzw. durchführbar sind und passen Sie sie an Ihre momentane Leistungsfähigkeit

> an. Oder, um es in einem Bild auszudrücken: Legen Sie sich die Latte, wie es auch ein Hochspringer vor dem ersten Sprung tun würde, nicht auf eine unerreichbare oder sehr schwierig zu bewältigende Höhe, sondern steigern Sie die Anforderungen nach und nach. Planen Sie auch angenehme Aktivitäten, mit denen Sie sich für das Erreichen der Teilziele belohnen. Füllen Sie also zunächst alle weißen Kästchen aus. Tragen Sie dann ein, ob Sie Ihre Planung einhalten konnten und wie sich das auf Ihre Stimmung ausgewirkt hat (graue Kästchen).

Blitzlicht

Jeder Teilnehmer wird gebeten, zwei bis drei Sätze zu sagen, die sich auf sein aktuelles Befinden und sein Erleben während der heutigen Sitzung beziehen. Darüber hinaus können eventuell offen gebliebene Fragen angesprochen werden.

7.7 Sitzung 7: Zusammenhang zwischen Denken und Gefühlen

Inhalte
– Begrüßung und Wiederholung der letzten Sitzung – Besprechen der Übungen – Einführung in die kognitive Verhaltenstherapie – Die kognitive Triade – Das A-B-C-Schema – Zusammenfassung und Erläuterung der Übungen, Austeilen der Handouts – Blitzlicht
Handouts/Arbeitsmaterialien (vgl. CD-ROM)
– Die kognitive Triade der Depression – Wie bewerte ich meine eigenen Erfolge? – Gedanken und Gefühle – das ABC-Schema – Übung: Protokoll automatischer Gedanken
Flipcharts (vgl. Abbildungen und CD-ROM)
– Flipchart Die kognitive Triade der Depression – Flipchart Das ABC-Schema (3 Versionen)

7.7.1 Ziele

Anhand des Dreiecks „Denken-Fühlen-Handeln" wird eine kurze Einführung in das Rational der kognitiven Verhaltenstherapie der Depression gegeben. Die kognitive Triade der Depression wird erläutert und anhand des ABC-Schemas der Zusammenhang zwischen Gedanken und Stimmung analysiert.

7.7.2 Aufwärmphase

Begrüßung und Wiederholung der letzten Sitzung

Zu Beginn der Sitzung begrüßt der Gruppenleiter die Teilnehmer. In der siebten Sitzung können neue Teilnehmer in die Gruppe einsteigen. Sollte dies der Fall sein, stellen sich die Teilnehmer in der Anfangsrunde kurz vor, bevor sie etwas zu ihrer aktuellen Stimmung sagen. Anschließend fragt der Gruppenleiter, an welche Inhalte der letzten Sitzung die Teilnehmer sich erinnern können. Er unterstützt sie gegebenenfalls dabei, so dass sich eine kurze interaktive Zusammenfassung des Ausgleichs zwischen Anforderungen und positiven Aktivitäten bzw. Ruhephasen ergibt. Es kann auf das Flipchartpapier der letzten Sitzung zurück gegriffen werden. Den Teilnehmern wird zudem Gelegenheit gegeben, in der Zwischenzeit aufgekommene Fragen zu stellen oder Anmerkungen zu machen.

Besprechen der Übungen

Bei der Besprechung ist darauf zu achten, dass die Teilnehmer zwischen positiven (also verstärkenden) Aktivitäten und Anforderungen differenzieren. Oftmals ist es für sie nicht einfach, dies zu unterscheiden: nicht selten verstehen sie den Ausdruck „positive Aktivitäten" in dem Sinne, dass diese Handlungen produktiv sein müssen und dadurch Pflicht- bzw. Arbeitscharakter haben. Auch haben wir die Erfahrung gemacht, dass Teilnehmer aufgrund der bei depressiven Menschen häufig vorkommenden starken Leistungsorientierung dazu neigen, leichtere Pflichtaktivitäten als „Belohnung" einzusetzen oder nach Erreichen eines Teilziels sofort ein weiteres zu setzen, ohne sich hinlänglich belohnt zu haben.

Ist die Stimmung durch die Bewältigung einer Anforderung verbessert, ohne dass eine verhaltensmäßige oder materielle Belohnung erfolgte, wird auf den Mechanismus der intrinsischen Belohnung hingewiesen und dessen Anwendung verstärkt. Recht häufig kommt es auch vor, dass Teilnehmer (gerade solche mit sehr hohem prämorbiden Funktionsniveau) die Selbstverstärkung für leichtere Pflichtaktivitäten als peinlich und schambesetzt empfinden und daher unterlassen. Dies ist oft ein

Indikator für eine noch eingeschränkte Akzeptanz der Krankheit. Es gilt daher, die Konsequenzen dieses Verhaltens zu erfragen: Oft wird dann von selbst deutlich, dass die Unterlassung von Selbstverstärkung bzw. das Setzen zu anspruchsvoller Ziele längerfristig negative Konsequenzen hat und eine Veränderung des Musters im Einklang mit den Motiven der Patienten – nämlich die Stimmung zu verbessern – steht.

Es kann erarbeitet werden, dass die Anerkennung der aktuell eingeschränkten Leistungsfähigkeit durch die Konfrontation mit der eigenen Erkrankung zunächst eine Stimmungsverschlechterung nach sich zieht. Dies kann jedoch durch die mittelfristigen positiven Konsequenzen aufgewogen werden. Diese bestehen darin, dass es nur bei Akzeptanz der Krankheit möglich ist, die therapeutischen Maßnahmen auch gewinnbringend im Sinne einer Symptomverbesserung einzusetzen.

> – War es Ihnen möglich, positive Aktivitäten in Ihren Alltag einzuplanen und ein Gleichgewicht zwischen Anforderungen (Leistungen) und positiven Aktivitäten zu schaffen?
> – Welche Schwierigkeiten gab es bei der Planung dieser Aktivitäten?
> – Wie ist es Ihnen nach der Umsetzung Ihres Planes ergangen?

7.7.3 Hauptteil

Einführung in die kognitive Verhaltenstherapie

Das Dreieck „Denken-Fühlen-Handeln" wird am Flipchart angezeichnet.

> Wir haben in den vergangenen Stunden über den Zusammenhang zwischen Verhalten und Stimmung gesprochen. In den nun folgenden vier Sitzungen werden wir uns mit dem zweiten Aspekt, dem Zusammenhang zwischen Gedanken und Stimmung, beschäftigen. Diesen Teil der Therapie nennt man „kognitive Therapie". Das Wort „kognitiv" stammt aus dem Lateinischen und bezeichnet alles, was mit dem Denken bzw. Gedanken zusammenhängt. Die kognitive Therapie ist eine wissenschaftlich sehr gut untersuchte und in ihrer Wirksamkeit belegte Therapieform. Heutzutage wird sie fast immer zusammen mit „verhaltenstherapeutischen" Maßnahmen eingesetzt. Diese haben Sie in den vergangenen Sitzungen z.B. in Form

der „Spirale aus dem Schneckenhaus" und der „Selbstbelohnung" kennen gelernt. Da diese beiden Ansätze sich sehr gut ergänzen, spricht man heute meistens nur noch von „kognitiver Verhaltenstherapie". Zunächst möchte ich Sie bitten, sich einmal zu überlegen, wie das Denken während einer Depression geprägt ist. Mit welchen Gedankeninhalten beschäftigen Sie sich im Moment?

Die Aussagen der Teilnehmer werden aufgegriffen und zur Darstellung der kognitiven Triade zusammengefasst.

Die kognitive Triade der Depression

- **Negative Selbstsicht**

  „Ich bin ein Versager"

  „Ich bin nichts wert"

- **Negative Sicht der Umwelt**

  „Die anderen lehnen mich ab"

  „Mit mir will niemand mehr etwas zu tun haben"

- **Negative Sicht der Zukunft**

  „Es wird nie mehr besser werden mit mir"

  „Ich werde nie wieder arbeiten können"

Abbildung 28: Flipchart Die kognitive Triade der Depression

> Man hat herausgefunden, dass in einer Depression bei den meisten Menschen das Denken in diesen drei Bereichen verändert, manchmal geradezu „verzerrt" ist. Somit stellen diese drei negativen Sichtweisen ein depressionstypisches Denkmuster dar, das bei verschiedenen Personen natürlich unterschiedliche Ausprägungen haben kann. Es geht erst einmal darum, negatives Denken bei sich überhaupt festzustellen und die Aufmerksamkeit dafür zu schärfen, wann es auftritt. In einem zweiten Schritt gilt es, dieses negative Denken zu hinterfragen, also zu prüfen, ob es der Realität angemessen ist bzw. in welchen

Punkten eine zu pessimistische Sicht vorliegt. Dann geht es in einem dritten Schritt um die Veränderung solcher Denkmuster. In dieser und den folgenden Sitzungen will ich Ihnen bewährte Techniken vorstellen, um diese Schritte ausführen zu können. Können Sie nachvollziehen, was mit der „kognitiven Triade" der Depression gemeint ist? Haben Sie „negatives Denken" bei sich festgestellt? Erinnern Sie sich bitte noch einmal kurz an den vorangegangenen Abschnitt, den Aktivitätenaufbau. Diese kognitive Triade macht es oft so schwer, sich für Erreichtes zu belohnen. Eigene Erfolge werden entsprechend abgewertet, also nicht als Erfolge wahrgenommen.

Das ABC-Schema

Ich möchte Ihnen nun anhand eines Beispiels ein Schema vorstellen, das den Zusammenhang zwischen Gedanken und Stimmung veranschaulicht, das so genannte ABC-Schema. Die Abkürzung „ABC" kommt aus dem Englischen und ist aus den Anfangsbuchstaben der Wörter zusammengesetzt, die die Überschriften für die Spalten bilden. Ich will Ihnen zunächst nur erklären, was das „A" und das „C" bedeutet. Das „A" der ersten Spalte lässt sich mit „auslösende Situation" übersetzen: In dieser Spalte soll nur stehen, was wirklich passiert ist, also was ein unbeteiligter Beobachter berichten würde; hier sollen Vermutungen und Erklärungen möglichst außen vor gelassen werden. Das „C" der dritten Spalte stammt vom englischen Wort „consequence" und lässt sich nicht in ein Wort mit gleichen Anfangsbuchstaben übersetzen; hier soll stehen, welche Konsequenzen eine Situation für Sie hat – vor allem, wie Sie gefühlsmäßig auf das Ereignis in der ersten Spalte reagieren und wie Sie sich danach verhalten.

Zunächst werden nur das „A" und das „C" mit einem Beispiel am Flipchart aufgeschrieben. Hierbei empfiehlt es sich, mit verschiedenen Farben zu arbeiten, weil so die Alternativbewertung und die Auswirkung auf die Stimmung später anschaulich erläutert werden können. Möglicherweise hat einer der Teilnehmer bereits ein Beispiel berichtet, das nun aufgegriffen werden kann.

Sie haben gesehen, dass ich in der Mitte Platz gelassen habe. Das „B" fehlt noch, was könnte das Ihrer Meinung nach bedeuten? Was steht zwischen der auslösenden Situation und der Konsequenz?

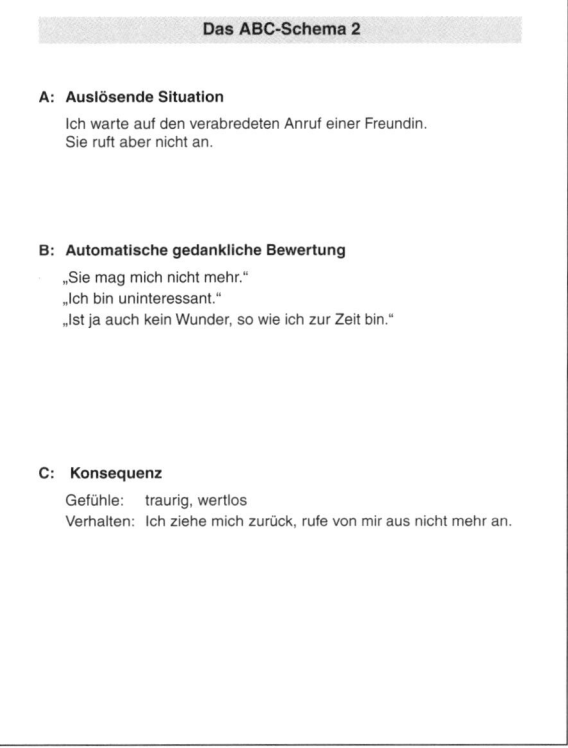

Das ABC-Schema 1

A: **Auslösende Situation**
    Ich warte auf den verabredeten Anruf einer Freundin. Sie ruft aber nicht an.

B: ...

C: **Konsequenz**
    Gefühle: traurig, wertlos
    Verhalten: Ich ziehe mich zurück, rufe von mir aus nicht mehr an.

Abbildung 29: Flipchart Das ABC-Schema 1

Gemeinsam soll in etwa Folgendes erarbeitet werden:

Das ABC-Schema 2

A: **Auslösende Situation**
    Ich warte auf den verabredeten Anruf einer Freundin. Sie ruft aber nicht an.

B: **Automatische gedankliche Bewertung**
    „Sie mag mich nicht mehr."
    „Ich bin uninteressant."
    „Ist ja auch kein Wunder, so wie ich zur Zeit bin."

C: **Konsequenz**
    Gefühle: traurig, wertlos
    Verhalten: Ich ziehe mich zurück, rufe von mir aus nicht mehr an.

Abbildung 30: Flipchart Das ABC-Schema 2

Sie sehen also, dass die jeweilige Situation bestimmte gefühls- und verhaltensmäßige Konsequenzen nicht direkt und zwingend nach sich zieht, sondern dass dazwischen die gedankliche Bewertung der Situation steht – und die kann von Person zu Person und je nach Stimmung sehr unterschiedlich sein. Genauso unterschiedlich wie die gedankliche Bewertung – die in der mittleren, mit „B" überschriebenen Spalte steht – sind dann auch die Konsequenzen des auslösenden Ereignisses. Diese Bewertung erfolgt in der Regel automatisch, also nicht bewusst oder willentlich – wir denken nicht ständig bewusst darüber nach, wie wir ein Ereignis oder die Handlung einer anderen Person erklären. An diesem Punkt wollen wir jetzt ansetzen, denn in der Depression erfolgen sehr viele automatische und unbewusste negative Erklärungen für Situationen, die in der Summe dann zu einer negativen Stimmung führen. Oft sind dies aber nicht die einzig möglichen oder auch wirklich realistischen Bewertungen, und eine bewusste Überprüfung der „automatischen" Gedanken führt oft zu einer anderen und oftmals auch positiveren Sichtweise. Dabei geht es nicht darum, alles mit der „rosa Brille" zu sehen, sondern vielmehr darum, positive und negative Seiten wahrzunehmen und nicht immer das Schlimmste anzunehmen.

Das ABC-Schema 3

A: Auslösende Situation

Ich warte auf den verabredeten Anruf einer Freundin. Sie ruft aber nicht an.

B: Automatische gedankliche Bewertung

„Sie mag mich nicht mehr."
„Ich bin uninteressant."
„Ist ja auch kein Wunder, so wie ich zur Zeit bin."

Alternative:
„Sie hat viel Stress zur Zeit."
„Vielleicht geht es ihr selber nicht gut."
„Das muss nicht unbedingt mit mir zu tun haben."

C: Konsequenz

Gefühle: traurig, wertlos
Verhalten: Ich ziehe mich zurück, rufe von mir aus nicht mehr an.

Alternative:
Gefühle: weniger traurig, neutral
Verhalten: Ich rufe sie selber an und frage, was los ist.

Abbildung 31: Flipchart Das ABC-Schema 3

– Wie könnte eine alternative Bewertung aussehen?
– Wie würden Sie sich dann fühlen?
– Wie würden Sie sich dann verhalten?

Zum Ende sollte das ABC-Schema in etwa wie in Abbildung 31 aussehen.

Der Vorteil der alternativen Bewertung ist, dass Sie sich weniger schlecht fühlen und Sie Mut haben herauszufinden, was hinter den Verhaltensweisen anderer steckt. So haben Sie eine Chance, Ihre zunächst getroffenen selbstabwertenden Annahmen zu entkräften.
Bei der kognitiven Verhaltenstherapie geht es nicht einfach um positives Denken. Es gibt durchaus Situationen im Leben, in denen negative Bewertungen angebracht sind, jedoch ist es nicht hilfreich, negative Bewertungen ohne Realitätsüberprüfung pauschal anzunehmen.

7.7.4 Abschluss

Zusammenfassung und Erläuterung der Übungen

Der Gruppenleiter fasst gegen Ende der Sitzung die Inhalte anhand der Handouts noch einmal zusammen und gibt Gelegenheit, offene Fragen zu klären.
Die Hausaufgabe der siebten Sitzung besteht zunächst wieder in einer Selbstbeobachtungsübung, noch nicht in der Modifikation der automatischen Gedanken.

Sobald Sie eine Verschlechterung oder Verbesserung Ihrer Stimmung erleben, überlegen Sie sich, welche Gedanken Sie dabei hatten. Beschreiben Sie die Situation, in der sich Ihre Stimmung verschlechtert bzw. verbessert hat, Ihre Gedanken und Ihre Stimmung und Ihre Gefühle. Protokollieren Sie bitte diese Beobachtungen bis zur nächsten Sitzung.

Blitzlicht

Jeder Teilnehmer wird gebeten, zwei bis drei Sätze zu sagen, die sich auf sein aktuelles Befinden und sein Erleben während der heutigen Sitzung beziehen. Darüber hinaus können eventuell offen gebliebene Fragen angesprochen werden.

7.8 Sitzung 8: Veränderung automatischer depressiver Gedanken

Inhalte
– Begrüßung und Wiederholung der letzten Sitzung
– Besprechen der Übungen
– Typische gedankliche Verzerrungen und deren Veränderung
– Die Spaltentechnik zur Veränderung automatischer depressiver Gedanken
– Grübelstopp
– Zusammenfassung und Erläuterung der Übungen, Austeilen der Handouts
– Blitzlicht
– Dokumentieren der heutigen Sitzung
Handouts/Arbeitsmaterialien (vgl. CD-ROM)
– Depressive und realistische Gedanken
– Die Spaltentechnik zur Veränderung depressiver Gedanken
– Grübelstopp
– Übung: Veränderung automatischer depressiver Gedanken
Flipcharts (vgl. Abbildungen und CD-ROM)
– Flipchart Typische gedankliche Verzerrungen
– Flipchart Die Spaltentechnik zur Veränderung automatischer depressiver Gedanken

7.8.1 Ziele

Die Gruppenteilnehmer lernen in dieser Sitzung typische depressive Bewertungsmuster kennen und versuchen, zutreffende Muster bei sich zu identifizieren. Es werden erste Schritte zur Veränderung durch Hinterfragen und Realitätsprüfung angeregt. Als Entscheidungshilfe, um zwischen automatischen depressiven Gedanken und realistischen Alternativen zu differenzieren, wird die Spaltentechnik erläutert. Darüber hinaus wird die Technik des Grübelstopps besprochen.

7.8.2 Aufwärmphase

Begrüßung und Wiederholung der letzten Sitzung

Zu Beginn der Sitzung begrüßt der Gruppenleiter die Teilnehmer. Im Anschluss daran wird jeder Teilnehmer in einer kurzen Runde zu seiner aktuellen Stimmung befragt.

Anschließend fragt der Gruppenleiter, an welche Inhalte der letzten Sitzung die Teilnehmer sich erinnern können. Er unterstützt sie gegebenenfalls dabei, so dass sich eine kurze interaktive Zusammenfassung der kognitiven Triade und des ABC-Schemas ergibt. Es kann auf das Flipchartpapier

der letzten Sitzung zurück gegriffen werden. Den Teilnehmern wird darüber hinaus Gelegenheit gegeben, in der Zwischenzeit aufgekommene Fragen zu stellen oder Anmerkungen zu machen.

Besprechen der Übungen

Das Protokoll automatischer Gedanken wird in der Gruppe besprochen. Insbesondere wird hierbei auf die präzise Formulierung der Gedanken und die richtige Differenzierung von Gedanken und Gefühlen geachtet.

7.8.3 Hauptteil

In der letzten Sitzung und in der Übung haben Sie trainiert, automatische depressive Gedanken bei sich zu erkennen und aufzuschreiben. Im nächsten Schritt geht es darum, diese zu verändern. Um realistische Alternativen zu entwickeln, gilt es zunächst, Ihre automatisch ablaufenden Gedanken zu hinterfragen, also zu erkennen, inwiefern sie möglicherweise nicht der Realität angemessen sind. Folgende Fragen haben sich dabei sehr bewährt:
Sind meine Schlussfolgerungen wirklich zwingend? Könnte es nicht eine ganz andere Erklärung für die Situation, für das Verhalten

der Person XY geben? Was würde eine andere Person in derselben Situation denken? Wie groß ist die Wahrscheinlichkeit, dass meine Befürchtung zutrifft?

Überprüfen Sie Ihre automatischen Gedanken in der Realität. Testen Sie, ob Ihre Befürchtungen wirklich eintreffen. Fragen Sie ggf. eine andere Person nach Ihrer Ansicht. Entwickeln Sie so eine angemessenere Sichtweise. Bei der Besprechung der Übung haben Sie gemerkt, dass es zwischen den von Ihnen formulierten Gedanken gewisse Parallelen gab. Man spricht in der kognitiven Therapie der Depression deshalb von typischen gedanklichen Verzerrungen. Diese müssen nicht hundertprozentig auf Sie zutreffen, kommen aber erfahrungsgemäß bei Menschen mit Depressionen gehäuft vor.

Typische gedankliche Verzerrungen und deren Veränderung

Typische gedankliche Verzerrungen		
„Schwarze Brille" der Depression	Depressiver Gedanke	Andere Sichtweise
alles persönlich nehmen	Frau K. hat mich heute morgen nicht gegrüßt, sie mag mich also nicht.	Sie hat mich vermutlich nicht wahrgenommen oder war in ihre Gedanken vertieft.
voreilige Schluss-folgerungen ziehen	Wenn mir etwas in der Arbeit nicht gelingt, kann ich davon ausgehen, dass ich gar nichts schaffe.	Ich darf auch Fehler machen.
übermäßige Verallgemeinerung	Ich habe heute morgen verschlafen. Ich kann in meinem Leben nichts richtig machen.	Das kann jedem mal passieren und sagt nichts über mein Leben aus.
sich für Negatives verantwortlich fühlen	Ich bin allein dran schuld, dass wir beim Kegeln verloren haben.	Die anderen haben auch nicht besser gekegelt.

Abbildung 32: Flipchart Typische gedankliche Verzerrungen

– Können Sie sich darin wieder finden?
– Welche Denkmuster kommen Ihnen bekannt vor?

Die Spaltentechnik zur Veränderung automatischer depressiver Gedanken

Die hier vorgestellte Spaltentechnik soll den Gruppenteilnehmern deutlich machen, dass sie selbst einen gewissen Einfluss auf ihre Gedanken haben, indem sie auch „nichtdepressive" Erklärungen in Erwägung ziehen und eine rationale Entscheidung treffen. Günstig ist es, für die Erläuterung ein von den Teilnehmern bereits genanntes Beispiel heran zu ziehen. Die Inhalte der Spalten werden interaktiv mit den Teilnehmern erarbeitet, die Tabelle wird auf dem Flipchart aufgezeichnet.

Wir haben gesehen, wie man durch das Hinterfragen seiner automatischen depressiven Gedanken realistische Alternativen entwickeln kann. Nun ist es aber gar nicht so einfach, solch einen Alternativgedanken auch anzunehmen. Hierzu möchte ich Ihnen jetzt eine Methode, die so genannte Spaltentechnik, vorstellen.

Die Spaltentechnik zur Veränderung automatischer depressiver Gedanken		
	Depressiver Gedanke	Realistische Alternative
	„Das schaffe ich nie!"	„Es ist schwierig, aber ich versuche es."
Vorteile	Wenn ich es nicht versuche, dann kann auch nichts schief gehen. Ich gehe kein Risiko ein.	Ich finde mehr Zutrauen zu mir selbst. Durch jeden Versuch kann ich etwas dazulernen.
Nachteile	Ich werde mutlos und traue mir immer weniger zu. Ich werde immer weniger aktiv.	Ich muss mich anstrengen. Ich gehe ein Wagnis ein.

Abbildung 33: Flipchart Die Spaltentechnik zur Veränderung automatischer depressiver Gedanken

Sie haben nun zwei Alternativen zu Verfügung und müssen sich für eine von beiden entscheiden. Üblicherweise wägt man bei einer Entscheidung die Vor- und Nachteile beider Alternativen ab. Wenn es um verschiedene

Erklärungen für das geht, was gerade passiert ist oder jemand gerade getan hat, versucht man zu entscheiden, welche Erklärung wohl die zutreffendere ist, um sich ein realistisches Bild zu machen. Genauso wie einen anderen Menschen werden Sie auch sich selbst nicht ohne Weiteres von einer neuen Sichtweise überzeugen, wenn Sie nicht gute Gründe dafür haben. Genau dies ist der Sinn dieser Technik – sich selbst das Für und Wider vor Augen zu führen und sich dann für die vernünftigere Sichtweise zu entscheiden, wenn die Argumente überzeugen. Hier liegt auch der Unterschied der kognitiven Therapie zu „Positiv Denken"-Ratgebern, die oftmals versuchen, einfach negative durch positive Gedanken zu ersetzen, ohne sich auseinander zusetzen. Dieses „Auseinandersetzen" wollen wir in diesem Fall jetzt auch versuchen. Möglicherweise erscheint es Ihnen zunächst seltsam, dass depressive Gedanken und Sichtweisen auch Vorteile haben sollen. Lassen Sie uns gemeinsam überlegen, worin so ein Vorteil bestehen könnte.
Worin sehen Sie Nachteile?

Grübelstopp

Zur Einführung der Methode des Grübelstopps wird auf den Unterschied zwischen „depressivem Grübeln" und der oft notwendigen gedanklichen Beschäftigung mit Problemen eingegangen. Der Grübelstopp lässt sich etwa folgendermaßen erläutern:

Oft drängen sich automatische depressive Gedanken stark auf und es kommt zu regelrechten „Grübelphasen". Der Unterschied zwischen „Grübeln" und „Nachdenken" besteht vor allem darin, dass „Grübeln" nicht zu einem Fortschritt und zu Lösungen führt, sondern dass sich nach dem „Grübeln" Ihre Schwierigkeiten nicht verändert haben – bis auf Ihre Stimmung, die sich nachher meist verschlechtert hat. Würden Sie dieser Beschreibung zustimmen?
Eine mögliche hilfreiche Methode, um das depressive Grübeln zu unterbrechen, besteht darin, sich ein bewusstes Stoppsignal zu setzen. Das bedeutet, immer wenn Sie sich beim Grübeln „ertappen", sagen Sie zu sich selbst „Stopp!" oder „Stopp mit dem Grübeln!" Wenn man alleine ist, kann man laut zu sich selbst sprechen. Es ist auch möglich, sich zu helfen, indem man die Hände kurz zur Faust ballt oder sich bildlich ein

Stoppschild wie auf der Straße vorstellt. Oder Sie formulieren dies mit Ihren eigenen Worten, z.B. „Ich merke, dass sich meine Gedanken im Kreis drehen, und ich werde jetzt damit aufhören, da es mich nur runterzieht. Ich werde gezielt an etwas denken, was mir Mut macht."
Oder etwa: „Komme ich voran mit der Art und Weise, wie ich jetzt über das Problem nachdenke? Nützt es mir wirklich, wenn ich mir wieder und wieder vor Augen führe, was alles schief gehen kann? Wenn ich mir vorstelle, wie alles im schlimmsten Falle ausgehen kann? Werde ich dann schneller oder langsamer gesund?"
Probieren Sie aus, welches „Stopp-Symbol" Ihnen am besten entspricht. Ganz wichtig ist es, nach dem „Stopp" neue positive Gedanken zu haben, um nicht wieder in das Grübeln zurückzufallen. Dabei ist es hilfreich, auch einige aufmunternde Sätze im Kopf zu haben, die man sich nach dem Grübelstopp selbst vorsagen kann. Zum Beispiel: „Ich werde diese Krise, wie auch andere davor, schon bewältigen. Ich bin in Behandlung und kann ganz realistische Hoffnung haben, dass die Depression vorbeigeht, wie ich das auch bei Person XY gesehen habe. Die Behandlung braucht auch Zeit, um zu wirken und es gibt unter Umständen Möglichkeiten, die ich noch gar nicht ausgeschöpft habe."

7.8.4 Abschluss

Zusammenfassung und Erläuterung der Übungen

Der Gruppenleiter fasst gegen Ende der Sitzung die Inhalte anhand des Handouts noch einmal zusammen und gibt Gelegenheit, offene Fragen zu klären.

Die Hausaufgabe der achten Sitzung besteht darin, die Gedankenprotokolle weiterzuführen, realistischen Alternativgedanken zu formulieren sowie die Spaltentechnik und den Grübelstopp zu üben.

Blitzlicht

Jeder Teilnehmer wird gebeten, zwei bis drei Sätze zu sagen, die sich auf sein aktuelles Befinden und sein Erleben während der heutigen Sitzung beziehen. Darüber hinaus können eventuell offen gebliebene Fragen angesprochen werden.

7.9 Sitzung 9: Bedeutung depressionsfördernder Grundüberzeugungen

Inhalte
– Begrüßung und Wiederholung der letzten Sitzung – Besprechen der Übungen – Zusammenhang zwischen automatischen depressiven Gedanken und depressionsfördernden Grund-   überzeugungen – Typische depressionsfördernde Grundüberzeugungen – Zusammenfassung und Erläuterung der Übungen, Austeilen der Handouts – Blitzlicht – Dokumentieren der heutigen Sitzung
Handouts/Arbeitsmaterialien (vgl. CD-ROM)
– Automatische Gedanken und Grundüberzeugungen – Depressionsfördernde Grundüberzeugungen – Übung: Tagesprotokoll automatischer Gedanken und realistischer Alternativen
Flipcharts (vgl. Abbildungen und CD-ROM)
– Flipchart Das Eisbergmodell der depressiven Grundüberzeugungen – Flipchart Typische depressionsfördernde Grundüberzeugungen

7.9.1 Ziele

In der neunten Sitzung lernen die Gruppenteilnehmer das Konzept der Überlebensregeln bzw. Grundüberzeugungen sowie den Zusammenhang zwischen automatischen depressiven Gedanken und zu Grunde liegenden depressionsfördernden Grundüberzeugungen kennen. Es wird angeregt, eigene Überlebensregeln und deren Entwicklung (z.B. Einfluss wichtiger früher Bezugspersonen, Lebensereignisse) zu erkennen.

7.9.2 Aufwärmphase

Begrüßung und Wiederholung der letzten Sitzung

Zu Beginn der Sitzung begrüßt der Gruppenleiter die Teilnehmer. Im Anschluss daran wird jeder Teilnehmer in einer kurzen Runde zu seiner aktuellen Stimmung befragt.

Anschließend fragt der Gruppenleiter, an welche Inhalte der letzten Sitzung die Teilnehmer sich erinnern können. Er unterstützt sie gegebenenfalls dabei, so dass sich eine kurze interaktive Zusammenfassung der typischen gedanklichen Verzerrungen, der Spaltentechnik zu deren Veränderung sowie des Grübelstopps ergibt. Es kann auf das Flipchartpapier der letzten Sitzung zurück gegriffen werden. Den Teilnehmern wird darüber hinaus Gelegenheit

gegeben, in der Zwischenzeit aufgekommene Fragen zu stellen oder Anmerkungen zu machen.

Besprechen der Übungen

Oft fällt es den Gruppenteilnehmern schwer, sich auf eine so formale Weise wie es die Spaltentechnik erfordert, mit ihren Gedanken auseinander zu setzen. Es wird darauf geachtet, bei nicht oder nicht ganz richtig ausgeführten Übungen kein negatives Feedback zu geben, sondern Veränderungsvorschläge zu formulieren. In der Sitzung können gemeinsam adäquate Inhalte erarbeitet werden. Auch kleine Schritte in die richtige Richtung werden positiv bewertet. Der Grübelstopp ist erfahrungsgemäß eine Methode, mit der manche Menschen gut zurechtkommen, andere weniger. Ist dies in der Gruppe der Fall, sollte es ebenso kommentiert werden. Der Eindruck eines Misserfolgs oder gar Versagens soll nicht entstehen.

7.9.3 Hauptteil

Der Zusammenhang von automatischen depressiven Gedanken und depressionsfördernden Grundüberzeugungen

Wir haben in den letzten Sitzungen von automatischen depressiven Gedanken gesprochen.

Heute geht es um die Entstehung dieser Gedanken. Was meinen Sie, woher kommen solche negativ geprägten Denkmuster?

Anhand der Beiträge der Teilnehmer wird das Konzept der Grundüberzeugungen erläutert:

Das was Sie gerade genannt haben, nennen wir „depressionsfördernde Grundüberzeugungen". Unter Grundüberzeugung versteht man Einstellungen oder Überlebensregeln, die im Laufe des Lebens erlernt werden und die jeder von uns mehr oder weniger bewusst im Kopf hat. Sie steuern unser Verhalten und Erleben. Nun gibt es Grundüberzeugungen, die die Entstehung einer Depression fördern können. Denken Sie bitte einmal an das Vulnerabilitäts-Stress-Bewältigungs-Modell aus der zweiten Sitzung zurück. Solche depressionsfördernden Grundüberzeugungen können einen psychologischen Vulnerabilitätsfaktor ausmachen, also die Anfälligkeit für Depressionen steigern.
Vielleicht wird es anhand eines Beispiels klarer: Stellen Sie sich ein kleines Mädchen vor, das sich sehr früh eigenständig selbst versorgen musste, weil die Mutter früh gestorben ist. Aufgrund dieser Situation entwickelte sie die Grundüberzeugung „Ich muss mit meinen Problemen alleine klarkommen." Diese Überlebensregel war für sie zu diesem Zeitpunkt im Sinne einer Überlebensstrategie sicher richtig und hilfreich. Es könnte jedoch sein, dass sie nun diese Überlebensstrategie im Erwachsenenalter beibehalten und deshalb Probleme hat, in schwierigen Situationen andere Menschen um Rat zu fragen und Hilfe anzunehmen. Das kann zu einer Überforderung führen, die wiederum zu einer Depression beitragen kann.
Der Zusammenhang von depressionsfördernden Grundüberzeugungen und automatischen depressiven Gedanken lässt sich anhand eines Eisbergmodells gut darstellen.

Beim Eisberg ist der größte Teil unter Wasser, also nicht sichtbar. So ähnlich ist es mit den depressionsfördernden Grundüberzeugungen. Sie sind nicht dauernd präsent, kommen jedoch in Form von automatischen depressiven Gedanken an die Oberfläche. Erstere stehen mit allgemeinen Lebensthemen im Zusammenhang, letztere treten in spezifischen Situationen auf. Eine depressive Grundüberzeugung können Sie sich wie ein mehr oder weniger verstecktes „Motto" vorstellen, unter dem ein Leben steht. Um es zu entdecken, ist es hilfreich, die eigenen

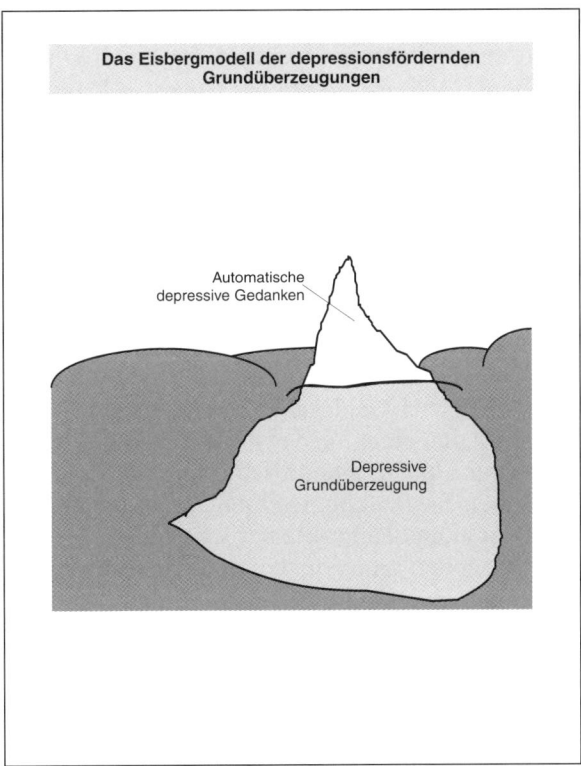

Abbildung 34: Flipchart Das Eisbergmodell der depressionsfördernden Grundüberzeugungen

Denk- und Verhaltensweisen in schwierigen Lebenssituationen zu hinterfragen.

Jetzt können geeignete Beispiele der Teilnehmer aufgegriffen und zu Grunde liegende Grundüberzeugungen erarbeitet werden. Der Gruppenleiter gibt hierbei Hilfestellung und macht Formulierungsvorschläge, fragt nach den Hypothesen der Teilnehmer, wie sich diese Grundüberzeugungen lebensgeschichtlich entwickelt haben könnten.

Es wird darauf hingewiesen, dass das Thema der Grundüberzeugungen in der Kürze der Zeit kaum hinreichend bearbeitet werden kann. Es soll eher eine Anregung für die weitere Beschäftigung mit der individuellen Problematik gegeben werden.

Beispiel

Der 65-jährige Herr C., ein Familienvater und ehemaliger Manager, hat nach seiner Pensionierung vor neun Monaten depressive Verstimmungen und massive Verarmungsängste entwickelt. „Ich habe Tag und Nacht darüber nachgegrübelt, ob meine Altersvorsorge ausreichen wird und sah mich allen Ernstes ‚unter der Brücke' enden. Obwohl ich im Laufe der Jahre mein Einkommen immer mehr steigern konnte und meine Pension eigentlich für einen guten Lebensstandard ausreicht, bekam ich diese Ängste einfach nicht in den Griff." Der Therapeut fragt ihn, ob es in seinem Leben Zeiten gegeben habe, in denen er unter Armut gelitten habe. Darauf antwortet Herr C.: „Als ich ein kleiner Junge war, in den letzten Kriegs- und in den Nachkriegsjahren, habe ich oft Hunger gehabt. Mein Vater war in Gefangenschaft und meine Mutter musste alleine für mich sorgen, das war sehr schwierig. Auch später haben wir nicht viel Geld gehabt." Darauf der Therapeut: „Ich kann mir vorstellen, dass das eine schlimme und prägende Erfahrung für Sie war. Glauben Sie, es könnte einen Zusammenhang mit der aktuellen Problematik bestehen?" Herr C. entgegnet: „Aufgrund dieser Erfahrung habe ich mich in der Schule und im Studium, später auch im Beruf, sehr angestrengt. Ich wollte nie mehr arm sein und habe mir geschworen, dass meine eigenen Kinder so etwas nicht erleben sollen." Der Therapeut entgegnet: „Dieser Vorsatz könnte für Sie zu einer Grundüberzeugung geworden sein. Wollen Sie einmal versuchen, ihn in einem für Sie jetzt stimmigen Satz zu formulieren?" Herr C. überlegt und sagt schließlich: ‚„Ich muss mich im Leben immer sehr anstrengen, sonst kann ich meiner Familie und mir kein sicheres und gutes Leben ermöglichen.' Ja, das passt, ich glaube, das ist eine sehr wichtige Grundüberzeugung für mich." Der Therapeut kommentiert: „Möglicherweise haben Sie diese Überzeugung so verinnerlicht, dass die nun eingetretene Situation – erstmals in ihrem Leben steigert sich Ihr Einkommen nicht mehr, sondern ist im Vergleich zur aktiven Arbeitszeit geringer – einen Konflikt ausgelöst hat, der die alten Ängste reaktiviert und der Ihnen ausweglos erscheint. Hinzu kommt, dass Ihnen nun durch Ihre Pensionierung die Möglichkeit, Ihr Einkommen durch ‚Anstrengen' zu sichern, genommen wurde." Herr C. denkt nach und sagt schließlich: „Das könnte gut sein, darüber muss ich nachdenken. Ich bin noch gar nicht auf die Idee gekommen, dass meine Vergangenheit in dieser Weise mit meinen jetzigen Problemen zusammenhängen könnte."

Typische depressionsfördernde Grundüberzeugungen

In der Behandlung von Depressionen hat man herausgefunden, dass es Grundüberzeugungen gibt, die bei depressiven Menschen häufig vorkommen. Diese müssen nicht hundertprozentig auf jeden von Ihnen zutreffen. Ich möchte sie nun einmal mit Ihnen durchgehen und Sie bitten, darauf zu achten, welche eventuell auf Sie passen.

Typische depressionsfördernde Grundüberzeugungen

- Um anderen Menschen zu gefallen, muss ich auf eigene Bedürfnisse verzichten.
- Wenn ich die Hilfe anderer Menschen brauche, ist das ein Zeichen von Schwäche.
- Wenn jemand meine schwachen Seiten entdeckt, werde ich als Versager betrachtet.
- Wenn ich etwas nicht richtig gut machen kann, dann ist es besser, es erst gar nicht zu versuchen.
- Wenn ich immer wieder Fehler mache, dann mindert das meinen Wert als Mensch.
- Ich sollte meinen Ärger besser nicht zeigen, weil ich sonst nur abgewiesen oder benachteiligt werde.
- Wenn ich von Menschen, die mir etwas bedeuten, nicht immer anerkannt werde, dann ist das eine Katastrophe.
- Wenn ich von anderen Menschen nicht mehr gebraucht werde, bin ich weniger Wert.

Abbildung 35: Flipchart Typische depressionsfördernde Grundüberzeugungen

Auch hier geht es wieder darum, diese Grundüberzeugung zu hinterfragen und zu verändern. So ist es beispielsweise für uns alle wünschenswert, von anderen Menschen geschätzt zu werden. Oft neigen depressive Menschen zu der versteckten Grundüberzeugung, sie seien ausschließlich auf die Wertschätzung anderer angewiesen und beinahe alle müssten sie mögen und gernhaben. Aus dieser Grundüberzeugung heraus tun zur Depression neigende Menschen manchmal bis zur Aufgabe eigener Bedürfnisse alles, um diese Wertschätzung zu bekommen und zu erhalten. Man ist jedoch nicht ausschließlich auf die Wertschätzung anderer Personen angewiesen, denn man kann sich auch selbst Achtung und Akzeptanz entgegenbringen, auch wenn einen manche Leute vielleicht nicht in dem Ausmaß schätzen, wie man sich das wünschen würde.

7.9.4 Abschluss

Zusammenfassung und Erläuterung der Übungen

Der Gruppenleiter teilt zum Ende der Sitzung die Handouts aus und fasst die Inhalte der heutigen Sitzung zusammen.

Zur Übung werden die Teilnehmer gebeten, zunächst die Liste typischer depressionsfördernder Grundüberzeugungen noch einmal in Ruhe durchzugehen und einzustufen, wie sehr die einzelnen Aussagen auf sie zutreffen. Sie werden gebeten, zu den am besten zutreffenden Aussagen eine realistische Alternative zu formulieren.

Im zweiten Teil geht es darum, weiterhin automatische depressive Gedanken zu protokollieren und auf die zu Grunde liegenden Überzeugungen zu schließen. Auch hierzu werden realistische Alternativen entwickelt.

Blitzlicht

Jeder Teilnehmer wird gebeten, zwei bis drei Sätze zu sagen, die sich auf sein aktuelles Befinden und sein Erleben während der heutigen Sitzung beziehen. Darüber hinaus können eventuell offen gebliebene Fragen angesprochen werden.

7.10 Sitzung 10: Veränderung depressionsfördernder Grundüberzeugungen

Inhalte
– Begrüßung und Wiederholung der letzten Sitzung – Besprechen der Übungen – Erkennen der depressionsfördernden Grundüberzeugungen – Verändern der depressionsfördernden Grundüberzeugungen – Zusammenfassung und Erläuterung der Übungen, Austeilen der Handouts – Blitzlicht – Dokumentieren der heutigen Sitzung
Handouts/Arbeitsmaterialien (vgl. CD-ROM)
– Wie können depressionsfördernde Grundüberzeugungen verändert werden? – Zusammenfassung kognitive Umstrukturierung – Übung: Neue Überlebensregeln
Flipcharts (vgl. Abbildung und CD-ROM)
– Flipchart Zusammenfassung kognitive Umstrukturierung

7.10.1 Ziele

Die Arbeit mit den individuellen depressiven Grundüberzeugungen wird in dieser Sitzung vertieft. Alternative Grundüberzeugungen werden erarbeitet und deren Auswirkungen auf die Lebenssituation diskutiert. Zum Abschluss des kognitiven Therapieblocks wird eine Zusammenfassung der Sitzungen 7 bis 10 gegeben.

7.10.2 Aufwärmphase

Begrüßung und Wiederholung der letzten Sitzung

Zu Beginn der Sitzung begrüßt der Gruppenleiter die Teilnehmer. Im Anschluss daran wird jeder Teilnehmer in einer kurzen Runde zu seiner aktuellen Stimmung befragt.

Anschließend fragt der Gruppenleiter, an welche Inhalte der letzten Sitzung die Teilnehmer sich erinnern können. Er unterstützt sie gegebenenfalls dabei, so dass sich eine kurze interaktive Zusammenfassung des Konzeptes der depressionsfördernden Grundüberzeugungen ergibt. Es kann auf das Flipchartpapier der letzten Sitzung zurück gegriffen werden. Den Teilnehmern wird darüber hinaus Gelegenheit gegeben, in der Zwischenzeit aufgekommene Fragen zu stellen oder Anmerkungen zu machen.

Besprechen der Übungen

Zunächst werden die Teilnehmer gefragt, welche der typischen depressionsfördernden Grundüberzeugungen aus der Liste auf sie zutreffen und welche realistische Alternativen sie hierzu gefunden haben. Bei Bedarf hilft der Gruppenleiter bei der Formulierung von Alternativen. Ebenso wird im zweiten Teil, dem Protokoll automatischer Gedanken und ihnen zu Grunde liegender Überzeugungen vorgegangen. Je nachdem, wie viel die Teilnehmer über ihre Vorgeschichte berichten möchten, kann hier auch die lebensgeschichtliche Entwicklung der identifizierten Grundüberzeugungen besprochen werden.

7.10.3 Hauptteil

Erkennen und Verändern der depressionsfördernden Grundüberzeugungen

Um die Identifizierung der depressionsfördernden Grundüberzeugungen zu erleichtern, werden die Teilnehmer angeregt, in den Protokollen ihrer automatischen Gedanken nach gemeinsamen oder wiederkehrenden Themen zu suchen. Außerdem hilft es, auf ausschließliche Formulierungen wie „immer", „nie" oder „muss" zu achten. Die Teilnehmer werden angehalten, ihre depressionsfördernden Grundüberzeugungen zu hinterfragen und sich zu überlegen, welche Auswirkung eine alternative Überzeugung auf ihr Leben hätte.

- Welche Anhaltspunkte gibt es für die Richtigkeit Ihrer Annahmen?
- Welche Konsequenzen haben entsprechende Verhaltensweisen?
- Welche Konsequenzen hätte es, wenn Sie sich entsprechend der Alternativformulierung ... verhalten würden?
- Wie würden andere Menschen darauf reagieren?

Zusammenfassung kognitive Umstrukturierung

Zum Abschluss des Blocks zur kognitiven Umstrukturierung geben die Gruppenleiter noch einmal eine Zusammenfassung über die gesamte Vorgehensweise.

Zusammenfassung kognitive Umstrukturierung

1. Achten Sie auf Situationen, in denen Ihre Stimmung schlechter wird.

2. Achten Sie darauf, welche Gedanken Ihnen dabei durch den Kopf gehen.

3. Überlegen Sie, welche Grundüberzeugungen zugrunde liegen.

4. Hinterfragen Sie diese Grundüberzeugungen (z.B. „Was würde passieren, wenn ...?").

5. Entwickeln Sie eine realistische Alternative.

6. Probieren Sie diese im Alltag aus.

Abbildung 36: Flipchart Zusammenfassung kognitive Umstrukturierung

7.10.4 Abschluss

Zusammenfassung und Erläuterung der Übungen

Der Gruppenleiter teilt zum Ende der Sitzung die Handouts aus und fasst die Inhalte der heutigen Sitzung zusammen.

Zur Übung und Anregung für die weitere Beschäftigung mit dem Thema werden die Teilnehmer gebeten, individuell das heute Besprochene schriftlich zu vertiefen.

Blitzlicht

Jeder Teilnehmer wird gebeten, zwei bis drei Sätze zu sagen, die sich auf sein aktuelles Befinden und sein Erleben während der heutigen Sitzung beziehen. Darüber hinaus können eventuell offen gebliebene Fragen angesprochen werden.

7.11 Sitzung 11: Rückfallprophylaxe

Inhalte
– Begrüßung und Wiederholung der letzten Sitzung – Besprechen der Übungen – Frühwarnsymptome – Krisenplan – Medikamentöse Rückfallprophylaxe – Zusammenfassung und Erläuterung der Übungen, Austeilen der Handouts – Blitzlicht – Dokumentieren der heutigen Sitzung
Handouts/Arbeitsmaterialien (vgl. CD-ROM)
– Frühwarnzeichen – Medikamentöse Rückfallprophylaxe – Übung: Individuelle Rückfallprophylaxe – Übung: Aktueller Medikamentenüberblick – Übung: Krisenplan
Flipcharts (vgl. Abbildungen und CD-ROM)
– Flipchart Frühwarnzeichen – Flipchart Krisenplan – Flipchart Medikamentöse Rückfallprophylaxe

7.11.1 Ziele

Die Teilnehmer lernen die Bedeutung der medikamentösen und psychosozialen Rückfallprophylaxe kennen. Um einen persönlichen Krisenplan zu erstellen, werden individuelle Frühwarnsymptome und mögliche Reaktionen darauf erarbeitet. Die Möglichkeiten der medikamentösen Rückfallprophylaxe werden von einem Arzt erläutert.

7.11.2 Aufwärmphase

Begrüßung und Wiederholung der letzten Sitzung

Zu Beginn der Sitzung begrüßt der Gruppenleiter die Teilnehmer. In der elften Sitzung können neue Teilnehmer in die Gruppe einsteigen. Sollte dies der Fall sein, stellen sich die Teilnehmer in der Anfangsrunde kurz vor, bevor sie etwas zu ihrer aktuellen Stimmung sagen.

Anschließend fragt der Gruppenleiter, an welche Inhalte der letzten Sitzung die Teilnehmer sich erinnern können. Er unterstützt sie gegebenenfalls dabei, so dass sich eine kurze interaktive Zusammenfassung der Techniken zur Veränderung depressionsfördernder Grundüberzeugungen ergibt.

Es kann auf das Flipchartpapier der letzten Sitzung zurückgegriffen werden. Den Teilnehmern wird darüber hinaus Gelegenheit gegeben, in der Zwischenzeit aufgekommene Fragen zu stellen oder Anmerkungen zu machen.

Besprechen der Übungen

In der Gruppe wird besprochen, welche neuen Grundüberzeugungen die Teilnehmer gefunden haben, welche Konsequenzen deren Umsetzung auf ihr Leben haben wird und ob sie noch Unterstützung für die Umsetzung brauchen.

7.11.3 Hauptteil

Frühwarnsymptome

Am Flipchart werden die einzelnen Frühwarnsymptome der Teilnehmer gesammelt. Es wird darauf hingewiesen, dass sie individuell sehr verschieden sein können und dass es daher wichtig ist, seine eigenen „Warnsignale" zu kennen. Die Teilnehmer sollen im Hinblick auf das Rückfallrisiko sensibilisiert, aber nicht verängstigt werden. Kleinere Schwankungen in der Befindlichkeit sind normal und sollten nicht überbewertet werden.

In den meisten Fällen kommt eine Depression nicht „über Nacht", sondern entwickelt sich über einen gewissen Zeitraum. Erinnern Sie sich bitte einmal an den Beginn Ihrer aktuellen depressiven Episode.
– Welche Symptome sind Ihnen zuerst aufgefallen?
– Welche Veränderungen haben Sie an sich bemerkt?

Teilnehmer, die bereits mehrere Phasen durchlaufen haben, können Frühwarnsymptome leichter identifizieren. Wenn Teilnehmer Schwierigkeiten mit der Identifikation von Frühwarnsymptomen haben, kann es hilfreich sein, wenn die häufig sehr früh auftretenden Prodromalsymptome „Schlafstörungen", „Verminderung der Leistungsfähigkeit" und „Libidominderung" von den Gruppenleitern angesprochen werden.

Frühwarnzeichen

- Anspannung
- Unruhe
- Reizbarkeit
- Ungeduld
- Schlafstörungen
- Schwierigkeiten, morgens aufzustehen
- Extreme Müdigkeit
- Appetitverlust
- Veränderte Ess-/Trinkgewohnheiten
- Geräuschempfindlichkeit
- Druck auf der Brust
- Körperliches Unwohlsein
- Kopfschmerzen
- Verspannungen
- Vernachlässigung der äußeren Erscheinung
- Konzentrationsschwierigkeiten
- Gedächtnisschwierigkeiten
- Schwierigkeiten mit alltäglichen Entscheidungen
- Leistungsabfall im beruflichen Bereich
- Sinkendes Aktivitätsniveau
- Sozialer Rückzug
- ...

Abbildung 37: Flipchart Frühwarnzeichen

Nach der Auflistung der Frühwarnzeichen werden die Teilnehmer gefragt, wie sie auf das Auftreten von diesen Symptomen reagieren und welchen Krisenplan sie realisieren könnten. Folgende Möglichkeiten sollen in etwa erarbeitet und am Flipchart festgehalten werden. Natürlich soll bei der Erarbeitung darauf Bezug genommen werden, was die Teilnehmer im Verlauf der Gruppe als individuell hilfreich erlebt haben:

Krisenplan

- Mit Vertrauensperson (Angehörige, Freunde) sprechen
- Auf Pausen und Entspannung achten
- Sich bei eventuellen Belastungen (Haushalt, Kinderbetreuung, Beruf o.ä.) Hilfe holen
- Sich etwas Angenehmes gönnen
- Positive Aktivitäten einplanen, z.B. Sport
- Sich ausruhen
- Arztbesuch
- Ggf. in Absprache mit dem Arzt Medikation verändern
- Weitere professionelle Hilfe suchen (z.B. Psychotherapeut)
- ...
- ...
- ...
- ...

Abbildung 38: Flipchart Krisenplan

Medikamentöse Rückfallprophylaxe

Es ist günstig, mit diesem Thema nach der Pause zu beginnen, da dieser Teil von einem Arzt übernommen wird.

Antidepressiva sollen auch nach Abklingen der Symptomatik bis zu einigen Monaten oder manchmal auch Jahren weiter eingenommen werden. Die empfohlene Dauer der Einnahme ist abhängig von der Anzahl der vorangegangenen depressiven Episoden. Wichtig ist, dass die Medikamente nach Abklingen der depressiven Symptomatik nicht sofort abgesetzt werden. Auch wenn man sich subjektiv wieder völlig wohl fühlt, kann der Gehirnstoffwechsel durch ein frühzeitiges Absetzen der Medikamente erneut aus dem Gleichgewicht geraten. Nach der Entlassung aus der Klinik sollte man sich möglichst nahtlos bei einem niedergelassenen Nervenarzt in Behandlung begeben. Eine eventuelle Reduzierung oder Umstellung der Medikamente sollte nur in Absprache mit dem behandelnden Nervenarzt vorgenommen werden.
Zusätzliche Medikamente zur Behandlung und Rückfallverhütung von Depressionen sind die so genannten Mood Stabilizer oder Phasenprophylaktika wie Lithium, Carbamazepin und Valpro-

insäure, wobei die beiden letztgenannten eher bei bipolaren Depressionen eingesetzt werden.

Medikamentöse Rückfallprophylaxe

Einnahme von Antidepressiva

Mood Stabilizer/Phasenprophylaktika

- **Lithium**

  z.B. Hypnorex oder Quilonum

- **Carbamazepin**

  z.B. Tegretal oder Timonil

- **Valproinsäure**

  z.B. Ergenyl

Abbildung 39: Flipchart Medikamentöse Rückfallprophylaxe

Sie sind bei rezidivierenden, also wiederkehrenden Depressionen dazu geeignet, die Wahrscheinlichkeit des Auftretens neuer Phasen um ca. 75% zu verringern. Zudem hat man herausgefunden, dass unter der Behandlung mit Phasenprophylaktika erneut auftretende depressive Episoden in längeren Zeitabständen einsetzen und von geringerer Intensität und Dauer sind als bei medikamentös unbehandelten Patienten. Lithium (Handelsnamen z.B. Hypnorex und Quilonum) ist ein natürlich vorkommendes Salz. Um seine Wirkung zu entfalten, muss es im Blut in einer bestimmten Konzentration vorhanden sein. Daher ist es wichtig, dass der Lithiumspiegel im Blut regelmäßig vom Arzt kontrolliert wird, um den optimalen Spiegelbereich zwischen 0,6 bis 0,8 mmol/l aufrechtzuerhalten. Liegt der Spiegel unter 0,6 mmol/l, wirkt das Medikament nicht. Liegt er zu hoch, wirkt das Lithium toxisch, es kann in extremen Fällen zu Vergiftungserscheinungen kommen. Bei der Einnahme von Lithium ist es daher wichtig, auf den Flüssigkeitshaushalt des Körpers zu achten, da auf Grund von Flüssigkeitsverlust durch Durchfall oder bei vermehrtem Schwitzen (z. B. durch Sport, Hitze im Sommer oder im Urlaub) der Lithiumspiegel höher ansteigen kann als erwünscht.

Als Nebenwirkungen können Zittern und vermehrtes Wasserlassen eintreten, diese Nebenwirkungen sind in der Regel allerdings nur vorübergehend. Problematischer ist, dass sich bei vielen Menschen eine Gewichtszunahme einstellt, der für die Dauer der Einnahme oft schwer entgegenzuwirken ist.

Als weitere Phasenprophylaktika sind das Carbamazepin (Handelsnamen z.B. Tegretal und Timonil) und die Valproinsäure (Handelsname z.B. Ergenyl) zu nennen.

Ihre Wirkung ist ähnlich der des Lithiums und sie können als Alternativen eingesetzt werden, wenn z.B. beim Lithium die erwünschte Wirkung nicht ausreicht oder die Nebenwirkungen zu stark sind.

Auch hierbei sollten regelmäßige Kontrollen und Spiegelbestimmungen durchgeführt werden, um eine optimale Wirkung dieser Phasenprophylaktika zu gewährleisten. Neben der medikamentösen Rückfallprophylaxe ist es genauso wichtig, das in der Gruppe Erarbeitete nach deren Beendigung fortzuführen. Insbesondere der Ausgleich von Anforderungen und positiven Aktivitäten sowie die Arbeit an den depressionsfördernden Grundüberzeugungen sollten auch über die aktuelle depressive Episode hinaus weiter verfolgt werden. Erfolgreiche Veränderungen in diesen Bereichen können ebenfalls das Rückfallrisiko vermindern. In vielen Fällen ist eine Vertiefung der Gruppeninhalte durch eine Einzeltherapie sehr sinnvoll.

7.11.4 Abschluss

Zusammenfassung und Erläuterung der Übungen

Der Gruppenleiter teilt zum Ende der Sitzung die Handouts aus und fasst die Inhalte der heutigen Sitzung zusammen. Als Hausaufgabe werden die Teilnehmer gebeten, ihre individuelle Rückfallprophylaxe sowie ihren Krisenplan zu notieren.

Blitzlicht

Jeder Teilnehmer wird gebeten, zwei bis drei Sätze zu sagen, die sich auf sein aktuelles Befinden und sein Erleben während der heutigen Sitzung beziehen. Darüber hinaus können eventuell offen gebliebene Fragen angesprochen werden.

7.12 Sitzung 12: Nachsorge

Inhalte
– Begrüßung und Wiederholung der letzten Sitzung – Besprechen der Übungen – Umgang mit der Erkrankung im sozialen Umfeld – Zusammenfassung und Erläuterung der Übungen, Austeilen der Handouts – Blitzlicht – Feedback – Dokumentieren der heutigen Sitzung
Handouts/Arbeitsmaterialien (vgl. CD-ROM)
– Nachsorge – Literatur und Adressen

7.12.1 Ziele

Die Teilnehmer setzen sich damit auseinander, wie sie in ihrem sozialen Umfeld mit der Erkrankung und dem Psychiatrieaufenthalt umgehen können.

7.12.2 Aufwärmphase

Begrüßung und Wiederholung der letzten Sitzung

Zu Beginn der Sitzung begrüßt der Gruppenleiter die Teilnehmer. Im Anschluss daran wird jeder Teilnehmer in einer kurzen Runde zu seiner aktuellen Stimmung befragt.

Anschließend fragt der Gruppenleiter, an welche Inhalte der letzten Sitzung die Teilnehmer sich erinnern können. Er unterstützt sie gegebenenfalls dabei, so dass sich eine kurze interaktive Zusammenfassung der medikamentösen Rückfallprophylaxe ergibt. Es kann auf das Flipchartpapier der letzten Sitzung zurückgegriffen werden. Den Teilnehmern wird darüber hinaus Gelegenheit gegeben, in der Zwischenzeit aufgekommene Fragen zu stellen oder Anmerkungen zu machen.

Besprechen der Übungen

In der Gruppe werden die von den Teilnehmern erarbeiteten Aspekte der individuellen Rückfallprophylaxe sowie die Krisenpläne besprochen. Gegebenenfalls kann der Gruppenleiter Vorschläge zur Ergänzung machen. Um möglicherweise auch nach langer Zeit wieder auftretende Prodromalsymptome richtig einschätzen zu können, sollten

die Betroffenen weder zu sorglos noch zu ängstlich sein. Hilfreich ist es hier, „Schwellenwerte" der Symptome hinsichtlich Dauer und Intensität festzulegen, bei deren Überschreitung reagiert werden sollte (z.B. Aufsuchen eines Nervenarztes, Wiederansetzen bzw. Dosiserhöhung der Medikation). Unerlässlich ist es, auf den konstruktiven Umgang mit den Krisenplänen hinzuweisen: sie sollen sicher aufbewahrt und bei Bedarf auch rasch wieder gefunden werden können. Der Betroffene kann den Ort der Aufbewahrung auch einem Angehörigen mitteilen. Es ist wichtig, dass den Angehörigen erlaubt ist, den Krisenplan im Bedarfsfall zur Anwendung zu bringen oder den Betroffenen bei der Ausführung zu unterstützen.

7.12.3 Hauptteil

Umgang mit der Erkrankung im sozialen Kontext

Der Gruppenleiter regt zu diesem Thema eine Diskussion an, da es hier keine allgemeingültigen Inhalte zu vermitteln gibt. Zur Sprache kommen sollten die Aspekte „Offenheit im Umgang mit der Erkrankung" und „Möglichkeiten der Darstellung der Erkrankung gegenüber Anderen". Es wird deutlich gemacht, dass Offenheit oft sinnvoll ist, aber jeder auch das Recht hat, sich abzugrenzen oder seine Erkrankung, z.B. gegenüber dem Arbeitgeber, geheim zu halten. Die Teilnehmer werden angeregt, ihre bisherigen Erfahrungen zu diskutieren.

– Wem gegenüber sollte man ihrer Meinung nach die Erkrankung erwähnen und wem gegenüber besser nicht?

- Wie haben Sie anderen Menschen erklärt, was mit Ihnen los ist?
- Welche Erfahrungen haben Sie damit gemacht?

Für Mitteilungen über die eigene Erkrankung können sie sich an der Psychoedukation (Sitzung 1 bis 3) orientieren, ggf. können zu diesem Thema kleine Rollenspiele durchgeführt werden.

Depression ist eine Stoffwechselstörung des Gehirns, die verschiedene Ursachen haben kann. Manchmal sind die Auslöser einfach zu erkennen, wie z.B. bei großen Belastungen wie etwa Verlusterlebnissen oder bei der Umstellung des Körperstoffwechsels etwa nach einer Geburt; manchmal findet man aber auch keine offensichtlichen Auslöser. Depression äußert sich in gedrückter Stimmung, Antriebslosigkeit, negativem Denken und oft auch in körperlichen Beschwerden.

Beispiel

Frau S. berichtet über ihre Erfahrungen: „Ich habe nach meinem ersten Klinikaufenthalt vor drei Jahren ziemlich offen über meine Depression gesprochen. Von den meisten kamen positive Reaktionen. Sie waren hilfsbereit, einige sagten auch, sie kennen so etwas aus dem eigenen Bekannten- oder Familienkreis. Nur von einer – wie ich dachte – guten Freundin war ich sehr enttäuscht. Sie sagte, man könne sich doch nicht wochenlang in eine Klinik legen, nur weil man mal schlecht beieinander sei. Da müsse man sich doch zusammenreißen." Daran knüpft die Therapeutin eine Frage an die ganze Gruppe an: „Wie könnte man auf so eine Aussage reagieren?" Herr K. antwortet: „Wenn die Person mir wichtig wäre, würde ich versuchen, zu erklären, dass Depression eine Krankheit ist und dass ‚sich zusammenreißen' da einfach nicht geht. Wenn sie mir nicht so wichtig wäre, würde ich mich wahrscheinlich von ihr zurückziehen und den Kontakt einschränken." Die Therapeutin sagt: „An der von Frau S. geschilderten Erfahrung können Sie sehen, dass Sie mit unterschiedlichen Reaktionen zu rechnen haben. Aussagen wie die eben beschriebene gehen vielleicht auf Uninformiertheit oder auch auf

Unsicherheit zurück. Möglicherweise wissen solche Menschen einfach nicht, wie sie angemessen reagieren können. Ich stimme Herrn K. zu, letztlich gilt es dann zu entscheiden, ob es Ihnen die Sache Wert ist, Aufklärungsarbeit zu leisten oder nicht. An diesem Beispiel sehen Sie außerdem, dass man keinen allgemeingültigen Rat geben kann, ob man offen über Depressionen sprechen soll oder nicht."

7.12.4 Abschluss

Zusammenfassung und Erläuterung der Übungen

Der Gruppenleiter teilt zum Ende der Sitzung das Handout aus und fasst die Inhalte der heutigen Sitzung zusammen. Als Hausaufgabe werden die Teilnehmer gebeten, ihre Möglichkeiten im Umgang mit der Erkrankung, z.B. Offenheit oder Geheimhaltung, schriftlich festzuhalten. Außerdem sollen sie überlegen, welche Anregungen aus der Gruppe am wichtigsten waren und welche Themen sie weiter bearbeiten wollen.

Blitzlicht

In der letzten Sitzung geben die Teilnehmer ein Feedback nicht nur für die aktuelle Sitzung, sondern auch für die gesamte Gruppe. Hierfür muss etwas mehr Zeit eingeplant werden als für das übliche Abschlussblitzlicht.

- Wie geht es Ihnen im Moment?
- Wie fanden Sie die heutige Sitzung?
- Wenn Sie jetzt noch einmal an die zwölf Sitzungen zurück denken, was hat Ihnen geholfen, was hätten Sie sich anders gewünscht?

Feedback

Zum Abschluss gibt der Therapeut jedem Teilnehmer ein individuelles Feedback, wobei er sich für die Mitarbeit und die Offenheit bedankt. Der besondere individuelle Beitrag jedes Teilnehmers für die Gruppe wird betont und gewürdigt.

7.13 Ablauf einer Auffrischsitzung

Inhalte
– Begrüßung und Vorstellungsrunde – Themensammlung – Bearbeitung der Themen – Zusammenfassung – Blitzlicht

7.13.1 Ziele

Die Auffrischsitzungen dienen dazu, die ehemaligen Teilnehmer bei der kontinuierlichen Umsetzung der Inhalte der kognitiv-psychoedukativen Gruppe zur Bewältigung von Depressionen zu unterstützen und ein Forum für den Erfahrungsaustausch zu bieten. Je nach Kapazität sollten mehrere Auffrischsitzungen etwa im monatlichen Abstand angeboten werden.

7.13.2 Aufwärmphase

Begrüßung Vorstellungsrunde

Zu Beginn der Sitzung begrüßt der Gruppenleiter die Teilnehmer. Im Anschluss daran wird eine kurze Vorstellungsrunde durchgeführt, da sich die Teilnehmer zumeist nicht alle kennen.

7.13.3 Hauptteil

Themensammlung

Der Gruppenleiter erläutert das Konzept der Auffrischsitzung. Er fragt dann jeden Teilnehmer nach seinen Wunschthemen und fasst diese zusammen. Sinnvoll ist es, in dieser Runde auch nach der aktuellen Befindlichkeit zu fragen, um einen Eindruck von der Stimmung in der Gruppe zu gewinnen. Zum Ende der Runde ordnet er die genannten Themen in Schwerpunkte und legt eine Reihenfolge fest. Erfahrungsgemäß dauern die Einführungsrunden der Auffrischsitzungen wesentlich länger als bei den konventionellen Gruppensitzungen, da die Teilnehmer aufgrund der längeren Zeitabstände mehr berichten.

> Wie Sie schon wissen, haben wir in den Auffrischsitzungen keine feste Tagesordnung wie Sie sie aus der kognitiv-psychoedukativen Gruppe zur Bewältigung von Depressionen kennen. Die heutige Sitzung soll Ihnen Gelegenheit geben, Themen einzubringen, die Sie im Moment gerade beschäftigen. Deshalb würde ich jetzt gerne noch eine Runde mit Ihnen durchführen, in der Sie Ihre Themenwünsche für heute nennen können.
> – Was würden Sie gerne besprechen?
> – Welche Themen stehen bei Ihnen aktuell an?
> – Bei welchen Schwierigkeiten können wir Sie unterstützen?

Bearbeitung der Themen

Folgende Themen werden oft in der Auffrischsitzung genannt oder können vom Gruppenleiter vorgeschlagen werden, falls von der Gruppe nur wenige Wünsche genannt werden:
– Umgang mit Restsymptomen, z.B. Stimmungsschwankungen, Konzentrationsstörungen, verminderter Belastbarkeit, Ängsten.
– Probleme mit der Medikamenteneinnahme bzw. den Nebenwirkungen.
– Wunsch, die Medikamente baldmöglichst abzusetzen.
– Schwierigkeiten beim Übergang von der Klinik in den Alltag (Familie, Beruf, Haushalt).
– Schutz vor Überforderung, Einplanen von Pausen und Entspannung.
– Interaktion in der Familie nach dem Klinikaufenthalt.
– Umgang mit Kollegen oder Bekannten, die man nach dem Klinikaufenthalt wieder trifft.
– Schwierigkeiten des ambulanten Settings, z.B. Suche nach niedergelassenen Ärzten oder Therapeuten.

Bei der Besprechung der verschiedenen Themen achten die Gruppenleiter möglichst auf einen Bezug zu den Inhalten der kognitiv-psychoedukativen Gruppe zur Bewältigung von Depressionen. Er gibt ihnen Hilfestellung im Sinne des Aktivitätenaufbaus und der kognitiven Umstrukturierung. Alle Teilnehmer sollen in die Diskussion einbezogen werden, auch wenn sie selbst keine Themenwünsche einbringen.

- Welche Erfahrungen haben die anderen mit diesem Problem gemacht?
- Können Sie Herrn/Frau ... einen Tipp geben, was Ihnen in dieser Situation geholfen hat?
- Fallen Ihnen Themen aus der Gruppe ein, die bei diesen Schwierigkeiten hilfreich sein könnten?

7.13.4 Abschluss

Zusammenfassung

Der Gruppenleiter fasst zum Ende der Sitzung die besprochenen Themen noch einmal zusammen.

Teilnehmer, die zum letzten Mal an der Auffrischsitzung teilgenommen haben, werden verabschiedet. Der Termin für die nächste Sitzung wird bekannt gegeben.

Blitzlicht

Jeder Teilnehmer wird gebeten, zwei bis drei Sätze zu sagen, die sich auf sein aktuelles Befinden und sein Erleben während der heutigen Sitzung beziehen. Darüber hinaus können eventuell offen gebliebene Fragen angesprochen werden.

7.14 Schwierige Situationen in der Gruppe

Patient fehlt unentschuldigt: Wenn es sich bei den Teilnehmern um stationär-psychiatrische Patienten handelt, sollte die Station über die Therapiezeiten informiert sein und mit darauf achten, dass die Patienten rechtzeitig zur Gruppe erscheinen.
Mögliche Reaktion der Gruppenleiter: Fehlt ein Teilnehmer unentschuldigt, sollte einer der beiden Gruppenleiter vor Beginn der Gruppe auf der Station nachfragen. Meist klärt sich dann der Verbleib des Teilnehmers und falls nicht, kann die zuständige Station geeignete Maßnahmen ergreifen. Handelt es sich um einen ambulanten Teilnehmer, nimmt einer der Gruppenleiter baldmöglichst nach der Sitzung telefonischen Kontakt auf, um den Verbleib zu klären. Die Gruppenleiter machen deutlich, dass unentschuldigtes Fehlen den Ablauf stört, Wartezeiten und Verzögerungen für die anderen Teilnehmer nach sich zieht. Insbesondere stellen sie aber auch dar, dass sie sich Sorgen machen.

Patienten kommen wiederholt zu spät: Als Ursache für wiederholtes Zuspätkommen oder „Vergessen" der Gruppensitzung kommen motivationale Probleme, mangelnde Organisiertheit (Gedächtnis- und Konzentrationsstörungen) oder Angst vor Überforderung in Betracht.
Mögliche Reaktion der Gruppenleiter: Einer der Gruppenleiter klärt mit dem entsprechenden Teilnehmer im Einzelgespräch die Ursache und bespricht geeignete Maßnahmen. So kann das Therapiekonzept und die Wichtigkeit einer regelmäßigen Teilnahme noch einmal erläutert werden, im Falle von kognitiven Defiziten kann der Teilnehmer sich einen Kalender zulegen oder andere bitten, ihn zu erinnern. Sind soziale Ängste die Ursache, gilt es diese zu thematisieren und abzufangen.

Übungen werden wiederholt nicht gemacht: Das wiederholte Nichterledigen der Übungen kann unterschiedliche Gründe haben. Teilnehmer können sich überfordert fühlen oder sich als insuffizient erleben („Das kann ich sowieso nicht."). Andere Ursachen können der mangelnde Antrieb sein oder ein ungenügendes Verständnis des Zwecks der Übungen.
Mögliche Reaktion der Gruppenleiter: Zunächst ist die Ursache zu klären. Fühlt sich der Teilnehmer von den Übungen überfordert, kann ihm Unterstützung im Einzelsetting angeboten werden. Diese kann u.U. auch durch qualifizierte Pflegekräfte oder auch durch weniger beeinträchtigte Mitpatienten geleistet werden, falls diese hierzu bereit sind. Ansonsten soll noch einmal der Sinn der Übungen erklärt werden. Keinesfalls sollte aber ein Teilnehmer für das Nichterledigen der Hausaufgaben sanktioniert werden. Die Verantwortung für das Annehmen des Therapieangebots trägt er letztendlich selbst.

Patienten zweifeln das Therapiekonzept an: Es kommt gelegentlich vor, dass Teilnehmern das therapeutische Konzept der Gruppe als zu theoretisch oder als nicht auf ihre individuelle Situation zutreffend erscheint.
Mögliche Reaktion der Gruppenleiter: Kritik sollte immer ernst genommen werden. Die Gruppenleiter weisen darauf hin, dass es sich hier um ein erprobtes Konzept handelt, das schon vielen Menschen in der gleichen Situation geholfen hat. Jedoch ist natürlich möglich, dass nicht jeder Mensch in jeder Lebenssituation gleichermaßen profitiert und dass v.a. manche Menschen in speziellen Lebenssituationen ein spezifischeres Vorgehen nötiger hätten. In diesem Fall kann eine anschließende Einzeltherapie empfohlen werden. Auch die Frage „Sehen Sie eine Möglichkeit, wie man Ihr individuelles Problem mit den Methoden dieser Gruppenintervention bearbeiten könnte?", kann hilfreich sein. Erfahrungsgemäß sollten Motivationsprobleme einzelner Teilnehmer nicht allzu breit im Gruppensetting behandelt werden, da dies oft zu einer ungünstigen Dynamik führt (Ungleichgewicht in der Zuwendung; Schwierigkeit, die geplanten Inhalte in der verbleibenden Zeit umzusetzen).

Patient äußert aktuelle Suizidgedanken: Den Äußerungen des Betroffenen wird gegenüber den Gruppeninhalten Vorrang eingeräumt. Auf Suizidgedanken muss eingegangen werden ohne die Gruppe zu überfordern.
Mögliche Reaktion der Gruppenleiter: Suizidgedanken sollten immer ernst genommen, aber nicht dramatisiert werden. Die Gruppenleiter fragen den Betroffenen nach Auslösern. Falls ein aktueller Auslöser vorliegt, wird gemeinsam nach Bewältigungsmöglichkeiten gesucht. Außerdem wird besprochen, was gegen quälende Suizidgedanken hilft. Die Entlastung durch Gespräche, das Realisieren, wofür es sich zu leben lohnt und die Hoffnung auf das Gesundwerden sind hilfreiche Aspekte. Wenn die anderen Gruppenteilnehmer stabil genug sind, können sie miteinbezogen werden, indem man sie danach fragt, ob sie solche Gedanken auch schon hatten und wie sie damit umgegangen sind. Wichtig ist auf jeden Fall, den Teilnehmer für seine Offenheit und Selbstverantwortung, die er durch das Kommunizieren der aktuellen Notsituation übernimmt, explizit zu ver-

stärken. Die genaue Klärung des Risikos und die Einleitung entsprechender Maßnahmen sollen in einem nachfolgenden Einzelgespräch erfolgen, da andere depressive Gruppenteilnehmer durch die Thematik nach unserer Erfahrung sehr schnell emotional überlastet sind. Dies bedeutet, dass die Bearbeitung des Themas zeitlich begrenzt wird und die Struktur der Sitzung nicht ganz aufgelöst wird. Auf weitere Vorgehensweisen gehen wir im folgenden Kapitel näher ein. Da solche Ereignisse in Depressionsgruppen jederzeit vorkommen können, muss mindestens ein Gruppenleiter die zeitliche Flexibilität haben, ein nachfolgendes Krisengespräch durchführen zu können. Insbesondere ist dies bei der Planung ambulanter Gruppen zu beachten, in denen nicht auf andere, klinikinterne Ressourcen zurückgegriffen werden kann.

Patient berichtet in der Gruppe über einen Suizidversuch: Ein zurückliegender Suizidversuch ist für die Betroffenen meist ein sehr schmerzliches, schambesetztes und oft tabuisiertes Ereignis.
Mögliche Reaktion der Gruppenleiter: Der Betroffene wird für seine Offenheit verstärkt und gefragt, wie er heute zu dem Suizidversuch steht und wie andere darauf reagiert haben. Das Fazit sollte dahingehend ausfallen, dass es gut ist, dass der Suizidversuch damals nicht geklappt hat. Reagieren andere Gruppenteilnehmer erschrocken auf das Berichtete, sollten diese emotionalen Reaktionen thematisiert werden. Jedoch gilt, wie für den obigen Abschnitt auch, dass depressive Patienten durch dieses Thema emotional sehr schnell überfordert sind, weshalb ressourcenorientierte Aspekte angesprochen werden sollen.

Akute Unruhe oder Angstzustände in der Gruppe: Besonders unruhige Patienten können durch das Stillsitzen überfordert sein, auch können akute Angstzustände in der Gruppe auftreten, möglicherweise auch bedingt durch die Gruppensituation.
Mögliche Reaktion der Gruppenleiter: Wenn Gruppenleiter bemerken, dass ein Teilnehmer unruhig wird, sollten sie dies thematisieren. Es wird dem Betroffenen angeboten, aufzustehen oder eine Pause zu machen. Handelt es sich um Angst- oder Panikzustände, kann einer der beiden Gruppenleiter mit dem Betroffenen den Gruppenraum verlassen, ein wenig auf und ab gehen, Atemübungen durchführen. Fühlt der Patient sich nicht in der Lage, weiter an der Gruppensitzung teilzunehmen, wird seine Teilnahme abgebrochen. Im stationären Kontext wird er auf die Station begleitet. Findet die Gruppe ambulant statt, muss einer der Leiter mit dem Patienten gemeinsam warten, bis er sich wieder stabil genug fühlt, um nach Hause zu ge-

hen. In diesem Falle ist es wichtig, sowohl dem Betroffenen als auch den verbleibenden Gruppenteilnehmern die Vorgehensweise zu erklären, ohne die aufgetretenen Ängste zu dramatisieren.

7.15 Umgang mit Suizidalität

Wer sich professionell mit Depressionen beschäftigt, wird auch immer wieder mit den Themen Suizid und Suizidalität konfrontiert. In psychiatrischen Kliniken gehört der Umgang mit Suizidalität mehr oder weniger zum Alltag, aber auch im ambulanten Bereich darf dieser Aspekt nicht unterschätzt werden. Die Rahmenbedingungen sind jeweils ganz andere, so dass settingspezifisch vorgegangen werden muss. Im Folgenden versuchen wir einige wichtige Aspekte im Umgang mit suizidalen Patienten zu beschreiben. Hierbei geht es weniger um das vertiefte therapeutische Aufarbeiten von Suizidalität und deren Psychodynamik, sondern um Hinweise, wie Gruppentherapeuten konkret vorgehen können, wenn sie mit Suizidalität konfrontiert sind. Im Anschluss stellen wir einige therapeutische Interventionen zum Umgang mit Suizidgedanken vor, die im Gespräch mit Patienten hilfreich sind. Therapeuten, die mit schwer depressiven Patienten arbeiten, sollten sich jedoch grundsätzlich bewusst sein, dass es auch bei aller Vorsicht nicht immer möglich sein wird, einen Suizid zu verhindern. Wie mit dem Suizid eines Gruppenteilnehmers umgegangen werden kann, wird am Ende dieses Kapitels beschrieben.

Zur Vertiefung des Themas empfehlen wir die Bücher „Suizid – Therapeutische Interventionen bei Selbsttötungsabsichten" von Wolfram Dorrmann (2002) und „Der suizidale Patient in Klinik und Praxis" von Manfred Wolfersdorf (2000).

7.15.1 Bedeutung der therapeutischen Beziehung

Für den Umgang mit suizidalen Patienten ist es essentiell wichtig, eine tragfähige therapeutische Beziehung herzustellen und aufrechtzuerhalten. Nur wenn der Patient Vertrauen in den Therapeuten hat, wird er überhaupt über Suizidgedanken sprechen und suizidpräventive therapeutische Interventionen annehmen. Mögliche Konsequenzen der Offenlegung von Suizidalität, beispielsweise eine stationäre Aufnahme oder eine Verlegung auf eine geschlossene Station, werden von den Betroffenen in der Regel hoch aversiv und zeitweilig sogar als

Bestrafung erlebt. Es gilt zu vermitteln, dass diese Maßnahmen – wenn sie auch unangenehm sind – einen Schutz darstellen.

Ein personeller Wechsel im Team kann unter Umständen eine Krise auslösen oder verstärken. Insbesondere im stationären Setting einer Universitätsklinik, die eine sehr hohe Fluktuation des Personals aufweist, kommt es nicht selten vor, dass zumindest die ärztliche Betreuung wechselt. Man sollte sich darüber im Klaren sein, dass dies für Patienten eine enorm schwierige Situation darstellen kann, die mit dem Verlust von Unterstützung und Vertrauen verbunden ist. Besteht ohnehin Suizidalität, dann steigt in solchen Situationen des „Verlassenwerdens" das Risiko sehr an. Die Kontinuität ist über Co-Therapeuten und mitbetreuende Psychologen oder das Pflegepersonal sicherzustellen. Eine weitere Möglichkeit besteht darin, den Wechsel der Hauptbezugsperson überlappend zu gestalten. In vielen Situationen, besonders in einer akuten Krise, ist ein Therapeutenwechsel eigentlich nicht zu verantworten; die Organisationsstruktur einer Klinik sollte so flexibel sein, dass zumindest in diesen Fällen die ursprüngliche Bezugsperson, ggf. stationsübergreifend, trotz neuer Aufgaben die Therapie weiterführen kann.

7.15.2 Suizidalität im stationären Setting

Wird die Gruppentherapie in der Klinik durchgeführt, muss eine suizidale Äußerung eines Teilnehmers oder auch der Verdacht auf Suizidalität von Seiten des Therapeuten unverzüglich der Station bzw. dem behandelnden Arzt (sofern nicht mit dem Gruppenleiter identisch) mitgeteilt werden. Die meisten (vor allem die psychiatrischen) Klinikhierarchien stellen den behandelnden Arzt hinsichtlich der Verantwortung für den Patienten an erste Stelle. Die Gruppentherapien werden oft von Psychologen durchgeführt, die dann dem behandelnden Arzt gegenüber weisungsgebunden sind. In psychosomatischen Kliniken kann die Verantwortlichkeit auch anders geregelt sein. In jedem Fall ist die Transparenz bezüglich der eingeschränkten Schweigepflicht innerhalb des Teams von Bedeutung, denn dem Patienten muss klar sein, dass der Gruppenleiter suizidale Äußerungen ins Behandlungsteam einbringt. Welche Maßnahmen dann ergriffen werden, ob z.B. eine Station geschlossen wird, ist üblicherweise klinikintern geregelt. Es sollte in jedem Fall darauf geachtet werden, dass suizidale Patienten auf ihrem Weg durch die Klinik begleitet werden. Diese Beglei-

tung, die vielleicht als unangenehm und entmündigend empfunden wird, stellt eine Vorsichtsmaßnahme und einen Schutz dar – dies gilt es den Patienten zu vermitteln. Nach Möglichkeit führt der Therapeut nach der Gruppensitzung mit dem Patienten zumindest ein kurzes Einzelgespräch, damit nicht der Eindruck entsteht, er werde lediglich auf der Station wieder „abgeliefert".

7.15.3 Suizidalität im ambulanten Setting

Nehmen Patienten ambulant an der Gruppe teil, ist es unerlässlich, dass sich mindestens einer der beiden Gruppenleiter im Anschluss an die Sitzung ungeachtet anderer Verpflichtungen für den suizidalen Patienten Zeit nimmt. Im Einzelgespräch wird das Risiko (passive Gedanken an den Tod, Suizidgedanken oder konkreter Suizidplan) abgeklärt und entsprechende Maßnahmen vorbereitet. Innerhalb einer Klinik wird in der Regel ein Arzt (Klinikambulanz oder Dienstarzt) hinzugezogen, der ebenfalls das Suizidrisiko abschätzt und ggf. eine stationäre Einweisung veranlassen kann. Erscheint der Patient bündnisfähig und entscheidet man sich gegen eine stationäre Einweisung, werden mit dem Patienten konkrete Absprachen getroffen. Diese sollten engmaschige, ggf. auch telefonische Kontakte beinhalten, die über die Gruppentermine hinaus gehen. Der Therapeut muss dem Patienten offen sagen, dass er sich bei Nichteinhaltung dieser Absprachen ernsthafte Sorgen macht und weitere Maßnahmen ergreifen wird, notfalls die Polizei informieren. Der Patient sollte über örtliche Anlaufstellen informiert werden, die er auch nachts erreichen kann (z.B. über das Angebot, jederzeit in die Notaufnahme der Klinik zu kommen) und eine Liste mit Krisendiensten, Notfallpraxen o.Ä. erhalten. Dorrmann (2002) empfiehlt, den Patienten ein Non-Suizid-Versprechen geben zu lassen, oder sogar einen Non-Suizid-Vertrag unterschreiben zu lassen („Können Sie mir versprechen, sich bis zu unserem nächsten Termin nichts anzutun? Würden Sie mir das zu unserer beider Sicherheit auch schriftlich geben?"). Im Einzelfall ist abzuschätzen, ob dieses Vorgehen den Patienten nicht noch mehr unter Druck setzt als er ohnehin schon ist. Wie wichtig eine gute ambulante Anbindung und der Kontakt zu den behandelnden Ärzten ist, zeigt sich, wenn solch eine Situation bei der Gruppendurchführung in niedergelassener Praxis eintritt. Hält man den Gruppenteilnehmer für bündnisfähig, gelten für Risikoabschätzung und Absprachen die oben beschrieben Maßnahmen. Ist die Suizidgefährdung akut und der Patient nicht bündnisfähig, wird dem Therapeuten nichts anderes übrig bleiben, als den Patienten in die Ambulanz einer Klinik zu begleiten oder ihn notfalls in Begleitung der Polizei dorthin zu schicken.

7.15.4 Hilfreiche Verhaltensweisen im Gespräch mit suizidalen Patienten

Damit der Patient nicht das Gefühl hat, ihm werde die Kontrolle über das weitere Vorgehen genommen, ist Transparenz von hoher Bedeutung. Der Therapeut erklärt ihm, welche Vorsichtsmaßnahmen ergriffen werden und begründet diese. Generell wird der Patient bei jedem Schritt um sein Einverständnis gebeten und optimalerweise gibt er dieses auch. Im Gespräch mit suizidalen Patienten haben wir positive Erfahrungen damit gemacht, mehr als sonst in therapeutischen Beziehungen üblich, eigene Bedürfnisse anzumelden. Der Therapeut verdeutlicht dem Patienten, dass er sich ganz persönlich Sorgen um ihn macht. Suizidgedanken müssen immer ernst genommen, sollen jedoch nicht dramatisiert werden. Für den Betroffenen sind diese Gedanken oft sehr erschreckend und ein Therapeut sollte dies nicht verstärken, sondern eine möglichst ruhige Gesprächsatmosphäre erzeugen. Wichtig ist, Verständnis zu zeigen („Ich kann mir vorstellen, wie quälend das für Sie sein muss"), um den Patienten zu entlasten. Oftmals kann diese Entlastung schon alleine durch das Mitteilen der Gedanken erreicht werden. Der Therapeut kann dem Patienten Hoffnung vermitteln, indem er die Suizidgedanken als Symptom der Krankheit einordnet: „Im Moment sind diese Gedanken schwer erträglich, aber sie werden vorübergehen." Ressourcen sollten erfragt werden, also beispielsweise: „Was hat Ihnen bisher in solchen Situationen geholfen? Gibt es Ablenkungsmöglichkeiten oder Personen, mit denen Sie sprechen können?" Insbesondere bei sehr konkreten Suizidgedanken geht es erst einmal darum, Zeit zu gewinnen. Hierfür sollten dem Patienten überschaubare Zeiträume angeboten werden: „Denken Sie erst einmal nur daran, bis morgen durchzuhalten. Dann werden wir weitersehen." Hilfreich ist auch, den Patienten eine Liste der „Dinge", also beispielsweise Perspektiven und Beziehungen erstellen zu lassen, für die es sich zu leben lohnt. Gegebenenfalls hilft ihm der Therapeut dabei. Diese Liste soll der Patient immer bei sich haben, damit er sie im Notfall anschauen kann. Auch ist es hilfreich, einen schriftlichen Notfallplan mit dem Namen von Vertrauenspersonen, die er anrufen kann,

Adressen und Telefonnummern von Kriseneinrichtungen sowie, falls vorhanden, den Non-Suizid-Vertrag immer bei sich zu tragen. Dies ist besonders wichtig, wenn der Patient seine Suizidimpulse als schwer kontrollierbar erlebt. Er muss klar angewiesen sein, in solch einem Fall auf diese schriftlichen Materialien zurück zu greifen.

Beispiel

Die 38-jährige Frau P. leidet seit ihrem 17. Lebensjahr unter rezidivierenden Depressionen. Im Rahmen früherer Episoden hat sie bereits zwei Suizidversuche unternommen. Auch in der aktuellen schweren depressiven Episode, die zur stationären Aufnahme führte, leidet sie praktisch permanent unter quälenden Suizidgedanken. Sie traut sich jedoch nicht, diese in den täglichen Arztvisiten offen zu legen, da sie ihren behandelnden Ärzten „nicht noch mehr Ärger machen will". Erst nach mehreren Sitzungen mit der Psychologin kann sie deren Frage nach Suizidalität offen beantworten. Nun ist sie schon etwas erleichtert, dieses schmerzvolle Thema angesprochen zu haben und mit ihren Gedanken nicht mehr allein zu sein. Gemeinsam erarbeiten sie, dass Suizid nur eine Möglichkeit unter mehreren darstellt. Zwar erscheint ihr ihr derzeitiger Zustand fast unerträglich, aber sie beginnt sich zu erinnern, dass auch ihre früheren depressiven Episoden und damit auch die Suizidgedanken irgendwann wieder abgeklungen sind und dass ihr Leben in den gesunden Phasen durchaus lebenswert war. Auch ist sie beinahe erstaunt darüber, wie sehr sich das Behandlungsteam bemüht, sie am Leben zu erhalten. Für das Auftreten von Suizidgedanken werden Strategien besprochen, wie z.B. Möglichkeiten der Ablenkung. Es wird verabredet, dass Frau P. sich an die Psychologin oder das Pflegepersonal wendet, wenn diese Strategien nicht mehr ausreichen. Langsam findet sie zu der Haltung, ihre Suizidgedanken wie „Wolken am Himmel" vorbeiziehen zu lassen. Die kommen zwar immer wieder, werden aber früher oder später vom Wind weggeblasen. So kann sie die Suizidgedanken ertragen, bis sie immer seltener werden und letztlich ganz verschwinden.

7.15.5 Nach einem Suizid

Therapeuten, insbesondere wenn sie mit depressiven Patienten arbeiten, müssen sich bewusst sein, dass sie es unter Umständen mit schwer gefährdeten Menschen zu tun haben, und dass jederzeit die Möglichkeit besteht, mit einem „erfolgreichen" Suizidversuch konfrontiert zu werden. Nicht nur der Verwandte oder Freund, sondern auch der Therapeut verliert durch Suizid einen Menschen, mit dem er in mehr oder weniger intensiver Beziehung stand und um dessen Wohlergehen er sich – vergeblich – bemüht hat. Je eher der Therapeut sich mit dieser Tatsache auseinandergesetzt hat und je eher er dazu für sich eine konstruktive Haltung gefunden hat, desto angemessener wird er nach einem erfolgten Suizid mit den Mitpatienten umgehen können. Diese Haltung könnte wie folgt beschrieben werden: „Ich tue alles was in meiner Macht steht, um einen Suizid zu verhindern. Aber es können Situationen eintreten, in denen es mir nicht gelingen wird, einen Menschen von einer einmal getroffenen Entscheidung abzubringen." Daher erscheint es uns wesentlich, sich im Rahmen von Supervisionen und/oder Teambesprechungen mit dieser Thematik zu beschäftigen, und zwar nach Möglichkeit nicht erst, wenn der Fall eingetreten ist. Denn so schwierig es erscheinen mag, und so wichtig auch das Zulassen von negativen Gefühlen in solch einer Situation ist, gilt es letztlich doch, den verbliebenen Patienten weiterhin Hoffnung zu vermitteln und mit ihnen Alternativen zu einer Selbsttötung zu entwickeln.

Es ist inzwischen unumstritten, dass ein so genannter „Werther-Effekt" existiert, der besagt, dass nach einem Suizid das Risiko weiterer Suizide erhöht ist. Geprägt wurde dieser Begriff durch Goethes Briefroman „Die Leiden des jungen Werther", dessen Titelheld Selbsttötung begeht und der nach seinem Erscheinen Ende des 18. Jahrhunderts eine Suizidwelle auslöste. Ähnliche Effekte waren beispielsweise auch nach dem Suizid von Marylin Monroe und anderen Prominenten zu beobachten. Ziegler und Hegerl (2002) geben einen Überblick über Forschungsarbeiten zu dem Thema und kommen zu dem Schluss, dass die Gefahr von Folgesuiziden in hohem Maß davon abhängt, wie eine geschehene Selbsttötung kommuniziert wird. So fand man beispielsweise heraus, dass Ort und Methode einer Selbsttötung häufig imitiert wurden. Weitere Aspekte sind die Art der Darstellung der vermeintlichen Gründe und des Opfers selbst; wenn durch die Medien eine Heroisierung oder Mystifizierung stattfindet, wird der Suizid offenbar nachvollziehbar und als akzeptables Verhalten wahrgenommen. Diese Erkenntnisse haben inzwischen Eingang in journalistische Richtlinien gefunden und sich in einigen Bereichen der Medienwelt dahingehend ausgewirkt, dass über Suizide, zumindest bei nicht-prominenten Opfern, gar nicht

mehr oder nur sehr knapp und ohne Nennung näherer Details über Person, Hintergründe und Methode, berichtet wird.

In unserem Kontext stellt sich aufgrund dieser Erkenntnisse zunächst die Frage, ob man die Mitpatienten überhaupt über einen Suizid informiert oder Offenheit und Transparenz zugunsten ihres Schutzes hinten anstellt. Es handelt sich ja um eine – im Gegensatz zur Allgemeinbevölkerung – ohnehin schon gefährdete Klientel, da sie zum einen selbst Depressionen zu bewältigen haben und möglicherweise mit Suizidgedanken kämpfen, und zum anderen den Suizidenten persönlich kannten, vielleicht sogar eine freundschaftliche Beziehung zu ihm hatten. Einen Suizid im Gruppenkontext verschweigen sollte man nur, wenn es unwahrscheinlich ist, dass die Gruppenteilnehmer aus anderer Quelle davon erfahren könnten. Sonst besteht die Gefahr, dass die Glaubwürdigkeit der Therapeuten und die therapeutische Beziehung Schaden nimmt. Im stationären Kontext wird es seltener möglich sein, einen Suizid zu verheimlichen, weil zumindest die Patienten der betroffenen Station informiert sein werden. Bei stationär übergreifend stattfindenden Gruppen ist es wichtig, sich im Vorfeld der nächsten Gruppensitzung mit den Behandlungsteams aller Gruppenteilnehmer abzusprechen, denn möglicherweise erfahren die Patienten anderer Stationen erst in der Gruppe von dem Suizid. Hat sich also ein Gruppenteilnehmer suizidiert, ist in der Gruppe zunächst einmal ein offenes Gespräch in einer warmherzigen Atmosphäre sowie Zeit für emotionale Reaktionen einzuräumen. Entsprechend den oben beschriebenen Erkenntnissen empfehlen wir, keine Informationen über den Suizidort und die Methode weiterzugeben oder über mögliche Ursachen zu spekulieren. Die Gruppenleiter können ihre eigene Betroffenheit offen legen, sollten aber emotional gefestigt erscheinen. Die wichtigste Botschaft an die Gruppenteilnehmer ist, dass der Suizid immer nur *eine* Möglichkeit unter mehreren ist und tragischerweise der Suizident für sich eben im Moment keine andere sehen konnte.

Von Seiten der Therapeuten ist sowohl auf die Äußerung von Schuldgefühlen („Wir hätten besser aufpassen müssen.") als auch auf die Äußerungen von Schuldzuweisungen gegenüber Angehörigen oder gar dem Verstorbenen selbst („Er wollte einfach keine Hilfe annehmen.") zu verzichten. Auf Seiten der Gruppenteilnehmer ist mit unterschiedlichen Reaktionen zu rechnen. Nahe liegend und wahrscheinlich am häufigsten sind Reaktionen wie „geschockt sein", Trauer, Weinen, vielleicht auch

Schuldgefühle. Andere Patienten wirken interessiert-distanziert, möchten beispielsweise die näheren Umstände erfahren und interessieren sich eher für „technische" Fakten. Dies kann als Versuch angesehen werden, zwar Anteil zu nehmen, aber negative Emotionen abzuwehren und das Geschehene zu rationalisieren. Wieder andere Patienten reagieren mit offener Abwehr, machen vielleicht sogar abfällige Bemerkungen oder wollen über den Suizid gar nichts hören. Dies sind möglicherweise die am meisten Gefährdeten, da das Thema Suizid ihnen offenbar so nahe geht, dass sie momentan einer Konfrontation damit nicht gewachsen sind. Die beschriebenen Reaktionen sind als Schutzverhalten zu interpretieren und sollten erst einmal so akzeptiert werden, jedoch muss auf diese Patienten in der Folgezeit besonders geachtet werden. Ohnehin empfehlen wir, generell mit allen Patienten ein Einzelgespräch zu führen, um die Suizidalität abzuklären; dies sollte keinesfalls in der Gruppe geschehen.

Auch den Angehörigen eines Suizidenten sollte von Seiten des Behandlungsteams immer ein Gesprächsangebot gemacht werden. Primäres Ziel ist hier die Entlastung von Schuldgefühlen, sofern sie vorhanden sind. Inhaltlich können sich solche Schuldgefühle darauf beziehen, nicht für den Betroffenen da gewesen zu sein, den Ernst der Lage nicht erkannt zu haben oder nicht genug für ihn getan zu haben. Auch Wut und Enttäuschung können auftreten: „Warum hat er uns das angetan? Warum hat er nicht mit uns geredet?" Einige Angehörige reagieren jedoch auch mit Vorwürfen und Schuldzuweisungen an das Behandlungspersonal. Schließlich haben sie den Erkrankten in eine Klinik gebracht, weil sie selbst an ihre Grenzen gestoßen sind. Insbesondere in einem ersten oder einmaligen Gespräch sollten all diese Reaktionen, auch Vorwürfe, zunächst einmal zugelassen und akzeptiert werden. Mittelfristig kann ein solches Gespräch (oder mehrere Gespräche) dazu dienen, einen notwendigen Trauerprozess anzustoßen und ggf. zu begleiten. Auch sollte Angehörigen angeboten werden, falls sie das wünschen, sie bei der ambulanten Anbindung an einen Psychotherapeuten oder an Selbsthilfegruppen zu unterstützen.

Kapitel 8

Einführung in das Manual für die Angehörigengruppe

In diesem Kapitel werden nach einer allgemeinen Einführung in das Manual für die Angehörigengruppe die einzelnen Bausteine ausführlich dargestellt. Die Sitzungen sind hier nicht durchnummeriert, sondern folgen einem modularen Aufbau, können also je nach Bedarf zeitlich variabel durchgeführt werden. Zunächst wird ein Überblick über die Inhalte, Handouts und Flipcharts der jeweiligen Sitzung gegeben. Die dann folgende Beschreibung wird durch die Rubriken „Ziele" und „Ablauf" strukturiert. Die Inhalte werden erläutert und das Arbeitsmaterial vorgestellt. Auf die Darstellung eines genauen zeitlichen Ablaufs mit Aufwärmphase, Hauptteil und Abschluss verzichten wir, um eine flexible zeitliche Handhabung zu ermöglichen. Zu Beginn und zum Abschluss jeder Sitzung sollte eine Begrüßungsrunde bzw. ein Blitzlicht durchgeführt werden, die aus o.g. Grund nicht explizit erwähnt werden. Formulierungsvorschläge für Therapeuten sind im Text grau unterlegt. An einigen Stellen werden Beispiele aus unserer Praxis vorgestellt. Die abgebildeten Flipcharts stellen nur eine Orientierungshilfe für die Therapeuten dar, die Inhalte werden mit den Teilnehmern gemeinsam erarbeitet und dementsprechend auch auf dem Flipchart festgehalten. Die Materialien können von der beiliegenden CD-ROM direkt ausgedruckt werden.

8.1 Einleitung

Die hier vorgestellte Gruppe für Angehörige depressiv Erkrankter umfasst einen psychoedukativen Teil über die Symptomatik, die Ursachen und die Behandlungsmöglichkeiten der Depression. Die zu Grunde liegenden Konzepte sind dieselben wie in der kognitiv-psychoedukativen Gruppe zur Bewältigung von Depressionen, also das Vulnerabilitäts-Stress-Bewältigungs-Modell als Erklärungsansatz und die Betonung einer integrativen pharmakologisch-psychotherapeutischen Behandlung. Die Angehörigengruppe vermittelt zudem Module zum konstruktiven Umgang mit depressiv Erkrankten sowie zu Kommunikations- und zu Problemlösestrategien. Die Inhalte der Gruppe folgen einem modularen Aufbau, der zeitlich flexibel gehandhabt werden kann. Nach der Darstellung der einzelnen Module erfolgt eine Auflistung möglicher Schwierigkeiten, die im Verlauf der Gruppe auftreten können und der entsprechenden Reaktionsmöglichkeiten der Gruppenleiter.

8.2 Ziele

Durch die Wissensvermittlung entwickeln die Angehörigen Verständnis für die Betroffenen und die Krankheit. Darüber hinaus erhalten die Angehörigen anhand von Kommunikations- und Problemlösetraining Unterstützung im Umgang mit dem erkrankten Familienmitglied. Einsicht in die Auswirkungen von affektiven Störungen auf zwischenmenschliche Beziehungen und Verständnis für die durch die Symptome entstehenden Belastungen werden entwickelt. Fehlattributionen von Symptomen als „schlechter Charakterzug", „Faulheit", „sich-gehen-lassen" oder „den Partner ärgern-wollen" werden abgebaut. Durch den Austausch mit anderen Angehörigen kann Solidarität und gegenseitiges Verständnis entstehen; allein die Erfahrung, dass andere ähnliche Probleme und Dilemmata erleben, führt oft zu einer erheblichen Entlastung. Die Einsamkeit im Umgang mit dem Erkrankten, Ängste, etwas falsch zu machen, und Schuldgefühle werden abgebaut. Konkrete Vorschläge zu funktionalem Verhalten im Umgang mit erkrankten Angehörigen können erarbeitet werden:

- Keine Überforderung und keine Unterforderung des Erkrankten.
- Meinung des Betroffenen neben der eigenen gelten lassen.
- Übermäßige Diskussion und endlose Überzeugungsversuche vermeiden.
- Dem Patienten Raum geben, Initiative zu entwickeln.
- Ermutigung der Angehörigen, die eigenen Grenzen zu wahren.
- Ermutigung, eigene Aktivitäten, Hobbies, soziale Kontakte etc. weiterzuführen.
- Unterstützung in der Bewältigung des Rollendilemmas Angehöriger/Partner vs. „Therapeut", „Pfleger".
- Unterschied zwischen professionellem Helfer vs. Angehörigem, Bedeutung der Authentizität in privaten Beziehungen erkennen.
- Unterstützung bei der Bewältigung der Gleichgewichtsverschiebung in der Beziehung (Kind

nimmt gegenüber Elternteil plötzlich eher Elternrolle ein, gleichberechtigter Partner nimmt während der Erkrankung u.U. Rolle eines Kindes ein).

8.3 Rekrutierung der Teilnehmer

Teilnehmen können Partner, Eltern, Kinder, Geschwister, Freunde oder engere Bekannte von Betroffenen. Die Teilnahme von Kindern unter 16 Jahren erscheint uns nicht angemessen, jedoch können Jugendliche durchaus von der Gruppe profitieren. Wichtig ist, das Angebot durch Aushänge in Kliniken, Praxen oder anderen geeigneten Orten publik zu machen. Sollen Angehörige seitens der Institution oder des behandelnden Therapeuten eingeladen werden, müssen zuerst die Indexpatienten um ihre Zustimmung gefragt werden. Handelt es sich um die Angehörigen stationär-psychiatrischer Patienten, bietet sich beispielsweise die Ankündigung in der Stationsgruppe und Aushänge auf den Stationen an. Optimal ist die feste Implementierung in die Aufnahmeprozedur: Neue Patienten werden gleich bei Aufnahme um das Einverständnis gefragt, die Angehörigen ansprechen zu dürfen. Das Informations- und Anmeldeblatt wird den Angehörigen direkt ausgehändigt, sofern sie anwesend sind, oder die Patienten erhalten die Anmeldeunterlagen mit der Bitte, sie bei Einverständnis den Angehörigen zu übergeben. Weiterhin können Ärzte, Psychologen und das Pflegepersonal während Angehörigengesprächen auf das Angebot aufmerksam machen.

8.4 Struktur und Rahmenbedingungen

8.4.1 Settingspezifische Aspekte

Die hier vorgestellte Gruppe wurde für Angehörige von unipolar depressiv Erkrankten im stationär-psychiatrischen Setting konzipiert und erprobt. Sie eignet sich jedoch auch für Angehörige von nicht stationär behandelten Betroffenen. Die Angehörigengruppe wird in der Regel von einem Arzt und einem Diplom-Psychologen, die über Erfahrung in der Behandlung von Depressionen verfügen, gemeinsam geleitet. Die Schweigepflicht gegenüber den Angehörigen muss gewahrt bleiben, d.h. es werden von den Gruppenleitern keine persönlichen Informationen über die Patienten weiter gegeben. Sollte ein dringender Gesprächsbedarf über Themen bestehen, die sich nicht für die Gruppe

eignen, können die Gruppenleiter Einzelgespräche anbieten. Weitere wichtige Informationen zum Charakter der Gruppe finden sich unter Kapitel 9.1 (Einführungs-Modul). Als Arbeitsmaterial hat sich das Flip-Chart bewährt, um die einzelnen Themen interaktiv mit den Teilnehmern erarbeiten zu können, wie z.B. das Sammeln von Symptomen der Depression.

8.4.2 Struktur des Gruppenprogramms

Die Gruppe ist auf acht 90-minütige Sitzungen im ein- bis zweiwöchigen Abstand angelegt, die insgesamt 16 Gesprächsblöcke zu je 45 Minuten abdecken. Je nach zeitlicher Verfügbarkeit der Teilnehmer kann sie auch als Workshop an einem Wochenende oder an zwei Wochenendtagen im Abstand von einer oder zwei Wochen durchgeführt werden. Für die zu vermittelnden Informationen und für die spezifischen Probleme der Angehörigen liegt ein modularer Aufbau vor. Die Module können der Reihe nach oder nach Bedarf flexibel behandelt werden. Da der zeitliche Ablauf der Gruppensitzungen variabel ist und wir gute Erfahrungen damit gemacht haben, den aktuellen Fragen bzw. Problemen Vorrang einzuräumen, ist nur die Struktur des Gruppenbeginns und des Gruppenendes detailliert niedergelegt. Wird die Angehörigengruppe als Workshop durchgeführt, kann sie als geschlossene Gruppe durchgeführt werden. Erstreckt sie sich fortlaufend über mehrere Wochen, sollten Einstiegszeitpunkte definiert werden, etwa in jeder zweiten Sitzung, da sonst eine unpraktikabel lange Wartezeit entstehen kann. Die Teilnehmer erhalten während der Sitzung Arbeitsmaterialien, die entweder in Einzelarbeit während des Workshops oder bei der fortlaufenden Variante als Übungen zwischen den Sitzungen bearbeitet werden können. Tabelle 8 gibt einen Überblick über die Inhalte und Materialien der Angehörigengruppe.

Tabelle 8: Überblick über die Inhalte und Materialien der Angehörigengruppe

Module	Inhalte	Flipcharts	Teilnehmermaterial
Einführung	– Vorstellung – Organisatorisches	– Herzlich Willkommen – Angehörigengruppe Vorstellungsrunde	– Einführung in die Gruppe für Angehörige depressiv Erkrankter
Symptome	– Symptome der Depression	– Symptome der Depression	– Anzeichen einer Depression
Ursachen	– Vulnerabilitäts-Stress-Modell – Vulnerabilitäts-Stress-Bewältigungs-Modell	– Vulnerabilität und Belastungen – Vulnerabilitäts-Stress-Modell – Vulnerabilitäts-Stress-Bewältigungs-Modell	– Ursachen und Behandlungsmöglichkeiten der Depression – Vulnerabilitäts-Stress-Modell – Vulnerabilitäts-Stress-Bewältigungs-Modell – Notizen: Bewältigungsstrategien
Behandlung der Depression	– Funktionsweise der Nervenzellen – Wirkung der Antidepressiva – Einfluss auf den Krankheitsverlauf – Weitere Psychopharmaka – Nebenwirkungen und Selbsthilfestrategien – Weitere Behandlungsansätze – Psychotherapeutische Ansätze	– Wirkungsweise der Antidepressiva – Psychopharmaka – Nebenwirkungen – Weitere Behandlungsmöglichkeiten	– Die Wirkungsweise der Antidepressiva – Medikamentöse Behandlung der Depression – Nebenwirkungen und Selbsthilfestrategien – Notizen: Psychopharmaka – Psychotherapeutische Ansätze in der Behandlung von Depressionen – Notizen: Psychotherapie – Weitere Behandlungsmöglichkeiten
Umgang mit depressiv Erkrankten	– Darstellung hilfreicher Verhaltensweisen im Umgang mit depressiv Erkrankten – Diskussion	– Hilfreiche Verhaltensweisen im Umgang mit depressiven Menschen	– Hilfreiche Verhaltensweisen im Umgang mit dem erkrankten Angehörigen – Notizen: Hilfreiche Verhaltensweisen im Umgang mit dem erkrankten Angehörigen
Kommunikation	– Darstellung kommunikativer Fertigkeiten – Diskussion – Rollenspiele (optional)	– Kommunikative Fertigkeiten	– Kommunikation – Notizen: Kommunikation
Problemlösetraining	– Die einzelnen Problemlösungsschritte – Problemlösung anhand eines Beispiels – Diskussion	– Probleme lösen I – Probleme lösen II – Beispiel – Probleme lösen III – Beispiel	– Problemlösestrategien – Problemlösung anhand eines Beispiels
Abschluss	– Klärung offener Fragen – Empfehlungen – Abschlussrunde und Verabschiedung		– Literatur und Adressen

Kapitel 9

Durchführungsanleitung für die Angehörigengruppe

9.1 Modul: Einführung

Inhalte
– Begrüßung der Teilnehmer und Vorstellung der Gruppenleiter – Klärung der Rahmenbedingungen – Vorstellung der Teilnehmer
Handouts/Arbeitsmaterialien (vgl. CD-ROM)
– Einführung in die Gruppe für Angehörige depressiv Erkrankter
Flipcharts (vgl. Abbildungen und CD-ROM)
– Flipchart Herzlich Willkommen – Flipchart Angehörigengruppe Vorstellungsrunde

9.1.1 Ziele

Zu Beginn der Gruppe lernen sich die Gruppenteilnehmer und -leiter gegenseitig kennen. Die Teilnehmer erhalten Informationen über organisatorische und inhaltliche Aspekte der Gruppe. Rahmenbedingungen werden besprochen.

9.1.2 Ablauf

Begrüßung der Teilnehmer und Vorstellung der Gruppenleiter

Die Gruppenleiter begrüßen die Teilnehmer, heißen sie willkommen und stellen anschließend sich selbst vor (Name, Funktion, Erfahrungen mit Gruppenangeboten und mit Depressionsbehandlung).

Klärung der Rahmenbedingungen

Bevor die Teilnehmer sich vorstellen, werden die Rahmenbedingungen geklärt. Folgende Punkte werden dabei angesprochen:
– Erläuterung des Konzeptes.

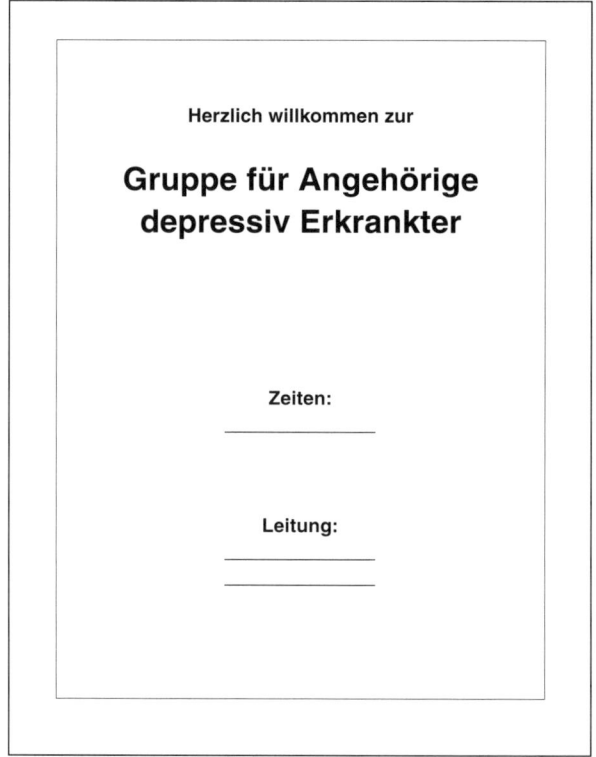

Abbildung 40: Flipchart Herzlich willkommen

– Klärung des organisatorischen Rahmens (Ort und Termine).
– Schweigepflicht der Leiter in Bezug auf Patienteninformationen.
– Schweigepflicht der Teilnehmer in Bezug auf die Berichte anderer Teilnehmer.
– Fokus liegt auf den Problemen der Angehörigen im Umgang mit der Erkrankung bzw. dem Erkrankten, nicht auf den Erkrankten. Natürlich werden Verhaltensweisen der Erkrankten gelegentlich geschildert, aber persönliche Themen müssen u.U. auf ein Einzelgespräch vertagt werden.
– Ermutigung, jederzeit zu fragen.
– Hinweis auf Mitgestaltung durch die Teilnehmer: Schwerpunktsetzung veränderbar, Priorität aktueller Probleme.

Vorstellung der Teilnehmer

In der Vorstellungsrunde können die Gruppenleiter schon wichtige Informationen über die Teilnehmer und ihre Bedürfnisse erfahren, deshalb sollte hierfür ausreichend Zeit eingeplant werden. Einige Punkte können zur Orientierung ans Flipchart geschrieben werden.

Angehörigengruppe – Vorstellungsrunde

- Eigener Name

- Verwandtschaftsverhältnis zum Erkrankten

- Alter des Patienten

- Dauer der Erkrankung

- Frühere Teilnahme an Angehörigengruppen oder aktuelle Einbindung in andere Gruppen (Selbsthilfe etc.)

- Erwartungen der Teilnehmer an die Gruppe

- Spezieller Informationsbedarf

- Hobbies

Abbildung 41: Flipchart Angehörigengruppe Vorstellungsrunde

9.2 Modul: Symptome der Depression

Inhalte
– Diskussion der Erfahrungen der Teilnehmer
– Erläuterung der Symptome
Handouts/Arbeitsmaterialien (vgl. CD-ROM)
– Anzeichen einer Depression
Flipcharts (vgl. Abbildung und CD-ROM)
– Flipchart Symptome der Depression

9.2.1 Ziele

Die Teilnehmer lernen die Anzeichen einer Depression auf den vier Ebenen „Körperliche Beschwerden", „Gefühle", „Gedanken" und „Verhalten" kennen. Das Ziel ist Verständnis dafür zu entwickeln, dass bestimmte problematische Verhaltensweisen oder Ansichten der Betroffenen als Krankheitssymptome und nicht als „sich-gehen-lassen", „nicht-wollen" oder als bleibende Persönlichkeitsveränderung zu werten sind.

9.2.2 Ablauf

Diskussion der Erfahrungen der Teilnehmer

Ich möchte jetzt mit Ihnen erarbeiten, woran man eine Depression erkennt. Kein Mensch ist wie der andere und so kann eine Depression sich bei jedem Menschen völlig anders darstellen. Somit gibt es nicht „die eine Depression", sondern viele Formen mit unterschiedlichen Ursachen und verschiedenen, häufig auch körperlichen Merkmalen.
Grundsätzlich werden Symptome der Depression auf vier Ebenen unterschieden: Auf der körperlichen, auf der Gefühls-, der Gedanken- und der Verhaltensebene.

Die Teilnehmer werden befragt, welche Beschwerden sie mit einer depressiven Erkrankung in Zusammenhang bringen. Die genannten Symptome werden, geordnet nach den vier Ebenen, am Flipchart gesammelt.

– Welche Beschwerden haben Sie in der jetzigen Krankheitsphase an Ihrem Angehörigen beobachtet?
– Welche Beschwerden kennen Sie von eventuellen früheren Krankheitsphasen?
– Was ist jetzt anders als in gesunden Zeiten?

Vgl. hierzu **Flipchart Symptome der Depression** (Abbildung 16 auf Seite 69).

Erläuterung der Symptome

Während der Sammlung werden die einzelnen Symptome noch genauer erläutert. Es wird darauf hingewiesen, dass die Einteilung in die vier Kategorien unterschiedliche Behandlungsansätze erlaubt. Den Teilnehmern wird vermittelt, dass Erkrankte diese Symptome nicht einfach mit Willenskraft überwinden können; es sollte jedoch auch nicht der Eindruck eines völligen Ausgeliefertseins entstehen. Möglichkeiten des Umgangs mit den Symptomen werden angesprochen.

9.3 Modul: Ursachen der Depression

Inhalte
– Das Vulnerabilitäts-Stress-Modell – Das Vulnerabilitäts-Stress-Bewältigungs-Modell
Handouts/Arbeitsmaterialien (vgl. CD-ROM)
– Ursachen und Behandlungsmöglichkeiten der Depression – Das Vulnerabilitäts-Stress-Modell – Das Vulnerabilitäts-Stress-Bewältigungs-Modell – Notizen: Bewältigungsstrategien
Flipcharts (vgl. Abbildungen u. CD-ROM)
– Flipchart Vulnerabilität und Belastungen – Flipchart Vulnerabilitäts-Stress-Modell – Flipchart Vulnerabilitäts-Stress-Bewältigungs-Modell

9.3.1 Ziele

Die Teilnehmer lernen das Vulnerabilitäts-Stress-Modell als aktuelles Erklärungsmodell für die Entstehung von Depressionen kennen. Das erweiterte Vulnerabilitäts-Stress-Bewältigungs-Modell bietet Ansätze für die Behandlung. Bestenfalls lassen sich für die Betroffenen individuelle funktionale Krankheitsmodelle entwickeln und Ideen für anstehende Veränderungen anstoßen. Bewältigungsmöglichkeiten werden besprochen und die Angehörigen lernen, ihre eigenen Unterstützungsmöglichkeiten realistisch einzuschätzen. Eventuelle Schuldgefühle werden thematisiert und abgebaut, die Angehörigen erfahren eine Entlastung.

9.3.2 Ablauf

Das Vulnerabilitäts-Stress-Modell

Grundsätzlich kann jeder Mensch depressiv werden. Doch so unterschiedlich sich das Beschwerdebild gestaltet, genauso unterschiedlich können die Ursachen sein. Die frühere Unterscheidung zwischen exogenen (durch äußere Ursachen bedingte), endogenen (aufgrund innerer Vorgänge entstandene) und psychogenen (durch psychische Belastungen bedingte) Depressionen erscheint heute überholt. Aktuell wird zur Erklärung der Erkrankung ein Vulnerabilitäts-Stress-Modell herangezogen. Dabei wird davon ausgegangen, dass einerseits eine allgemeine Verwundbarkeit oder Anfälligkeit (Vulnerabilität) für das Entstehen der Depression verantwortlich ist. Andererseits gibt es auch viele Belastungen (Stress), die zusammen mit dieser Verwundbarkeit die Krankheit auslösen können. Vulnerabilität und Stress sind miteinander verbunden und verstärken sich gegenseitig.

– Haben Sie bereits eine Vorstellung davon, was mit „Vulnerabilität" gemeint sein könnte?
– Welche Belastungen könnten bei Ihrem Angehörigen zur Entstehung der Krankheit beigetragen haben?
– Welche Vulnerabilitätsfaktoren könnten bei Ihrem Angehörigen bei Entstehung der Krankheit eine Rolle gespielt haben?

Die Beiträge werden am Flipchart notiert, die Liste kann von den Gruppenleitern ergänzt werden, wenn wichtige Punkte nicht genannt werden.

Vgl. hierzu **Flipchart Vulnerabilität und Belastungen** (Abbildung 17 auf Seite 72).

Insbesondere die Vulnerabilitätsfaktoren sollten vom Gruppenleiter gut erklärt werden, da die Belastungsfaktoren meist offensichtlicher sind. Der genetische Aspekt der Depression wird erklärt, um Missverständnissen vorzubeugen: es handelt sich bei der Depression nicht um eine Erbkrankheit, lediglich eine Prädisposition wird vererbt. Diese stellt nur einen Teil der Risikofaktoren dar und reicht nicht aus, um das Auftreten von Depressionen zu erklären oder gar im Einzelfall vorherzusagen. Auch die psychologischen Vulnerabilitätsfaktoren sollten gut erläutert werden, beispielsweise die Bedeutung von belastenden Lebensumständen während der Kindheit. Das Vulnerabilitäts-Stress-Modell wird aufgezeichnet.

Ich möchte Ihnen jetzt das so genannte Vulnerabilitäts-Stress-Modell aufzeichnen, damit Sie sehen, wie wir uns das Zusammenwirken der beiden Faktoren vorstellen.

Vgl. hierzu **Flipchart Vulnerabilitäts-Stress-Modell** (Abbildung 18 auf Seite 72).

Das Vulnerabilitäts-Stress-Bewältigungs-Modell

In den letzten Jahren hat man herausgefunden, dass die individuellen Bewältigungsfähigkeiten eine große Rolle spielen; damit ist gemeint, dass sich Menschen, die gute Fähigkeiten in dieser Hinsicht haben (beispielsweise im Aufbau eines tragfähigen Freundeskreises), offensichtlich besser vor Depressionen schützen können. Diese Fähigkeiten können durch geeignete, z.B. psychotherapeutische Maßnahmen, auch verbessert werden. Deshalb spricht man neuerdings von einem Vulnerabilitäts-Stress-Bewältigungs-Modell, in dem die Bewältigungsfähigkeiten als „Schutzfaktoren" enthalten sind.

Vgl. hierzu **Flipchart Vulnerabilitäts-Stress-Bewältigungs-Modell** (Abbildung 19 auf Seite 73).

Bewältigungsressourcen und -strategien können dazu beitragen, dass depressive Erkrankungen gemindert oder sogar ihr Auftreten verhindert wird. Es gibt für jeden Menschen verschiedene Möglichkeiten im Alltag mit problematischen Situationen umzugehen und so Schwierigkeiten zu überwinden.
- Welche Strategien kennen Sie persönlich, um mit belastenden Momenten fertig zu werden?
- Welche Strategien haben Ihrem Angehörigen in der aktuellen oder einer eventuell früheren Krankheitsepisode schon geholfen?

Zum Ende der Diskussion wird darauf hingewiesen, dass jeder Erkrankte durch seine Bewältigungsmöglichkeiten Einfluss auf die Krankheit nehmen kann, auch wenn dadurch die Krankheit nicht sofort verschwinden wird. Es handelt sich vielmehr um eine „Politik der kleinen Schritte".

9.4 Modul: Behandlung der Depression

Inhalte

- Funktionsweise der Nervenzellen
- Wirkung der Antidepressiva
- Einfluss der Psychopharmaka auf den Krankheitsverlauf
- Andere Psychopharmaka
- Nebenwirkungen und Selbsthilfestrategien
- Andere medizinische Behandlungsmöglichkeiten
- Psychotherapeutische Ansätze

Handouts/Arbeitsmaterialien (vgl. CD-ROM)

- Die Wirkungsweise der Antidepressiva
- Medikamentöse Behandlung der Depression
- Nebenwirkungen und Selbsthilfestrategien
- Notizen: Psychopharmaka
- Psychotherapeutische Ansätze in der Behandlung von Depressionen
- Notizen: Psychotherapie
- Weitere Behandlungsmöglichkeiten

Flipcharts (vgl. Abbildungen und CD-ROM)

- Flipchart Wirkungsweise der Antidepressiva
- Flipchart Psychopharmaka
- Flipchart Nebenwirkungen
- Flipchart Weitere Behandlungsmöglichkeiten

9.4.1 Ziele

In dieser Sitzung wird die Bedeutung der medikamentösen Behandlung bei Depressionen von einem Arzt gemeinsam mit den Angehörigen erarbeitet. Die Funktionsweise der Nervenzellen sowie die Wirkmechanismen der Antidepressiva werden dargestellt, mögliche Verläufe depressiver Erkrankungen werden beschrieben. Darüber hinaus werden andere Psychopharmaka (Neuroleptika, Tranquilizer) besprochen. Zudem werden verschiedene psychotherapeutische Ansätze skizziert.

9.4.2 Ablauf

Funktionsweise der Nervenzellen, Wirkung der Antidepressiva, Einfluss auf den Krankheitsverlauf

Dieses Modul übernimmt der ärztliche Gruppenleiter. Generell ist darauf zu achten, Vorbehalte der Gruppenteilnehmer gegenüber den Medikamenten ernst zu nehmen, zu diskutieren und nicht den Versuch zu unternehmen, diese vorschnell durch Gegenargumente zu entkräften. Erfahrungsgemäß kommen hier oft Nachfragen, die nicht eindeutig zu beantworten sind. Es sollte daher deutlich gemacht werden, dass die Vorgänge enorm komplex sind und wissenschaftliche Ansätze das zu Grunde liegende Geschehen noch nicht gänzlich geklärt haben. Auch ist darauf hinzuweisen, dass die Darstellung des Transmitterhaushaltes sehr vereinfacht ist. Es bestehen z.B. Wechselwirkungen zwischen dem noradrenergen und dem serotonergen System mit anderen Stoffwechselsystemen, die man der Verständlichkeit halber nicht darstellen kann bzw. die teilweise auch noch unbekannt sind. Um Verunsicherungen vorzubeugen, sollte auch erwähnt werden, dass die Forschungsergebnisse zur Wirksamkeit zugelassener Medikamente sehr eindeutig sind und die Anwendungssicherheit sehr hoch ist. Ein zu sachlich intellektualisierendes Vorgehen (Überdosis an medizinischer Terminologie) und einseitig medizinisches oder psychologisches Gewicht ist zu vermeiden. Der Schwerpunkt sollte auf einem integrativen Ansatz liegen.

Seit über 30 Jahren werden Hypothesen entwickelt, wonach depressive Erkrankungen mit einer Verminderung der Botenstoffe (Neurotransmitter) Noradrenalin und Serotonin zusammenhängen. Es wird angenommen, dass diese „Gleichgewichtsstörung" im Stoffwechsel bestimmter Nervenzellen zu einer Störung der Informationsverarbeitung führt und mit depressivem Erleben einhergeht. Das bedeutet nicht automatisch, dass die Stoffwechselstörung im Gehirn im wissenschaftlich strengen Sinne die Ursache der Depression ist, jedoch hat die Forschung gezeigt, dass das Ungleichgewicht der Botenstoffe während einer Depression meist vorhanden ist – und dass dieses Ungleichgewicht unter anderem durch geeignete Medikamente zweifelsfrei günstig beeinflusst werden kann. Wahrnehmungen, Denkvorgänge, Gefühle und Stimmungen werden im Gehirn in Form von elektrischen Impulsen und so genannten Botenstoffen (Neurotransmittern) verarbeitet.

Um die Funktionsweise der Nervenzellen zu erläutern kann man etwa einen Teilnehmer am Arm berühren und die Gruppe fragen, was ihrer Meinung nach daraufhin in seinem Körper abläuft.

Während in den Nervenzellen die Übertragung von Informationen elektrisch geschieht, erfolgt sie zwischen den Nervenzellen durch die Botenstoffe, d.h. biochemisch. Am Ende einer Nervenzelle bewirkt das elektrische Signal die Freisetzung eines Botenstoffs, der dann in kurzer Zeit bis zur nächsten Nervenzelle gelangt und so den kleinen Spalt zwischen den beiden Nervenzellen überbrückt. Sobald der Botenstoff den Spalt überquert hat, setzt er sich an bestimmten Stellen der folgenden Nervenzelle fest. Diese Stellen heißen Rezeptoren. Hierdurch wird ein elektrischer Impuls ausgelöst, der dann die Information weiterleitet. Die Neurotransmitter werden nach einer bestimmten Zeit durch Enzyme im Spalt abgebaut oder wieder in die erste Nervenzelle aufgenommen und der Kreislauf beginnt von neuem. Vereinfacht dargestellt kommt es bei der Depression im Ge-

hirn zu einem Mangel an den Botenstoffen Noradrenalin und/oder Serotonin. Diese Botenstoffe spielen eine wichtige Rolle in der Weiterleitung elektrischer Signale von einer Nervenzelle zur anderen. Neben dem Mangel an Botenstoffen sind auch deren Empfangstellen, die so genannten Rezeptoren, in ihrer Aufnahmebereitschaft eingeschränkt. Zusammengefasst lässt sich festhalten, dass das Stoffwechselgeschehen im Gehirn gestört ist und dies mit einer gestörten Informationsverarbeitung einhergeht.

Vgl. hierzu **Flipchart Wirkungsweise der Antidepressiva** (Abbildung 20 auf Seite 77).

Die meisten Antidepressiva wirken, indem sie die Wiederaufnahme der Neurotransmitter in die erste Nervenzelle hemmen, andere verhindern den Abbau der Transmitter durch Enzyme im synaptischen Spalt. Dadurch erhöht sich die Konzentration im synaptischen Spalt, die Informationen kommen wieder besser in der zweiten Nervenzelle an. Es gibt verschiedene Klassen von Antidepressiva, einige wirken auf das noradrenerge, andere auf das serotonerge, und wieder andere auf beide Systeme. Eine längerfristige Gabe von Antidepressiva hilft, das ursprüngliche Gleichgewicht wieder herzustellen.

Es sollten die Hauptwirkungen der Antidepressiva mit dem Hinweis genannt werden, dass verschiedene Medikamente jeweils spezifische Wirkprofile haben:
– stimmungsaufhellend,
– dämpfend,
– aktivierend und antriebssteigernd.

Es ist wesentlich, darauf hinzuweisen, dass Antidepressiva kein Abhängigkeitsrisiko bergen. Während bei potenziell suchterzeugenden Substanzen (z.B. Benzodiazepinen) eine länger andauernde Wirkung nur durch eine stete Dosissteigerung erreicht werden kann und bei unangemessenem Gebrauch nach dem Absetzen Entzugserscheinungen auftreten, ist dies bei Antidepressiva nicht der Fall. Es wird darauf hingewiesen, dass die Patienten je nach Krankheitsverlauf auf Antidepressiva in einem ähnlichen Sinn angewiesen sind wie etwa Diabetiker auf das Insulin. Wichtig ist auch zu erwähnen, dass es ein bis zwei Wochen, manchmal auch noch länger, dauern kann, bis die erwünschte Wirkung einsetzt. Aufgrund der Symptomatik oder früherer Behandlungserfolge kann der Arzt schlussfolgern, welches Medikament welchem Patienten helfen kann (z.B. eher beruhigende Antidepressiva bei agitierten Patienten). Es ist jedoch nicht objektivierbar, welches Transmittersystem im Einzelnen betroffen ist, so dass unter Umständen verschiedene Medikamente ausprobiert werden müssen. Dies kann aufgrund der langen Wirkungslatenzen in manchen Fällen viel Geduld erfordern. In ca. zwei Dritteln der Fälle stellt sich innerhalb von vier Wochen eine Symptomreduktion ein. In diesem Fall wird das Medikament weiter gegeben. Ansonsten wird die Medikation üblicherweise auf ein anderes Antidepressivum umgestellt. Die verschiedenen Phasen der Behandlung werden kurz angesprochen:

1. *Akutbehandlung:*
   Hauptbeschwerden: tiefe Traurigkeit, fehlender Antrieb, innere ängstliche Unruhe, Schlafstörungen etc.
   Antidepressiva brauchen in der Regel mindestens ein bis zwei Wochen bis eine deutliche Verbesserung eintreten kann. Für den Betroffenen stehen anfänglich zumeist die Nebenwirkungen im Vordergrund, die aber in den ersten Behandlungswochen schwächer werden oder ganz verschwinden (Ausdauer und die Abwägung von „Kosten und Nutzen" sind hier wichtig).

2. *Stabilisierungsphase:*
   Diese Phase umfasst zumeist die 3. oder 4. Woche bis zur 8. Woche. Wenngleich sich eine deutliche Besserung zeigt, ist dennoch eine Fortführung der medikamentösen Behandlung wichtig (Mitarbeit angesagt!)

3. *Vorbeugen von Rückfällen:*
   Nach dem Abklingen einer akuten depressiven Episode ist zur Vorbeugung von Rezidiven die Fortführung der medikamentösen Behandlung über einen gewissen Zeitraum, der je nach Fall unterschiedlich lang sein kann, wichtig. Der Patient sollte gelernt haben, seine spezifischen Frühwarnsignale wahrzunehmen und adäquat zu reagieren. Oft ist auch eine Veränderung der Lebensführung von Bedeutung.

Unter dem Punkt „Verlaufsformen der depressiven Störungen" wird der Unterschied zwischen uni- und bipolaren Erkrankungen, die hypomane Nachschwankung sowie einige wichtige Zahlen zum Rezidivrisiko erläutert.

Das Charakteristische der bipolaren Störung, auch bekannt unter dem Begriff „manisch-depressive Erkrankung", ist der Wechsel von depressiven und manischen Phasen. Eine manische Phase ist hauptsächlich gekennzeichnet durch gehobene, manchmal auch aggressive Stimmung und Antriebssteigerung. Einige Be-

troffene erleben nach einer Depression eine so genannte „hypomane Nachschwankung". Dabei handelt es sich um eine Antriebs- und Stimmungssteigerung, die jedoch nicht das Ausmaß einer Manie annimmt und normalerweise schnell vorübergeht. Bei der unipolaren Störung bleibt es in ca. 30% der Fälle bei einer einmaligen Phase, in ca. 70% der Fälle verläuft sie in mehreren depressiven Episoden. Im Durchschnitt kommt es dann zu vier bis sechs Episoden. Diese Zahlen sagen jedoch über den Einzelfall nicht allzu viel aus. Man kann selbst dazu beitragen, das Rückfallrisiko zu verringern, indem man beispielsweise Medikamente einnimmt, eine Psychotherapie macht oder ggf. bestimmte Lebensumstände verändert. So hat man herausgefunden, dass bei der regelmäßigen Einnahme von Antidepressiva das Rückfallrisiko innerhalb eines Jahres nur 20% gegenüber 70% bei unbehandelten Depressionen beträgt. Ebenso haben Studien gezeigt, dass auch eine psychotherapeutische Rückfallvorbeugung, wie sie in der Patientengruppe angeboten wird, das Rückfallrisiko erheblich mindert.

Weitere Psychopharmaka

Die verschiedenen Medikamentenklassen, Wirkungen und Nebenwirkungen werden interaktiv mit den Teilnehmern erarbeitet, die wichtigsten Aspekte der Wirkungen und Nebenwirkungen werden besprochen.

– Die Antidepressiva sind also eine Gruppe von Medikamenten. Wissen Sie, wie man die Medikamente allgemein nennt, die auf die Psyche wirken?
– Welche Medikamente zur Behandlung von Depressionen kennen Sie?
– Welche Psychopharmaka sind Ihnen außerdem bekannt?
– Welche Medikamente nehmen Ihre Angehörigen derzeit?

Die Medikamentennamen werden auf dem Flipchart, eingeteilt nach Klassen, notiert.

Vgl. hierzu **Flipchart Psychopharmaka** (Abbildung 21 auf Seite 77).

Neben den Antidepressiva, werden noch eine ganze Reihe anderer Medikamente verschrieben. Die Antidepressiva brauchen ca. zwei bis vier Wochen, um ihre Wirkung voll zu entfalten, und diese Wartezeit muss häufig mit anderen Medikamenten überbrückt werden. Wenn bereits mehrere depressive Episoden stattgefunden haben, ist es häufig notwendig, noch ein weiteres Medikament zu geben, um erneuten Rückfällen vorzubeugen. Grundsätzlich gibt es neben den Antidepressiva noch drei weitere Gruppen von Psychopharmaka, also Medikamenten, die vor allem die Psyche beeinflussen: Tranquilizer (Beruhigungsmittel), Neuroleptika (Medikamente, die das Denken beeinflussen und beruhigend wirken) und Phasenprophylaktika (Medikamente, die depressiven und manischen Phasen vorbeugen sollen und ausgleichend wirken).

Nebenwirkungen und Selbsthilfestrategien

Die Teilnehmer werden nach möglichen Nebenwirkungen, die sie an ihren Angehörigen beobachtet haben, und deren Selbsthilfestrategien befragt. Es wird vermittelt, dass die meisten Nebenwirkungen recht bald abklingen und in der Regel der Nutzen der medikamentösen Behandlung eindeutig ihre Nachteile überwiegt. Im Einzelfall muss jedoch abgewogen werden. Sind die Nebenwirkungen zu stark, sollte auf ein anderes Medikament umgestiegen werden.

Vgl. hierzu **Flipchart Nebenwirkungen** (Abbildung 22 auf Seite 79).

Andere medizinische Behandlungsmöglichkeiten

Neben der Behandlung mit Psychopharmaka gibt es weitere medizinische und psychologische Behandlungsansätze, die zusätzlich oder bei sehr schwer zu behandelnden Depressionen zum Einsatz kommen.
- Welche Therapiemöglichkeiten kennen Sie außer den Psychopharmaka?
- Welche Behandlungen hat Ihr Angehöriger schon in Anspruch genommen?

Auf der Grundlage der Beiträge der Teilnehmer werden die folgenden Punkte angesprochen. Gegebenenfalls ergänzen die Gruppenleiter:

Vgl. hierzu **Flipchart Weitere Behandlungsmöglichkeiten** (Abbildung 23 auf Seite 79).

Wachtherapie (Schlafentzug)

Bei dieser Therapie wird die Schlafzeit verkürzt, da dies häufig, wenn auch nur kurzfristig, die Stimmung des Patienten verbessern kann. Unterschieden werden der totale Schlafentzug, bei dem der Patient die ganze Nacht wach bleibt, und ein partieller Schlafentzug, bei dem die zweite Nachthälfte durchwacht wird (ab 1.00 Uhr morgens).

Lichttherapie

Dieses Verfahren eignet sich besonders bei Patienten, die an einer saisonal bedingten Depression (Winterdepression) leiden. Dabei findet täglich für etwa 2 Stunden eine Bestrahlung mit weißem (tageslichtähnlichem) Licht statt, das über die Netzhaut des Auges aufgenommen wird. Es gibt spezielle Lampen, die für diese Art von Therapie hergestellt werden und auch einigermaßen erschwinglich sind.

Transkranielle Magnetstimulation (TMS)

Dieses Verfahren versucht, durch ein Magnetfeld Einfluss auf die Gehirnaktivität zu nehmen, was zu einer Verbesserung der depressiven Symptomatik führen kann. Die Erforschung der Wirksamkeit des Verfahrens ist noch nicht abgeschlossen.

Elektrokonvulsionstherapie (EKT)

Dieses Verfahren eignet sich bei sehr schweren, bei wahnhaften und bei so genannten therapieresistenten Depressionen, d. h. in Fällen, bei denen die herkömmliche psychopharmakologische Behandlung auch über einen langen Zeitraum keine Wirkung zeigt. Dabei wird mit Hilfe von Strom ein Krampf ähnlich einem epileptischen Anfall ausgelöst. Dieses hat einen Einfluss auf den Gehirnstoffwechsel und kann hier Veränderungen bewirken. Die Behandlung erfolgt in Vollnarkose und unter dem Einsatz von Muskelrelaxantien (Medikamente, die für eine Entspannung der Muskulatur sorgen und so Verletzungen vorbeugen). Es werden 9 bis 12 Behandlungen durchgeführt. Nach einer solchen Behandlung sprechen die Patienten auch meist besser auf eine medikamentöse Therapie an.

Psychotherapeutische Ansätze

Unter seriöser Psychotherapie versteht man die Behandlung einer psychischen Erkrankung

mit psychologischen, wissenschaftlich begründeten Methoden. Es können eher lösungsorientierte und eher bewältigungsorientierte Verfahren unterschieden werden. Die ersteren zielen mehr auf die Bearbeitung der Ursachen der Störung ab, die zweiteren versuchen einen konstruktiven Umgang mit der Erkrankung zu vermitteln und damit Rückfällen vorzubeugen. Es werden vier große Gruppen von Psychotherapie unterschieden, die jeweils mehr oder weniger für die verschiedenen Störungsbilder geeignet sind.
- Kennen Sie psychotherapeutische Ansätze?
- Hat Ihr Angehöriger schon einmal eine Psychotherapie gemacht?
- Wenn ja, wissen Sie, welche Form der Therapie das war?

Auf der Grundlage der Beiträge der Teilnehmer werden die folgenden Punkte angesprochen. Gegebenenfalls ergänzen die Gruppenleiter:
- Kognitive Verhaltenstherapie,
- Tiefenpsychologische Verfahren,
- Humanistische Verfahren,
- Systemische Verfahren.

Diese Therapieverfahren möchte ich im Folgenden kurz skizzieren:
Das Verfahren der kognitiven Verhaltenstherapie wird zunehmend auch im stationären Kontext angewandt. In dieser Gruppen- oder Einzeltherapie werden verschiedene Bereiche, die sich für die Depressionsbehandlung als günstig erwiesen haben, abgedeckt. Hierzu gehören Informationsvermittlung, Aktivitätenaufbau, Veränderung der depressiven Denkmuster sowie Rückfallprophylaxe.
Die tiefenpsychologischen Verfahren gehen auf den Begründer der Psychoanalyse Sigmund Freud zurück. Bei diesen Therapien sieht man die Ursache einer Erkrankung in einem großen Verlust oder Trauma, oder auch einem länger währenden Konflikt begründet. In der Therapie soll versucht werden, durch Einsicht in bestimmte Zusammenhänge Verluste zu überwinden bzw. Konflikte zu lösen. Es gibt Belege, dass diese Art der Therapie bei depressiv Erkrankten eine Besserung bewirken kann. Allerdings erfordert diese Therapieform eine gewisse Stabilität und Ausdauer, daher ist sie für akut schwer depressive Patienten meist nicht geeignet.
Zu den humanistischen Verfahren zählt die Gesprächspsychotherapie. Bei diesen Thera-

pieformen wird davon ausgegangen, dass jeder Mensch nach Selbstverwirklichung seiner ihm innewohnenden Potenziale strebt. Ziel der Therapie ist es, den Patienten bei der Wahrnehmung seiner Bedürfnisse und Fähigkeiten zu stützen. Auch diese Behandlung erfordert eine gewisse Stabilität des Patienten und die Bereitschaft, über seine Probleme zu sprechen.
Bei den systemischen Verfahren, zu denen auch die Familientherapie zählt, wird der Patient als Teil eines Systems wie z.B. der Familie gesehen. Die Erkrankung wird auf problematische Kommunikationsmuster und Rollenverteilungen zurückgeführt. Ziel der Therapie ist daher die Kommunikation innerhalb des Systems zu verbessern und festgefahrene Muster zu verändern. Es werden daher meist die Angehörigen miteinbezogen. Doch auch hier ist eine gewisse Stabilität des Patienten die Vorraussetzung.

9.5 Modul: Umgang mit depressiv Erkrankten

Inhalte
– Diskussion der Erfahrungen der Teilnehmer   – Darstellung hilfreicher Verhaltensweisen
Handouts/Arbeitsmaterialien   (vgl. CD-ROM)
– Hilfreiche Verhaltensweisen im Umgang mit dem erkrankten Angehörigen   – Notizen: Hilfreiche Verhaltensweisen im Umgang mit dem erkrankten Angehörigen
Flipcharts (vgl. Abbildung und CD-ROM)
– Flipchart Hilfreiche Verhaltensweisen im Umgang mit depressiven Menschen

9.5.1 Ziele

Auf der Basis ihrer eigenen Erfahrungen lernen die Teilnehmer, welche Verhaltensweisen gegenüber dem Angehörigen hilfreich sind und welche weniger. Eventuelle negative Bewertungen der Teilnehmer werden von den Gruppenleitern vermieden, vielmehr sollen die Teilnehmer selbst eine Einsicht entwickeln, wie sie mit der Erkrankung des Angehörigen konstruktiv umgehen können.

9.5.2 Ablauf

Diskussion der Erfahrungen der Teilnehmer

Oftmals sind Menschen, die mit der Erkrankung eines Angehörigen konfrontiert sind, zunächst unsicher, wie sie sich verhalten sollen. Das ist verständlich, denn man begibt sich sozusagen auf unbekanntes Terrain. Der Angehörige verhält sich vielleicht ganz anders, als Sie ihn bisher gekannt haben.
- Welche Erfahrungen haben Sie bisher gemacht?
- Haben Sie bemerkt, welche Verhaltensweisen hilfreich sind und welche weniger?
- Gab es Situationen, in denen Sie dachten „Das habe ich jetzt gut hinbekommen" oder beispielsweise auch „Das war gar nicht gut, ich habe das Gegenteil von dem erreicht, was ich wollte"?

Die Thematik wird in Form einer offenen Diskussion besprochen. Bezugnehmend auf die Beiträge der Teilnehmer werden die folgenden Punkte angesprochen und stichpunktartig auf dem Flipchart festgehalten, um eine gewisse Systematik

Hilfreiche Verhaltensweisen im Umgang mit depressiven Menschen

- Informiertheit
- Unterstützung *und* Wahrung der eigenen Bedürfnisse
- Annehmen der Erkrankung
- Eigene Gefühle ernst nehmen und sich Hilfe holen
- Unterstützung einer angemessenen Tagesstruktur
- Folgeprobleme rechtzeitig berücksichtigen
- Suizidgedanken ernst nehmen
- Normalität wahren
- Keine Schuldzuweisungen
- Flucht ist keine Lösung
- ...
- ...
- ...

Abbildung 42: Flipchart Hilfreiche Verhaltensweisen im Umgang mit depressiven Menschen

zu erreichen. Gegebenenfalls ergänzen die Gruppenleiter.

Darstellung hilfreicher Verhaltensweisen

Informiertheit
Versuchen Sie soviel wie möglich über Depression zu lernen. Je besser Sie informiert sind, desto weniger bedrohlich wird Ihnen die Krankheit erscheinen. Sie können die Erkrankung dann besser akzeptieren und werden den Patienten nicht zusätzlich mit Aufforderungen wie „reiß dich zusammen" belasten.

Unterstützung *und* Wahrung der eigenen Bedürfnisse
Bringen Sie Ihrem Angehörigen soviel Hilfe und Unterstützung entgegen wie Sie können. Das heißt aber nicht, dass Sie sich selbst aufgeben sollen. Pflegen Sie weiter Ihre eigenen Interessen und Aktivitäten. Ziehen Sie sich nicht aus dem sozialen Leben zurück. Wenn es Ihnen selbst einigermaßen gut geht und Sie für sich sorgen, können Sie auch Ihren Angehörigen besser unterstützen.

Annehmen der Erkrankung
Versuchen Sie sich in Ihren Angehörigen einzufühlen und geben Sie ihm zu verstehen, dass Sie ihn mit seiner Krankheit und den damit verbundenen Symptomen annehmen. Vermitteln Sie Mut und Hoffnung, aber seien Sie dabei nicht überoptimistisch, sondern realistisch.

Keine Schuldzuweisungen
Machen Sie dem Patienten keine Vorwürfe und geben Sie die Schuld immer der Krankheit und nicht dem Betroffenen oder gar sich selbst. Das heißt nicht, dass Sie dem erkrankten Angehörigen alle Verantwortung abnehmen sollen; jedoch hängt es immer vom Einzelfall und der Schwere der Symptomatik ab, wie viel Verantwortung Sie beim Patienten lassen können. Dem Patienten die Verantwortung für bestimmte Handlungen (etwa die regelmäßige Einnahme von Medikamenten) zuzuschreiben, ist grundsätzlich etwas anderes als ihm Vorwürfe zu machen. Auch wenn diese aus der Sicht der Angehörigen verständlich und auch für andere nachvollziehbar sind, wirken sie sich immer negativ auf die Erkrankung aus.

Eigene Gefühle ernst nehmen und sich Unterstützung holen
Versuchen Sie, der negativen Einstellung des Patienten entgegenzuwirken und sie als Teil der

Erkrankung zu sehen. Wenn jemand, der Ihnen viel bedeutet, depressiv ist, werden Sie vielleicht Gefühle wie Wut, Traurigkeit, Verärgerung und Frustration empfinden. Sie stehen damit nicht alleine, wie Sie vielleicht im Verlauf der Gruppe erfahren können. Nehmen Sie Ihre eigenen Gefühle an und versuchen Sie diese in Gesprächen mit Freunden zu bewältigen. Suchen Sie gegebenenfalls auch selbst vorübergehend professionelle Hilfe auf. Grenzen Sie sich aber auch angemessen ab, wenn die Schwelle zur Überlastung erreicht wird und versuchen Sie, sich zu entlasten, etwa durch den Einbezug anderer Personen, falls das möglich ist. Ein stationärer Aufenthalt des erkrankten Angehörigen kann auch eine Option sein, falls Sie die Belastung und Verantwortung zu Hause nicht mehr tragen können.

Unterstützung einer angemessenen Tagesstruktur

Helfen Sie Ihrem Angehörigen, eine Tagesstruktur aufrecht zu erhalten. Erwarten Sie dabei allerdings nicht zuviel von dem Betroffenen.

Folgeprobleme rechtzeitig berücksichtigen

Sprechen Sie mit behandelnden Ärzten, Psychotherapeuten oder anderem geeigneten Fach-personal über auftretende Folgeprobleme wie Arbeitsplatzverlust oder finanzielle Konsequenzen.

Suizidgedanken ernst nehmen

Nehmen Sie Selbstmordgedanken oder gar -ankündigungen niemals auf die leichte Schulter! Überzeugen Sie Ihren Angehörigen, den Arzt oder Psychotherapeuten zu informieren. Benachrichtigen Sie diese Personen selbst über die Gefährdung Ihres Angehörigen, wenn Ihnen ersteres nicht gelingt.

„Flucht" ist keine Lösung

Flucht in eine andere Umgebung oder eine Urlaubsreise stellen insbesondere bei einer schwereren Depression keine Lösung dar. Vielmehr erleben depressive Menschen gerade im Urlaub den Kontrast zu den „Gesunden", die in dieser Situation richtig genießen können, als sehr stark, und das belastet sie meist zusätzlich. Auch können die veränderten Umstände Angst und Unsicherheit auslösen.

Beispiel

Herr D. berichtet über den Beginn der Erkrankung seiner Frau: „Meine Frau ist immer stiller geworden und hat sich zurückgezogen. Immer öfter lag sie im Bett, wenn ich aus der Firma heimkam. Im Haushalt blieben Arbeiten liegen, die ich dann abends erledigt habe. Wenn ich versucht habe, mit ihr darüber zu sprechen, fing sie meistens an zu weinen. Sie hatte ein schlechtes Gewissen, und da ich das nicht noch mehr verstärken wollte, habe ich es irgendwann vermieden, sie auf ihren Zustand anzusprechen. Stattdessen habe ich versucht, sie abzulenken. Ich habe Freunde eingeladen, Verabredungen getroffen, Wochenendausflüge geplant. Ich dachte, es hilft ihr, mal raus zu kommen. Aber ihr ging es immer schlechter. Irgendwann habe ich eingesehen, dass ich mit der Situation überfordert bin und habe mich einem Freund anvertraut, von dem ich wusste, dass seine Frau auch schon mal eine Depression hatte. Er hat mir einen Nervenarzt empfohlen, und als ich meiner Frau vorschlug, dort einen Termin zu verabreden, schien sie fast erleichtert. Sie selbst hatte wohl nicht den Mut, diesen Schritt zu tun."

Der Therapeut fasst zusammen: „In Ihren Schilderungen finden sich einige recht typische Verhaltensweisen. Sie haben versucht, Ihre Frau zu entlasten, mit ihr zu reden und sie aufzuheitern – also sie zu unterstützen, so gut sie konnten. Das sind alles Strategien, die auf eine liebevolle Beziehung schließen lassen und normalerweise vermutlich gut funktionieren, wenn es einem der beiden Partner mal nicht so gut geht. Dann haben Sie irgendwann eingesehen, dass all Ihre Anstrengungen diesmal nicht ausreichen und haben ganz richtig gehandelt, indem Sie das Gespräch mit Ihrem Freund und schließlich professionelle Hilfe gesucht haben. Das heißt, Sie haben verstanden, dass Sie hier an Ihre Grenzen stießen und sich dementsprechend verhalten. Ein zweiter Aspekt wird hier ebenfalls deutlich, nämlich die Dynamik, die eine Depression in einer Beziehung auslösen und mit ihr in Wechselwirkung treten kann. Je schlechter es Ihrer Frau ging, desto mehr bemühten Sie sich – verständlicherweise – um Sie. Ihre Frau hat das wahrscheinlich sehr gut bemerkt, konnte aber aufgrund ihres Zustandes nicht darauf reagieren. Wie Sie sagten, hatte sie deshalb vielleicht ein „schlechtes Gewissen", sie fühlte sich immer unzulänglicher und sie wollte Sie sicher nicht enttäuschen. Das hat sich möglicherweise, ganz entgegen Ihren guten Absichten, auf ihre Stimmung negativ ausgewirkt."

9.6 Modul: Kommunikationstraining

Inhalte
– Diskussion der Erfahrungen der Teilnehmer – Vermittlung kommunikativer Fertigkeiten – Rollenspiele (optional)
Handouts/Arbeitsmaterialien (vgl. CD-ROM)
– Kommunikation – Notizen: Kommunikation
Flipcharts (vgl. Abbildung und CD-ROM)
– Flipchart Kommunikative Fertigkeiten

9.6.1 Ziele

Die Teilnehmer lernen Fertigkeiten der Zuhörer- und Sprecherrolle kennen. Sie können Erfahrungen im Bereich der Kommunikation mit ihrem erkrankten Angehörigen austauschen. Bei Bedarf können Rollenspiele durchgeführt werden.

9.6.2 Ablauf

Diskussion der Erfahrungen der Teilnehmer

Die Forschung hat gezeigt, dass es Formen der Kommunikation gibt, die sich mehr oder weniger günstig auf den Verlauf einer psychischen Erkrankung auswirken können. So ist beispielsweise eine sehr kritische Haltung ebenso so ungünstig wie ein überfürsorglicher und zu (ver)schonender Kommunikationsstil. Grundsätzlich unterscheiden wir bei der Kommunikation zwischen Sprecher und Zuhörer. Jede dieser Rollen erfordert ein bestimmtes Verhalten, um ein Gespräch angemessen zu führen ohne dass es zu Missverständnissen und Verletzungen kommt.

– Welche Erfahrungen haben Sie diesbezüglich gemacht?
– Haben Sie festgestellt, dass eine bestimmte Art miteinander zu sprechen besonders hilfreich ist bzw. besonders wenig hilfreich ist?
– In welchen Bereichen sehen Sie Probleme in Ihrem eigenen Kommunikationsverhalten?
– Was würden Sie gerne anders machen?

Die Thematik wird in Form einer offenen Diskussion besprochen. Die Beiträge der Teilnehmer

---

Kommunikative Fertigkeiten

Fertigkeiten Sprecherrolle

• „Ich-Gebrauch"

• Konkrete Situation ansprechen

• Konkretes Verhalten ansprechen

• Beim Thema bleiben

• Sich öffnen

Fertigkeiten Zuhörerrolle

• Aufnehmendes Zuhören

• Zusammenfassen

• Offene Fragen

• Anerkennung für konstruktives Gesprächsverhalten

• Rückmeldung des ausgelösten Gefühls

Abbildung 43: Flipchart Kommunikative Fertigkeiten

werden den folgenden Punkten zugeordnet und stichpunktartig auf dem Flipchart festgehalten, um eine gewisse Systematik zu erreichen. Gegebenenfalls ergänzen die Gruppenleiter.

1. Fertigkeiten Sprecherrolle

„Ich-Botschaften"
Jeder Partner soll von seinen eigenen Gedanken und Gefühlen sprechen. Kennzeichen dafür ist der Gebrauch des Wortes „Ich". Alle Äußerungen werden dadurch persönlicher. Aussagen, die nur auf den anderen gerichtet sind (Du-Sätze), sind oft Vorwürfe oder Anklagen, die als Auslöser für Gegenangriffe oder Rechtfertigungen wirken.

Konkrete Situation ansprechen
Jeder Partner soll konkrete Situationen oder Anlässe ansprechen, so dass Verallgemeinerungen (immer, nie) vermieden werden. Verallgemeinerungen rufen meist sofortigen Widerspruch hervor und lenken vom eigentlichen Inhalt der konkreten Situation völlig ab. Durch Einhaltung dieser Regel werden die Aussagen für den Zuhörer anschaulicher und drängen diesen weniger in eine Verteidigungshaltung.

Konkretes Verhalten ansprechen

Jeder Partner soll von konkretem Verhalten in bestimmten Situationen sprechen, so dass vermieden wird, dem anderen dauerhafte negative Eigenschaften zuzuschreiben. Die Unterstellung negativer Eigenschaften ruft ebenfalls Widerspruch hervor. Beispiele solcher Äußerungen sind etwa: „Das ist doch typisch für dich" oder „Sei doch nicht immer so langweilig". Wer konkretes Verhalten benennt, erreicht eine bessere Nachvollziehbarkeit seiner Aussagen. Konkretes Verhalten in einer bestimmten Situation erscheint auch dem Angesprochenen leichter änderbar als eine immer vorhandene negative Eigenschaft.

Beim Thema bleiben

Jeder Partner soll vom Hier und Jetzt sprechen, da bei Rückgriffen auf die Vergangenheit das Gespräch Gefahr läuft, völlig vom eigentlichen Thema abzuweichen. Das eigene Anliegen soll jeweils formuliert werden.

Sich öffnen

Es ist wünschenswert, dass sich der Gesprächspartner mitteilt und beschreibt, was in ihm vorgeht. Anklagen und Vorwürfe lassen sich vermeiden, wenn jeder seine Gefühle und Bedürfnisse direkt äußert. Dann kann auch eine weitere ungünstige Verhaltensweise, das sogenannte „Gedankenlesen", vermieden werden. Hierunter versteht man Äußerungen, die die vermeintlichen Gedanken und Reaktionen des Partners vorwegnehmen, z.B. „Auf andere Art kann man ja nicht mit dir reden" oder „Ich würde was unternehmen, aber du machst ja doch wieder nicht mit." Der Sprecher verhindert damit schon im Voraus, dass der Partner alternative Verhaltensweisen ausprobiert.

2. Fertigkeiten Zuhörerrolle

Aufnehmendes Zuhören

Der Partner soll dem Sprecher nonverbal deutlich zeigen, dass er ihm zuhört und Interesse an seinen Äußerungen hat. Dies kann z.B. durch unterstützende Gesten wie Nicken oder kurze Einwürfe wie „hm, aha" geschehen. Wichtig ist neben dem Blickkontakt auch eine dem Partner zugewandte Körperhaltung. Ermutigungen zum Weitersprechen (z.B. „Ich würde gerne mehr darüber hören.") fördern die Offenheit des Gegenübers.

Zusammenfassen

Der Partner soll die wesentlichen Äußerungen des Sprechers möglichst in eigenen Worten rückmelden, um deutlich zu machen, dass er ihn verstanden hat. Fällt es ihm schwer, die Äußerungen in eigene Worte zu kleiden, kann er die Sätze auch wörtlich wiederholen. Insbesondere schwierige Gespräche gewinnen mit dieser Fertigkeit an Klarheit und Verständnis.

Offene Fragen

Wenn der Partner im Verlauf der Unterhaltung den Eindruck hat, dass der Sprecher seine Gefühle und Wünsche nur indirekt äußert, und er nicht ganz sicher ist, was der Sprecher empfindet, soll er gezielt danach fragen. Hier ist zu beachten, dass keine Urteile und vorschnellen Interpretationen vorgenommen werden, z.B. „Hast du dich unsicher gefühlt?" und nicht „Das liegt an deiner Unsicherheit". Im ersten Fall kann der Sprecher zustimmen oder ablehnen und es richtig stellen, im zweiten Fall muss er sich verteidigen.

Anerkennung für gutes Gesprächsverhalten

Der Partner soll auf offene und verständliche Äußerungen des Sprechers positiv reagieren, damit dieser sich ermutigt fühlt, z.B. „Das freut mich sehr, dass du mir das so klar und offen gesagt hast". Natürlich kann auch der Sprecher gutes Zuhören des Partners anerkennen.

Rückmeldung des ausgelösten Gefühls

Es gibt Situationen, in denen es dem Zuhörer nicht möglich sein wird, mit Verständnis auf den Sprecher zu reagieren, etwa weil dessen Äußerungen ihn sehr aufgebracht haben. In einem solchen Fall sollten allgemeine Aussagen vermieden werden, z.B. „Aber das stimmt doch gar nicht". Stattdessen meldet der Zuhörer besser seine eigenen Gefühle direkt zurück, z.B. „Ich bin völlig verblüfft, dass du das so siehst". Genauso wichtig ist es, auch aufkommende positive Gefühle rückzumelden, z.B. „Mich freut es, dass du das mit mir gemeinsam machen willst".

Rollenspiele (optional)

Vorab wird geklärt, ob Bedarf und Bereitschaft für die Durchführung von Rollenspielen besteht. Rollenspiele werden angeboten, stellen aber keinen zwingenden Bestandteil der Gruppe dar.

Um das gerade Erarbeitete zu üben, biete ich Ihnen an, ein oder mehrere Rollenspiele durchzuführen. Dies ist eine Methode, die wir in der Therapie oft anwenden. Der Vorteil ist, dass ein größerer Lerneffekt erzielt wird, wenn das Gelernte gleich praktisch angewendet wird. Es geht nicht darum, Sie zu kritisieren oder Fehler aufzudecken. Ihnen wird die Gelegenheit gegeben, verschiedene Möglichkeiten auszuprobieren und sofort Hilfestellungen zu bekommen.

Die Gruppenleiter können sich als Rollenspieler anbieten. Die Teilnehmer werden gefragt, ob sie eine bestimmte Situation erlebt haben, die sie in das Rollenspiel gerne einbringen würden. Sie werden gebeten, diese Situation möglichst genau zu beschreiben. Das Rollenspiel wird zeitlich auf maximal zehn Minuten begrenzt, um weder Rollenspieler noch Beobachter zu überfordern. Derjenige, der den Patienten spielt, soll sich möglichst gut in dessen Stimmung einfühlen und die Rolle während des Spiels nicht verlassen. Die zuschauenden Teilnehmer werden gebeten, besonders auf die vorher besprochenen kommunikativen Fertigkeiten zu achten und sich Notizen zu machen. Feedbackregeln werden ebenfalls als kommunikative Kompetenzen eingeführt und kurz erläutert:

- Nicht über den Rollenspieler sprechen, sondern ihn direkt ansprechen.
- Keine negativen Bewertungen abgeben, sondern Verbesserungsvorschläge machen („Ich hätte es hilfreicher gefunden, wenn Sie ...").
- Sich nur auf das konkret Beobachtete beziehen („Sie haben gesagt, dass ... , darauf hat er ... reagiert").
- Keine Bewertung der Person, sondern der beobachteten Verhaltensweisen.
- Ich-Botschaften („Ich hätte mich an Ihrer Stelle ... gefühlt").

Nach dem Rollenspiel werden zuerst die Rollenspieler selbst befragt.

- Wie haben Sie sich in Ihrer Rolle gefühlt?
- Welches Verhalten Ihres Mitspielers hat genau dieses Gefühl ausgelöst?
- Was ist Ihnen Ihrer Meinung nach gut gelungen?
- Womit waren Sie nicht so zufrieden?
- Was hätten Sie Ihrer Meinung nach besser machen können?

Im Anschluss daran wird mit den Beobachtern eine Feedbackrunde durchgeführt.

- Welche Gesprächstechniken haben Sie beobachtet?
- Welche davon fanden Sie hilfreich, welche weniger?

- An welche Reaktion des Gegenübers knüpfen Sie diese Einschätzung?
- Welche Änderungs- oder Verbesserungsvorschläge haben Sie?

9.7 Modul: Problemlösetraining

Inhalte
- Die einzelnen Problemlösungsschritte - Problemlösung anhand eines Beispiels - Diskussion der Erfahrungen der Teilnehmer
Handouts/Arbeitsmaterialien (vgl. CD-ROM)
- Problemlösestrategien - Problemlösung anhand eines Beispiels
Flipcharts (vgl. Abbildungen und CD-ROM)
- Flipchart Probleme lösen - Flipchart Probleme lösen – Beispiel (2-mal)

9.7.1 Ziele

Die Teilnehmer lernen die einzelnen Schritte des Problemlösetrainings kennen. Anhand eines Beispiels werden die Schritte geübt. Mögliche problematische Erfahrungen in diesem Bereich können diskutiert werden.

9.7.2 Ablauf

Die einzelnen Problemlösungsschritte

Unter „Problemlösen" verstehen wir Strategien, die es ermöglichen, eine für alle Beteiligten konstruktive Lösung eines Problems zu finden oder eine Entscheidung zu treffen. Ich möchte Ihnen nun eine Vorgehensweise vorstellen, mit der man eine Problemlösung schematisch angehen kann. Auch hier sind die im vorigen Modul genannten Kommunikationsregeln von Bedeutung.

- Wie gehen Sie normalerweise vor, wenn ein Problem ansteht?
- Wie treffen Sie wichtige Entscheidungen?
- Welche Ideen haben Sie außerdem, wie man Probleme angehen kann?
- Welche Hilfen, z.B. andere Menschen, ziehen Sie hinzu?

Probleme lösen

1. Problemdefinition

2. Brainstorming Lösungsmöglichkeiten

3. Lösungsmöglichkeiten diskutieren und die beste auswählen

Lösungsvorschlag	Vorteile	Nachteile
Lösung 1		
Lösung 2		
Lösung 3		

4. Planung der Umsetzung
1. Schritt _____
2. Schritt _____
3. Schritt _____

5. Überprüfung des Erfolgs

Abbildung 44: Flipchart Probleme lösen

Die folgenden Schritte werden auf der Grundlage der Beiträge der Teilnehmer erarbeitet und am Flipchart aufgeschrieben:

1. Problemdefinition. Alle Beteiligten sprechen über das Problem, aktives Zuhören und Nachfragen sind wichtig. Die Meinung aller Beteiligten ist von Bedeutung. Zum Schluss wird aufgeschrieben, um welches Problem es sich handelt. Dies ist wichtig, damit alle über dasselbe sprechen.

2. „Brainstorming" Lösungsmöglichkeiten. Alle Vorschläge, die zur Lösung des Problems beitragen können, sollen aufgeschrieben werden. Dabei sind auch ungewöhnliche Lösungen erlaubt und jeder Beteiligte sollte mindestens einen Vorschlag bringen. Sehr wichtig ist, das die Vorschläge in dieser Phase auf keinen Fall schon bewertet werden. Auch unrealistisch oder sogar absurd erscheinende Vorschläge können hier aufgenommen werden und sorgen oft schon in diesem Schritt für eine erhebliche Auflockerung.

3. Lösungsmöglichkeiten diskutieren und die beste auswählen. Jeder Vorschlag wird hinsichtlich seiner Vor- und Nachteile diskutiert. Hierbei kann die so genannte Spaltentechnik von Nutzen sein. Ausgewählt werden zunächst diejenigen Lösungen, die mehr Vorteile als Nachteile mit sich

bringen. Diese werden dann noch einmal miteinander verglichen und die Beste wird ausgewählt. Ist das Bild uneindeutig, können die Vorteile und Nachteile gewichtet werden und auf diesem Weg kann eine quasi-mathematische Entscheidung herbei geführt werden. Für jeden Vor- und Nachteil werden je nach Wichtigkeit ein bis drei Punkte vergeben, wobei ein Punkt als weniger schwerwiegend, drei Punkte als sehr schwerwiegend gewertet werden. Für jeden Lösungsvorschlag vergleicht man dann die Summe der „Nachteilspunkte" mit der Summe der „Vorteilspunkte".

4. Planung der Umsetzung. Die nötigen Schritte werden ggf. in Teilschritte zerlegt und aufgeschrieben. Dabei wird darauf geachtet, welche Unterstützung eventuell noch benötigt wird.

5. Überprüfung des Erfolgs. Wenn die Schritte abgearbeitet sind, wird das Ergebnis überprüft. Ist die Lösung nicht befriedigend umgesetzt, wird jeder Schritt noch einmal nachvollzogen, um Schwachstellen zu identifizieren. So lassen sich eventuell andere Lösungsmöglichkeiten finden oder zu große Schritte können noch einmal zerlegt werden. Gegebenenfalls wird der Prozess nochmals durchlaufen. Dabei sollte jeder Versuch positiv bewertet werden.

Problemlösung anhand eines Beispiels

Im besten Fall bringt einer der Teilnehmer ein Problem ein. Ist dies nicht der Fall, sollten die Gruppenleiter ein Beispiel vorschlagen. Zum Verständnis dieser Problemlösetechnik ist es wichtig, den vorgestellten formalen Prozess auf eine alltagsnahe Situation zu übertragen.

– Ich würde nun gerne anhand eines Beispiels mit Ihnen einen Problemlöseprozess exemplarisch durchgehen.
– Wer von Ihnen möchte ein Beispiel einbringen?
– Hatte jemand von Ihnen kürzlich eine schwierige Entscheidung zu treffen?

Problemdefinition. Der Teilnehmer, der das Beispiel einbringt, wird gebeten, die Situation möglichst konkret zu schildern. Anschließend wird es mit Hilfe der Gruppe in eine möglichst einfache und verständliche Formulierung übertragen. Alle Teilnehmer werden gefragt, ob sie mit der Formulierung einverstanden sind. Beispiel: „Mein Mann zeigte bereits seit einigen Wochen depressive Symptome, die sich immer weiter verschlimmerten. Uns war beiden klar, dass wir das nicht mehr alleine in den Griff bekommen können. Nun mussten wir uns für eine Behandlung entscheiden, wussten aber nicht, welche die Richtige sein würde. Ambulant oder stationär? Psychotherapie oder Medikamente? Ich hatte schon so viel Unterschiedliches gehört, und ich kannte mich mit der Thematik nicht so gut aus. Mein Mann war sowieso gerade nicht so entscheidungsfreudig und so fühlten wir uns beide sehr unsicher." Problemdefinition (Vorschlag): „Welche Depressionsbehandlungen kommen für meinen Mann in Frage und welche ist die Beste?"

Brainstorming Lösungsmöglichkeiten. Die Teilnehmer werden gebeten, alle Möglichkeiten zu nennen, die ihnen in den Kopf kommen. Auch ungewöhnliche oder zunächst schwierig erscheinende Möglichkeiten sind willkommen.

Lösungsmöglichkeiten diskutieren und die Beste auswählen. Die Vorschläge werden in die Tabelle geschrieben, anschließend werden mit der Gruppe Vorteile und Nachteile der einzelnen Möglichkeiten gesammelt.

An diesem Beispiel wird deutlich, dass die Gewichtung individuell sehr unterschiedlich sein kann. Erhofft sich der Betroffene beispielsweise mehr von psychotherapeutischer oder medikamentöser Behandlung? Möchte er, dass seine Ehefrau ihn möglichst oft besuchen kommt oder setzt er eher auf Abstand? Welche der Möglichkeiten eine höhere Priorität erhält, wird sich in der Gruppe flexibel ergeben. Das letzte Votum erhält der Teilnehmer, der das Problem vorgetragen hat. Um das Beispiel fortzusetzen, nehmen wir an, der Betroffene entscheidet sich für Klinik B.

Planung der Umsetzung. Die nötigen Schritte werden aufgeschrieben und es wird darauf geachtet, welche Hilfen man sich eventuell noch holen kann.

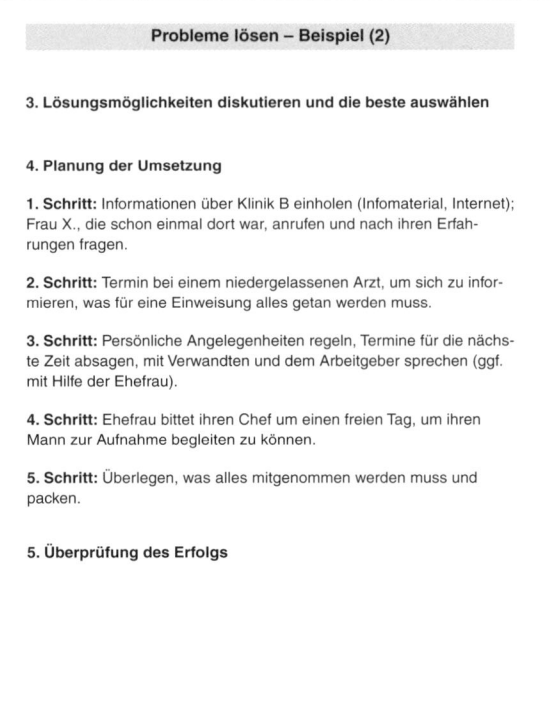

Abbildung 46: Flipchart Probleme lösen –
Beispiel (2)

Überprüfung des Erfolgs. Ziel bei diesem Beispiel ist, dass der Betroffene in die Lage versetzt wird, eine eigenständige, wohlüberlegte Entscheidung zu treffen. Mit „Überprüfen des Erfolgs" ist daher hier noch nicht der Behandlungserfolg gemeint, sondern die subjektive Einschätzung, mit der Einweisung in Klinik B das Richtige getan zu haben und für einen ausreichend vorbereiten Behandlungsbeginn gesorgt zu haben.

Probleme lösen – Beispiel (1)

1. Problemdefinition
„Welche Behandlungen kommen für meinen depressiven Mann in Frage und welche ist die beste?"

2. Brainstorming und Spaltentechnik

Lösungsvorschlag	Vorteile	Nachteile
Ambulante Behandlung bei einem Psychiater	– Medikamentöse Behandlung möglich – Muss nicht weg von zu Hause	– Ist den ganzen Tag allein zu Hause (Ehefrau berufstätig) – Reicht vielleicht nicht aus
Stationäre Behandlung in psychiatrischer Klinik A	– Ausreichende Behandlung ist sicher – Ist nicht allein zu Hause – Nah am Wohnort – Tägliche Besuche möglich	– Muss weg von zu Hause – Unsicher wie lange es dauert – Klinik hat lange Liegezeiten – Fühlt sich unwohl unter Fremden
Stationäre Behandlung in psychiatrischer Klinik B	– Ausreichende Behandlung ist sicher – Ist nicht allein zu Hause – Klinik hat kürzere Liegezeiten als Klinik A – Breiteres therapeutisches Angebot als Klinik A – Mehrmals wöchentlich Besuche möglich	– Muss weg von zu Hause – Unsicher wie lange es dauert – Fühlt sich unwohl unter Fremden – Entfernung zum Wohnort größer als Klinik A
...	...	...

Abbildung 45: Flipchart Probleme lösen –
Beispiel (1)

Diskussion der Erfahrungen der Teilnehmer

> Nun haben wir an einem Beispiel gesehen, wie so ein Problemlöseprozess aussehen könnte.
> – Wie wirkt diese Vorgehensweise auf Sie?
> – Halten Sie diese Vorgehensweise für sinnvoll?
> – Haben Sie es schon einmal so oder so ähnlich ausprobiert?
> – Wo sehen Sie Kritikpunkte oder Schwierigkeiten?

9.8 Modul: Abschluss

Inhalte
– Klärung offener Fragen – Empfehlungen – Abschlussrunde und Verabschiedung
Handouts/Arbeitsmaterialien (vgl. CD-ROM)
– Literatur und Adressen

9.8.1 Ziele

Die Teilnehmer haben Gelegenheit, noch offene Fragen oder Themen zu besprechen. Darüber hinaus geben sie Rückmeldung über die gesamte Angehörigengruppe.

9.8.2 Ablauf

Klärung offener Fragen

Je nachdem, wie viel Zeit für den Abschluss bleibt, können die Gruppenleiter offene Fragen mehr oder weniger intensiv bearbeiten.

> Wir sind nun fast am Ende unserer Angehörigengruppe angekommen.
> – Sind für Sie noch wichtige Fragen offen geblieben?
> – Sind wichtige Themen nicht oder nur zu kurz angesprochen worden?
> – Wofür wollen Sie die verbleibende Zeit nutzen?

Empfehlungen

Zum Abschluss geben die Gruppenleiter den Teilnehmern im Handout aufgelistete Literaturhinweise und nützliche Adressen. Buchtipps, Internetadressen und die Zentralen der Selbsthilfegruppen haben wir ebenfalls im Handout zusammen gestellt, regionale Adressen von Selbsthilfegruppen sollten ergänzt werden.

Abschlussrunde und Verabschiedung

Die Teilnehmer werden gebeten, ein Feedback über den gesamten Gruppenablauf zu geben.

> Wenn Sie jetzt noch einmal an unsere Sitzungen zurück denken, was hat Ihnen geholfen, was hätten Sie sich anders gewünscht?
> – Welche Themen fanden Sie besonders interessant?
> – Welche Themen fanden Sie weniger interessant?
> – Was könnten wir Ihrer Ansicht nach verbessern?

Zum Abschluss bedanken sich die Gruppenleiter für die Mitarbeit und das Interesse der Teilnehmer. Für individuelle Fragen stellen sie sich nach Beendigung der Sitzung zur Verfügung.

9.9 Schwierige Situationen in der Angehörigengruppe

Kritik an der hausärztlichen Versorgung: Insbesondere bei Ersterkrankungen in der Frühphase wird die diagnostische und therapeutische Kompetenz der Hausärzte bisweilen als sehr schlecht geschildert („Das hätte uns viele Probleme erspart." „Wäre er schon früher richtig behandelt worden, wäre die Depression nicht so schlimm geworden/ der Suizidversuch nicht passiert.").
Mögliche Reaktion der Gruppenleiter: Die Gruppenleiter können darauf hinweisen, dass dieses Problem inzwischen erkannt wurde und es Kampagnen zur besseren Ausbildung und Aufklärung der Hausärzte gibt, die jedoch leider noch nicht flächendeckend umgesetzt werden. Darüber hinaus ist ohnehin eine fachärztliche Behandlung anzuraten, wenn eine Depression einmal diagnostiziert wurde.

Unzufriedenheit mit der aktuellen psychiatrischen Behandlung: Die Angehörigen erleben die stationäre oder ambulante fachärztliche Behandlung als

unzureichend, oder die medikamentöse Behandlung wird aus verschiedenen Gründen abgelehnt (kein ganzheitlicher Ansatz, Gefahr der Abhängigkeit, nur symptomatische Behandlung). Die Angehörigen fühlen sich schlecht informiert bzw. von der Behandlung ausgeschlossen.
Mögliche Reaktion der Gruppenleiter: Die Gruppenleiter machen Behandlungsstrategien transparent und klären über medikamentöse Behandlung auf. Die Medikamente stellen ein Standbein in der Depressionsbehandlung dar, für das die Ärzte zuständig sind. Die Gruppenteilnehmer werden ermutigt, sich selbst zu informieren (z.B. über geeignete Bücher) und sich aktiv einzubringen (z.B. gemeinsame Arztgespräche einzufordern). Die Einbindung der Angehörigen wird inzwischen allgemein als wichtig erachtet und trotz des alltäglichen Zeitdrucks wird deren Engagement in der Regel von den ärztlichen Kollegen begrüßt. Sind all diese Maßnahmen bereits fehlgeschlagen, kann zumindest im ambulanten Bereich auch ein Arztwechsel empfohlen werden.

Schwierigkeiten im Umgang mit symptomatischen Verhaltensweisen: Die Angehörigen empfinden das symptomatische Verhalten als willentlich vom Betroffenen herbeigeführt. Sie sind der Meinung, durch Vorschützen bzw. Aggravieren von Symptomen gehe der Betroffene unangenehmen Aufgaben aus dem Weg. Sie fühlen sich vom Betroffenen manipuliert und verspüren Wut über den – vermeintlichen oder tatsächlichen – manipulativen Einsatz von suizidalen Äußerungen bzw. Verhaltensweisen. Die Angehörigen empfinden wiederholtes Nachfragen der Patienten oder wiederholte Bitten um Beruhigung als belastend und fühlen sich nicht ernst genommen. Sie glauben, die Betroffenen würden ihnen gar nicht zuhören oder der Trost und die Unterstützung kämen gar nicht beim Erkrankten an. Die Angehörigen fühlen sich ausgenutzt, empfinden die Balance von Geben und Nehmen als stark gestört.
Mögliche Reaktion der Gruppenleiter: Der Gruppenleiter klärt über die Symptomatik auf: die genannten Verhaltensweisen, wie auch Suizidgedanken, sind typisch für Depressionen und werden aller Voraussicht nach mit dem Abklingen der Erkrankung nachlassen. Sie werben um Verständnis und machen deutlich, dass der Betroffene sich nicht „zusammen reißen" kann. Die Angehörigen werden ermutigt, den Betroffenen zu unterstützen ohne dabei die eigenen Grenzen zu überschreiten und ohne ihm dabei alle Verantwortung abzunehmen. Es soll erlaubt sein, sich abzugrenzen („Auszeit") ohne dem Betroffenen oder sich selbst Schuldvorwürfe zu machen. Suizidale Äu-

ßerungen sollen immer ernst genommen und gegebenenfalls die Verantwortung an professionelle Helfer abgegeben werden (Notarzt, Krisenteam o.Ä. hinzuziehen).

Umgang mit Suizidversuchen: Bei vorangegangenem Suizidversuch können einerseits verschiedene Reaktionen auftreten wie große Besorgnis, Angst, den Depressiven alleine zu lassen oder Kontrollanrufe. Andererseits können Angehörige Wut wegen des Suizidversuches empfinden: „Wie kann er uns so etwas zumuten, er hat es so gemacht, dass jemand von uns ihn finden musste". Angehörige empfinden Suizidversuche als Vorwurf, als radikalen Kontaktabbruch seitens des Patienten, als Vertrauensverlust.
Mögliche Reaktion der Gruppenleiter: Gefühle wie Wut oder Angst sollen unbedingt zugelassen werden, allerdings sollte Entlastung nicht beim Betroffenen, sondern besser bei anderen Vertrauenspersonen oder professionellen Helfern gesucht werden. Die interpersonelle Dynamik von Suizidversuchen ist komplex, so können narzisstische Kränkungen eine Rolle spielen, das Gefühl, nicht verstanden zu werden oder die Funktion des „Hilferufs". Dennoch sind sie mehrheitlich sicher nicht als Vorwurf gegenüber den Angehörigen zu werten, sondern als Versuch, den subjektiv unerträglichen Zustand zu beenden. Möglicherweise ist den Patienten auch aufgrund ihrer Depression und des damit einhergehenden eingeschränkten Interesses an anderen Personen einfach egal, was sie diesen damit antun. Liegt tatsächlich eine Beziehungs- oder familiäre Problematik vor, die zum Suizidversuch beigetragen haben könnte, sollte diese nach Abklingen der akuten depressiven Phase psychotherapeutisch behandelt werden. Suizidversuche sind oft für den Betroffenen hochgradig schambesetzt. Für die Verarbeitung ist es aber wichtig, offen darüber zu sprechen. Es sollte keinesfalls eine vorwurfsvolle Haltung eingenommen, sondern die weitere Unterstützung zugesagt werden. Zur weiteren Vertiefung des Themas empfehlen wir den Artikel „Chronische Suizidalität. Funktion und Gegenübertragung" von Giernalczyk und Kind (1999).

Stigmatisierung: Die Angehörigen werden durch Bekannte, Freunde oder andere Verwandte mit Unverständnis und Vorurteilen gegenüber der Erkrankung des Patienten konfrontiert und geraten möglicherweise dadurch in Isolation. Sie entwickeln Tendenzen, die Erkrankung geheim zu halten bzw. zu verschleiern.
Mögliche Reaktion der Gruppenleiter: In der Regel werden gute Erfahrungen gemacht, wenn of-

fen über die Erkrankung gesprochen wird. Dies muss jedoch nicht immer der Fall sein. Deshalb gibt es hier keinen allgemeingültigen Rat, jeder muss selbst entscheiden, ob und wem gegenüber er sich offenbaren will. So sollte unterschieden werden, ob es sich um Personen aus dem beruflichen oder privaten Kontext handelt und ob positive oder negative Reaktionen erwartet werden. Wenn man sich dazu in der Lage fühlt, ist es sinnvoll „Aufklärungsarbeit" zu betreiben, um Vorurteile abzubauen. Hierfür können die Teilnehmer die Inhalte der Gruppe gut nutzen oder auf Literatur verweisen bzw. zur Verfügung stellen. Hilfreich kann es auch sein, auf die weite Verbreitung der Krankheit und auf in der Öffentlichkeit bekannt gewordene Fälle, wie z.B. eines Schauspielers oder eines Fußballspielers, zu verweisen. Viele Personen, denen man von einer depressiven Erkrankung erzählt, werden Ähnliches im Bekanntenkreis oder sogar selbst schon erlebt haben.

Schuldzuweisung durch Angehörige: Angehörige nehmen eine extrem strafende Haltung ein und sind der Meinung, der Betroffene sei für die Erkrankung in hohem Maße selbst verantwortlich („Er hat die Probleme immer verdrängt, und jetzt bekommt er die Rechnung dafür.", „Wir haben immer gesagt, er soll in die Psychotherapie gehen, aber er hat es nie eingesehen.").
Mögliche Reaktion der Gruppenleiter: Zunächst sollten Gruppenleiter für diese Haltung Verständnis zeigen. Durch Aufklärung (Vulnerabilitäts-Stress-Bewältigungs-Modell) kann man deutlich machen, dass niemand an der Erkrankung „Schuld" hat. Schuldzuweisungen sind in der akuten Depression kontraproduktiv, da der Betroffene meist ohnehin Schuldgefühle hat, die so noch verstärkt werden können. Dennoch ist auch hier wieder eine Balance zu finden zwischen der Abnahme jeglicher Verantwortung und Schuldzuweisungen. Möglicherweise hat ja tatsächlich der Betroffene z.B. seine Medikamente eigenmächtig abgesetzt. Die genannten Kritikpunkte können gemeinsam auf eine konstruktive Art und Weise bearbeitet werden, hierfür sollte jedoch ein Zeitpunkt gewählt werden, zu dem der Betroffene dazu auch in der Lage ist.

Überfürsorge: Angehörige nehmen dem Erkrankten jede Möglichkeit, eigene Initiative zu entwickeln. Sie sorgen stets für ein Programm, nehmen dem Depressiven alles ab, treffen alle Entscheidungen für ihn. Nach dem Übergang von der akuten Phase der Erkrankung zur Gesundungsphase persistieren Verhaltensmuster der Angehörigen, die jetzt aber dysfunktional sind: Überwachung des Patienten, „Hilfs-Ich"-Funktionen wie Kompensation der Eigenmotivation und -initiative.
Mögliche Reaktion der Gruppenleiter: Es ist sicher hilfreich, einem depressiven Angehörigen bestimmte Dinge abzunehmen. Trotzdem sollte er so weit es möglich ist, ein eigenverantwortlicher und aktiver Mensch bleiben können. Es ist deutlich zu machen, dass jede kleine Erledigung oder Aktivität, die der Betroffene selbst ausführt, einen Beitrag zur Gesundung darstellt. Bei überfürsorglichen Angehörigen besteht die Gefahr des sekundären Krankheitsgewinns, also dass der Betroffene sich an seine Passivität gewöhnt und keine Notwendigkeit mehr sieht, selbst Anstrengungen zu machen um zu seiner Gesundung beizutragen. Geht es dem Betroffenen langsam besser, sollte er schrittweise seine eigenen Angelegenheiten wieder selbst in die Hand nehmen.

Sexuelle Probleme: Der Partner hat kein Interesse mehr an Sexualität, was häufig zu Unstimmigkeiten und Missverständnissen führt („Er mag mich nicht mehr.", „Er findet mich nicht mehr attraktiv.").
Mögliche Reaktion der Gruppenleiter: Im Rahmen einer Depression tritt Libidoverlust sehr häufig auf, und zwar oft sowohl als „frühes" als auch als „spätes" Begleitsymptom. Dieses Symptom sagt nichts über mangelnde Liebe oder Attraktivität des Partners aus. Mit Abklingen der Depression normalisiert sich die Sexualität wieder. Wichtig ist, dass die Partner darüber informiert sind. Libidoverlust kann auch als Nebenwirkung von Psychopharmaka auftreten und bleibt dann über für die Dauer der Medikamenteneinnahme, also oft über die akute Episode hinaus, bestehen. Ist dies der Fall, müssen gemeinsam mit dem behandelnden Arzt Vor- und Nachteile abgewogen werden. Entsteht eine zu große psychische Belastung, sollte ggf. eine Dosisreduzierung oder ein Medikamentenwechsel in Betracht gezogen werden.

Kapitel 10

Modifikation für die Einzeltherapie

10.1 Kognitiv-psychoedukative Einzeltherapie

Die ausführliche Darstellung einer kognitiv-verhaltenstherapeutischen Einzeltherapie würde den Rahmen dieses Manuals sprengen, deshalb wollen wir an dieser Stelle nur auf Aspekte der Modifikation unseres Programms für die Arbeit mit einzelnen Patienten eingehen. Verhaltenstherapeutische Grundkenntnisse, beispielsweise über Verhaltens- und Problemanalyse, setzen wir voraus (vgl. z.B. Kanfer et al., 2000).

10.1.1 Struktur der Einzeltherapie

Es ist in einer Einzeltherapie nicht notwendig, sich genau an die vorgegebene Sitzungsstruktur der Gruppe zu halten. Auf die aktuelle Symptomatik und die individuellen Bedürfnisse kann somit gezielter eingegangen werden. Deshalb haben wir in den Handouts für die Einzeltherapie auf Durchnummerierung der Sitzungen verzichtet, sie können in der Reihenfolge variabel und je nach Bedarf verwendet werden.

Ebenso wie bei der Gruppenintervention sind settingspezifische Aspekte zu beachten (vgl. Kap. 6.7.1), insbesondere bei der Therapieplanung. In der Regel wird eine Einzeltherapie mehr Sitzungen als die Gruppenintervention umfassen. Bei stationär-psychiatrischen Patienten richtet sich die Anzahl der Sitzungen u.a. auch nach der Aufenthaltsdauer in der Klinik. In diesem Fall halten wir zwei Sitzungen pro Woche für sinnvoll, die je nach aktueller Verfassung des Patienten zunächst auch kürzer als die üblichen 50 Minuten sein können. Die Therapieplanung muss dementsprechend flexibler sein als bei ambulanter Einzelbehandlung, bei der die Anzahl und Dauer der Sitzungen in der Regel durch die Kostenträger vorgegeben sind. Bei stationären Patienten empfiehlt sich, die Entlassung aus der Klinik noch über einige Wochen therapeutisch zu begleiten, da dieser Übergang nach unserer Erfahrung oft kritisch ist. Generell kann empfohlen werden, die Sitzungen gegen Ende der Therapie auf vierzehntägige Abstände auszudehnen, um die Umsetzung des Erarbeiteten zunehmend in die Eigenverantwortung des Patienten zu legen und länger begleiten zu können.

Zu Beginn der Behandlung sollte eine gründliche Verhaltens- und Problemanalyse stehen, aufgrund derer die Therapieplanung vorgenommen wird. Im Einzelsetting ebenso wie in der Gruppe halten wir die Vermittlung von Wissen über die Erkrankung für elementar. Auch hier ist es sinnvoll, die Psychoedukation an den Anfang der Therapie zu stellen, um später die Schwerpunkte auf individuelle Themen zu setzen. Als zweiter Baustein sollte, besonders bei akut schwer depressiven Patienten, der Aktivitätenaufbau zum Einsatz kommen, da dadurch vergleichsweise schnell erste kleine Erfolge erreicht werden können. Die Patienten sind zunächst gar nicht in der Lage, tiefgehende Gespräche über persönliche Probleme zu führen. Im weiteren Verlauf kann dann intensiver auf die individuellen Themen des Patienten eingegangen werden. Insbesondere besteht der Vorteil der Einzeltherapie darin, dass das Erarbeiten eines funktionalen Krankheitsmodells vor dem Hintergrund der Lebensgeschichte sowie das Bearbeiten von für den Patienten wichtigen Lebensaspekten, z.B. Beziehung und Familie, gründlicher möglich ist. Bezugspersonen können zu Gesprächen eingeladen werden. Auch kann die kognitive Umstrukturierung, also das Herausarbeiten der persönlichen dysfunktionalen Kognitionen, deren lebensgeschichtliche Entwicklung und angestrebten Veränderungen, intensiver durchgeführt werden. Auch ein weiter gefasster zeitlicher Rahmen wird hier einer dauerhaften Veränderung zuträglich sein. Wichtig ist es, das Ende der Intervention angemessen zu gestalten. Das Therapieende muss immer mit dem Patienten abgesprochen und vorbereitet werden, keinesfalls sollte eine Therapie von Seiten des Therapeuten unerwartet und abrupt beendet werden. Gerade bei stationären Patienten muss klar sein, ob die Behandlung nach der Entlassung fortgesetzt werden kann. Zum einen muss der Patient sich darauf frühzeitig einstellen können, zum anderen muss ggf. Zeit bleiben, eine ambulante Therapie bei einem anderen Therapeuten rechtzeitig anbahnen zu können. Zum Abschluss sollte das Thema Rückfallprävention behandelt bzw. noch einmal wiederholt werden und genügend Zeit bleiben, Zukunftsaspekte und den Abschied aus der

Therapie zu thematisieren. Sinnvoll kann es auch sein, zunächst die Gruppe zu besuchen und dann in der Einzeltherapie die erarbeiteten Fortschritte individuell zu vertiefen und zu verfestigen. In diesem Fall kann die Psychoedukation sich auf eine weniger intensive Wiederholung beschränken als bei einem Patienten, der keine Vorinformationen hat.

Die Einzeltherapie bietet im Gegensatz zur Gruppentherapie mehr Raum, eventuell vorhandene Komorbiditäten gezielt zu behandeln. Dies betrachten wir als essentiell, da es wenig erfolgversprechend wäre, beim Vorliegen mehrerer Störungsbereiche nur auf einen zu fokussieren. Zu häufig vorkommenden Zusatzdiagnosen geben wir unter Kapitel 6.3.2 Information und Literaturtipps. Unter dem Aspekt der Therapieplanung müssen hier Prioritäten identifiziert und festgelegt werden.

10.1.2 Ablauf der Sitzungen

Generell folgt der Ablauf der Sitzungen einer ähnlichen Struktur wie in der Gruppe, er kann aber je nach den aktuellen Themen oder Bedürfnissen flexibel gehandhabt werden. Am Beginn einer Sitzung verschafft der Therapeut sich zunächst einen Eindruck über die aktuelle Verfassung des Patienten sowie über eventuell in der Zwischenzeit eingetretene Ereignisse. Im Anschluss daran steht ggf. die Besprechung von Übungen, die mit dem Patienten in der vorangegangenen Stunde verabredet worden waren. So kommt man zu aktuellen Themen, die methodisch ebenso bearbeitet werden wie in der Gruppenintervention. Am Ende der Sitzung steht jeweils die Absprache von Übungen, die bis zur folgenden Sitzung durchgeführt werden sollen.

Der Einsatz von Flipcharts sollte in der Einzeltherapie eine weniger große Bedeutung haben, da dies die therapeutische Beziehung beeinflusst. Wenn der Therapeut viele Informationen vermittelt ohne den Patienten mit einzubeziehen, könnte sich der Patient als Experte seiner Erkrankung nicht ernst genommen fühlen. Das Flipchart eignet sich in der Einzeltherapie beispielsweise, um den Zusammenhang zwischen automatischen Gedanken und depressiven Grundüberzeugungen (Eisbergmodell) oder das Dreieck „Denken-Fühlen-Handeln" darzustellen, jedoch weniger zur Materialsammlung

von z. B. Symptomen oder bekannten Psychopharmaka. Zudem muss bei der Arbeit mit Flipcharts bedacht werden, dass der therapeutische Kontakt sich verändert: Der Therapeut verlässt seine sitzende, dem Patienten zugewandte Haltung und begibt sich in eine „Lehrer-Pose". Dies kann den offenen Gefühlsausdruck des Patienten erschweren und die therapeutische Beziehung in Richtung eines stärkeren Ungleichgewichts stören.

10.2 Angehörigengespräche

Können Angehörige nicht in eine Gruppe eingebunden werden, sollten zumindest zwei ausführliche Angehörigengespräche stattfinden. Es ist sinnvoll, den psychoedukativen Part, also Informationen über Symptome, über die Entstehung der Depression und über die Notwendigkeit der Medikamenteneinnahme, auf jeden Fall zu vermitteln. Zudem ist von großer Bedeutung, dass auch Angehörige auf Frühwarnsymptome achten und über Bewältigungsstrategien und den Krisenplan informiert sind. Für dieses individuelle Thema empfiehlt sich ein gemeinsamer Termin mit dem Angehörigen und dem Betroffenen, um ein Gespräch zwischen Therapeut und Angehörigem „über den Patienten" zu vermeiden. Das Modul „Umgang mit depressiv Erkrankten" (vgl. Kap. 9.5) kann im Einzelgespräch gut umgesetzt werden, da sehr individuell auf die Probleme und Bedürfnisse eingegangen werden kann. Der Therapeut kann in diesem Zusammenhang den Erkrankten bei der Formulierung seiner Bedürfnisse unterstützen.

Selbstverständlich können auch die Blöcke „Kommunikationstraining" und „Problemlösetraining" in Einzelgesprächen mit Angehörigen oder Paargesprächen mit Angehörigen und Patienten gemeinsam durchgeführt werden. Beachtet werden muss, dass dies über ein übliches Angehörigengespräch hinaus geht und eher den Charakter einer Beratung (oder Paarberatung) annimmt. Dies gilt es im Vorfeld abzuklären, damit alle Beteiligten die gleichen Erwartungen an die Ziele sowie Art und zeitlichen Rahmen der Intervention haben. In Einzelgesprächen mit Angehörigen können dieselben Materialien genutzt werden wie in der Angehörigengruppe. Vergleichbar mit der Einzeltherapie sollte die Arbeit mit den Flipcharts nicht das Gespräch dominieren.

Kapitel 11

Fallbeispiel

Im Folgenden werden anhand eines Fallbeispiels die Inhalte der Gruppentherapie veranschaulicht. Die überwiegend stationär durchgeführte Gruppentherapie wurde bei dieser Patientin durch sechzehn ambulante Einzelsitzungen ergänzt. Die Therapie dauerte von Juni bis Dezember 2002. Aus Gründen des Persönlichkeitsschutzes wurden persönliche Angaben anonymisiert und zum Teil verändert.

11.1 Ausgangssituation

Angaben zur aktuellen Symptomatik

Die 45 Jahre alte Patientin war im Juni 2002 wegen einer schweren depressiven Episode mit psychotischen Symptomen (ICD-10: F33.3) stationär aufgenommen worden. Die Patientin berichtete, dass sie ca. drei Wochen zuvor im Zusammenhang mit Belastungen durch einen Hausverkauf und bevorstehendem Umzug depressive Symptome entwickelt habe. Diese hätten insbesondere in quälender Grübelneigung, Selbstvorwürfen, Schuldgefühlen und Verarmungswahn bestanden. Zunächst habe sie sich wegen der bevorstehenden Mittlere-Reife-Prüfung ihres jüngeren Sohnes „zusammengerissen". Nach dessen Prüfungen seien Schlafstörungen, Appetitlosigkeit mit Gewichtsverlust und passive Todeswünsche hinzu gekommen. An einem Wochenende seien die Symptome so schlimm geworden, dass der Ehemann die Patientin in die Klinik gebracht habe.

Lebensgeschichtliche Entwicklung

Die Patientin wurde als jüngstes von vier Kindern eines Zimmerers und einer Hausfrau in einer oberbayerischen Kleinstadt geboren. Der Vater sei vor 22 Jahren im Alter von 67 Jahren nach einem Schlaganfall verstorben. Die Mutter, jetzt 79 Jahre alt, sei gesund. Bei ihr sei mindestens eine depressive Episode vor ca. 30 Jahren bekannt. Die zwei Schwestern und ein Bruder (+9, +8 und +5 Jahre) seien verheiratet und lebten mit ihren Familien, wie auch die Mutter, in ihrer Heimatstadt. Ihre Mutter schildert die Patientin als oft überfordert. Sie sei psychisch instabil gewesen, so dass man sie immer habe schonen und Probleme

von ihr fern halten müssen. An den Vater erinnert sie sich als einen unzugänglichen und an ihr wenig interessierten Menschen. Insgesamt habe sie wenig Bezug zu ihm gehabt. Die Atmosphäre im Elternhaus beschreibt sie als arbeitsam und wenig fröhlich, jedoch nicht feindselig. Da sie eine Nachzüglerin gewesen sei, sei sie ohne viel Aufmerksamkeit immer „so nebenher gelaufen". Mit den Geschwistern habe sie als Kind wenig Kontakt gehabt, da diese so viel älter gewesen seien. Heute verstehe sie sich gut mit ihnen, zwei von ihnen hätten ebenfalls depressive Züge und befänden sich in Behandlung.

Die Patientin charakterisiert sich selbst in den ersten Jahren als fröhliches und eher wildes Kind, sie habe viele Freundinnen gehabt. Im Alter von 12 Jahren hätten die Eltern beschlossen, sie in ein Internat zu schicken. Dort habe sie mit 16 die Mittlere Reife gemacht. Sie habe in dem Internat sehr unter den strengen Regeln und dem starr strukturierten Tagesablauf gelitten. Zu dieser Zeit habe sie erstmals Ängste entwickelt, insbesondere vor schulischem Versagen. Mehrmals habe sie die Eltern gebeten, sie wieder vom Internat zu nehmen, was diese aber nicht getan hätten. Die Patientin meint, dass in dieser Zeit ihre Ängstlichkeit und die depressiven Neigungen entstanden seien. Nach der Mittleren Reife sei die Patientin nach München gezogen und habe zunächst zwei Jahre als Verkäuferin gearbeitet. Nachdem sie hiermit zunehmend unzufrieden gewesen sei, habe sie eine Ausbildung zur Steuerfachgehilfin begonnen und anschließend in dem Beruf bis zur Geburt des zweiten Sohnes 1986 gearbeitet. Seither sei sie Hausfrau, plane aber nun, nachdem die Söhne erwachsen seien, sich ein neues Betätigungsfeld als Immobilienmaklerin aufzubauen.

Sie sei seit 25 Jahren mit ihrem Mann, einem Ingenieur, verheiratet. Die Ehe beschreibt sie als sehr gut, ihr Mann sei ein ausgeglichener, verständnisvoller und unterstützender Partner.

Für sie sei es sehr wichtig gewesen, anders als ihr eigener Vater, ihre Söhne in verschiedenen Bereichen zu fördern. So habe sie stets sehr auf deren schulische Leistungen geachtet und beide ein Instrument erlernen lassen. Sie habe sich dafür aufgeopfert und teilweise auch zu wenig auf sich selbst geachtet. Schwierig sei insbesondere die Pubertät des älteren Sohnes gewesen, er habe versucht sich von den Eltern abzugrenzen, sei oft erst spät nach Hause gekommen und zunehmend verschlossen gewesen. Dies habe der Patientin übermäßige Sorgen und Ängste bereitet.

Die Familie bewohnt ein eigenes Haus. Finanziell sei sie durch die gute berufliche Position des Ehemannes sehr gut gestellt. In wenigen Monaten wolle die Familie in ein neues Haus umziehen, auch weil die Patientin ein Büro für ihre geplante Berufstätigkeit benötige. Hierzu sei das momentan noch von ihnen bewohnte Haus in diesem Sommer verkauft worden, der Verkauf einer Eigentumswohnung stehe jetzt an. Die Patientin kümmert sich aktuell neben der Familie um den anstehenden Umzug sowie die Wohnungsangelegenheiten. In ihrer Freizeit geht sie schwimmen und spazieren, sie verfügt über befriedigende soziale Kontakte.

Die Patientin berichtet, vor 20 Jahren, kurz nach der Geburt des ersten Sohnes, erstmals eine depressive Episode gehabt zu haben. Damals sei sie ambulant mit Aponal behandelt worden, das sie aber nach sechs Wochen wieder abgesetzt habe. Die Depression habe sie dann nach und nach ohne weitere Hilfe in den Griff bekommen. Die damalige Auslösesituation sei der aktuellen ähnlich gewesen. Nach der Geburt des Kindes sei die Wohnung zu klein geworden, außerdem habe sie einen Garten haben wollen. Die Familie sei daher in das Haus umgezogen, in dem sie bis heute wohne. Die Symptomatik sei ebenfalls ähnlich gewesen, wenn auch weniger ausgeprägt. Die Patientin habe zum einen Schuldgefühle gehabt, dass die Familie auf ihren Wunsch hin habe umziehen müssen und sie selbst als Hausfrau finanziell nichts habe beitragen können, zum anderen habe sie sich mit dem Baby und dem Umzug überfordert gefühlt.

Darüber hinaus berichtet die Patientin, schon seit ihrer Kindheit ängstlich gewesen zu sein. Insbesondere in Bezug auf die eigenen Kinder sei dies schlimmer geworden. Außerdem habe sie auch saisonale Schwankungen bemerkt, im Frühjahr neige sie verstärkt zu depressiven Verstimmungen. Die Patientin war zunächst der stationär-psychiatrischen und verhaltenstherapeutischen Behandlung gegenüber sehr ambivalent. Mit Rückgang der Symptomatik befürwortete sie jedoch zunehmend, für eine Zeit aus dem häuslichen Umfeld herausgenommen worden zu sein. Insbesondere habe sie entgegen ihrer Erwartung festgestellt, dass die Familie ohne sie ganz gut zurecht komme.

Psychischer und somatischer Befund

Die Patientin ist von schlanker Körperstatur, wirkt im Auftreten gepflegt, freundlich und offen. Sie ist in allen Qualitäten orientiert und emotional schwingungsfähig. Die Stimmung ist depressiv gefärbt. Der Antrieb ist reduziert, das Denken ist inhaltlich eingeengt auf die Sorgen um die Söhne und den Umzug. Die Intelligenz ist mindestens durchschnittlich. Psychotische Symptome im Sinne eines Verarmungswahnes sowie passive Suizidgedanken liegen vor. Im Beck Depressionsinventar (BDI) ergibt sich zum Anfang der Therapie ein Wert von 36, in der Hamilton Depression Rating Scale (HAMD) ein Wert von 32. Psychovegetativ leidet die Patientin unter Appetitlosigkeit, Schlafstörungen und Erschöpfbarkeit. Der neurologisch-internistische Befund ist unauffällig. Zu Beginn der Psychotherapie wurde die Patientin pharmakologisch auf Mirtazapin und Sulpirid eingestellt, ein Schlafmittel erhält sie bei Bedarf.

Verhaltensanalyse

Spezifisch belastend sind für die Patientin Situationen, die mit dem leiblichen und finanziellen Wohlergehen der Familie in Zusammenhang stehen. So beschreibt sie eine typische Situation folgendermaßen: Sie wacht nachts gegen 3.00 Uhr auf und steht auf, um nach ihren Söhnen zu schauen. Hierbei bemerkt sie, dass der ältere Sohn noch nicht zu Hause ist. Sie legt sich wieder in ihr Bett, kann aber nicht einschlafen. Sie beginnt zu Grübeln, die Gedanken drehen sich darum, dass der Sohn einen Unfall gehabt haben könnte. Dieses Katastrophendenken steigert sich immer weiter, bis sie fast sicher ist, dass etwas passiert ist. Emotional steigert sich die Angst, wird begleitet von Herzklopfen und Schwitzen. Die Angst legt sich erst wieder, als sie ihn ca. eine Stunde später heim kommen hört. Die Patientin ist erleichtert, sagt sich, wohl noch einmal Glück gehabt zu haben. Sie liegt jedoch noch eine weitere Stunde wach, bevor sie wieder einschlafen kann.

Die für die depressive Störung relevanten, in der Kindheit erlernten Verhaltensmuster und Überlebensregeln bestehen darin, unauffällig und angepasst zu sein, keine eigenen Bedürfnisse zu äußern und niemanden zu beunruhigen. Die Eltern vermittelten ihr zwar ein gewisses Gefühl der Geborgenheit, jedoch nicht das Gefühl, in ihrer Individualität förderungswürdig und wichtig zu sein. Vermutlich finden sich bei der Mutter ähnliche depressionsfördernde Muster, die Patientin schildert sie als „ständig hinter ihrem Putzeimer versteckt und überfordert". Wohl auch aus Angst, die Eltern zu enttäuschen oder zu beunruhigen, hatte sie später im Internat Versagensängste. Diese versuchte sie durch eine hohe Leistungsorientierung, Fleiß und Perfektionsstreben zu kompensieren.

Diese Leistungsorientierung gab sie an ihre Söhne weiter, indem sie bei ihnen ebenfalls großen Wert auf gute Noten und Leistungen im schulischen wie in Freizeitbereichen legte. Insbesondere der ältere Sohn rebellierte in der Pubertät dagegen, was bei der Patientin zu einer Art Fassungslosigkeit führte. Schließlich habe sie „immer alles für die Kinder getan", und nun werde sie enttäuscht, indem der Sohn sich distanziere und seinen eigenen Weg suche.

In der jeweiligen Auslösesituation und Symptomatik spiegelt sich außerdem deutlich die Schwierigkeit, zu eigenen Bedürfnissen zu stehen. Beide Umzüge gingen jeweils auf ihre Initiative zurück, jedoch beide Male mit absolutem Einverständnis der Familie. Trotzdem entwickelte die Patientin übermäßige Schuldgefühle in Bezug auf das, was sie ihrer Familie „damit zumute", außerdem starke Befürchtungen, den Umzug nicht zu schaffen sowie die objektiv unbegründete Angst, alle in den finanziellen Ruin zu treiben. Die Symptomatik kann als Folge der Verletzung der Überlebensregel, „unauffällig" zu sein und nichts für sich zu beanspruchen, begriffen werden. Vermutlich wurde ein forderndes und selbstbewusstes Verhalten früher durch Vorwürfe und Einwände sanktioniert. Im Sinne von Vulnerabilitätsfaktoren für depressive Erkrankung sind sowohl der genetische als auch der lerngeschichtliche Aspekt – die Mutter und zwei der Geschwister neigen ebenfalls zu Depressionen – einzuordnen.

11.2 Therapie

Therapieziele

Zunächst soll die Patientin in der Gruppe Informationen über die depressive Erkrankung erhalten und sich auf dieser Basis ein funktionelles Krankheitsmodell erarbeiten. Durch die Methoden des Aktivitätenaufbaus soll der Antrieb gesteigert werden und durch positive Erlebnisse die depressive Stimmung verbessert werden. Mit Hilfe der kognitiven Umstrukturierung soll sie lernen, ihre Katastrophengedanken zu erkennen und zu modifizieren. Insbesondere soll sie lernen, Gefahren bezüglich der Söhne und des finanziellen Ruins der Familie realistisch einzuschätzen. Darüber hinaus soll sie depressive Grundüberzeugungen identifizieren und modifizieren. Im letzten Abschnitt der Gruppe soll sie über Rückfallprophylaxe informiert werden und sich individuelle Maßnahmen erarbeiten.

In der anschließenden Einzeltherapie werden die o. g. Inhalte vertieft und nach der Entlassung aus der Klinik im Alltag weiter umgesetzt. Der Fokus wird insbesondere auf einem besseren Umgang mit Belastungen, v. a. im Zusammenhang mit dem bevorstehenden Umzug, gelegt. Hierfür wird die Patientin angeleitet, Selbstverstärkerpläne einzusetzen und darauf zu achten, sich nicht zu überfordern. In einem weiteren Schritt lernt die Patientin, eigene Bedürfnisse zu erkennen und sich deren Erfüllung zu erlauben. Auch werden die Entstehungsbedingungen der Erkrankung in Verbindung mit der Lerngeschichte aufgearbeitet. Neben der psychotherapeutischen Behandlung wird die psychopharmakologische Behandlung fortgesetzt, die medikamentöse Compliance wird gestärkt.

Therapieverlauf

Zu Beginn der Gruppe stand die Patientin der Behandlung ambivalent gegenüber, nahm jedoch von Anfang an engagiert und aktiv teil. Einerseits schien sie froh, über ihr Befinden sprechen zu können und Anteilnahme und Verständnis zu erfahren. Andererseits war sie anfangs von ihren Katastrophengedanken so überzeugt, dass sie sie nicht als Symptome der Krankheit erkennen konnte. Von dieser Haltung konnte sie sich langsam, mit Hilfe der Psychoedukation und des Austauschs zwischen den Gruppenteilnehmern, distanzieren. Sie begann, Inhalte umzusetzen und traute sich, Neues auszuprobieren. Der Aktivitätenaufbau konnte so maßgeblich zum Abbau der depressiven Symptomatik beitragen. Die Patienten begann, regelmäßig Spaziergänge zu unternehmen und Kontakte zu den Mitpatienten auf ihrer Station zu knüpfen. Sie profitierte insbesondere von der kognitiven Verhaltenstherapie in Bezug auf die Ängste um die Söhne, auf ihre unbegründeten finanziellen Sorgen und ihre Angst, den Umzug nicht bewältigen zu können. Hierfür war es sehr hilfreich für sie, alle anstehenden Schritte aufzuschreiben, in eine Reihenfolge zu bringen und sich jeweils Möglichkeiten zu überlegen, wie sie Unterstützung erhalten kann. So wurde der „Berg" überschaubar und die Aufgaben schienen ihr bewältigbar. Dysfunktionale Kognitionen, wie z.B. beim Hören eines Martinhorns „mein Sohn hatte einen Unfall" ließen sich verändern in „in der Umgebung gibt es verschiedene Kliniken, deshalb fahren hier ständig Krankenwagen vorbei. Es ist äußerst unwahrscheinlich, dass nun ausgerechnet mein Sohn darin liegt."

Nach der 9. Gruppensitzung wurde die Patientin nach Hause entlassen und nahm an den restlichen Gruppen- sowie den folgenden Einzelsitzungen ambulant teil. Zu Hause begann sie, sich im Haushalt mehr zu schonen und Ruhephasen einzuplanen. In den Einzelsitzungen wurde zunächst das in der Gruppe erarbeitete funktionale Krankheitsmodell vertieft, es erfolgte eine Einordnung der Erkrankung in die lebensgeschichtlichen Zusammenhänge. Die auch heute noch teilweise problematische Beziehung zur Mutter wurde ausführlich besprochen. Die Patientin hatte bereits während der Gruppensitzungen begonnen, ihr Bedürfnis nach Erholung besser wahrzunehmen und zu erfüllen. Sie legte ausreichend Pausen ein, besonders auch in der Zeit, in der sie mit dem Umzug sehr viel Arbeit hatte. Weiterhin ließ die Patientin ihre Söhne mehr und mehr ihre eigenen Wege gehen. So nahm beispielsweise der ältere Sohn während des Behandlungszeitraumes ein Studium in einer anderen Stadt auf und bezog dort ein Zimmer in einem Studentenwohnheim, was der Patientin keinerlei Schwierigkeiten bereitete. Den Sohn ausziehen zu lassen, war der Patientin während ihrer depressiven Episode unmöglich erschienen. Es gelang der Patientin, sich von Katastrophengedanken bezüglich ihrer Söhne und der Finanzierung des neuen Hauses zu distanzieren. Zwar war sie immer noch etwas besorgt, wenn die Söhne abends spät unterwegs waren, sie konnte sich jedoch sagen, dass zum einen die Wahrscheinlichkeit eines Unfalles o. ä. eher gering sei und dass sie momentan darauf sowieso keinen Einfluss habe. Dies führte dazu, dass sie nachts schlafen konnte, unabhängig davon, ob alle zu Hause waren oder nicht.

Durch das Einordnen der Erkrankung in lebensgeschichtliche Zusammenhänge wurde der Patientin bewusst, dass sie sowohl an sich selbst in der Mutterrolle, als auch an ihre Kinder sehr hohe Erwartungen gesetzt hatte. Von Beginn an hatte sie sich vorgenommen, ihre Söhne ganz anders zu erziehen, als sie es selbst erfahren hatte, insbesondere immer für sie da zu sein und ihre Talente zu fördern. Als die Söhne, insbesondere der ältere, während der Pubertät begannen, sich abzugrenzen und zu rebellieren, war die Patientin zutiefst enttäuscht. Im Verlauf der Therapie verstand sie zunehmend, dass dies ein normaler Ablösungsprozess war und nicht bedeutete, dass sie als Mutter versagt hatte.

Die Finanzierung des neuen Hauses hatte die Patientin mit ihrem Mann ausführlich besprochen, nach seinen Aussagen und Berechnungen seien hier keine Schwierigkeiten zu erwarten. Die Patientin konnte diesbezüglich immer mehr auf ihren Mann vertrauen und konnte sich zunehmend von ihren Sorgen distanzieren. Selbst als sich der geplante Verkauf der Eigentumswohnung als schwierig erwies, blieb sie zuversichtlich, nicht in finanzielle Schwierigkeiten zu kommen. Sehr positiv war auch, dass die Patientin zu einmal getroffenen Entscheidungen stehen konnte und sich von Zweifeln weitgehend befreite. So war sie der Überzeugung, dass der Umzug der richtige Schritt war. Mit der überwiegend von ihr ausgesuchten Ausstattung und Einrichtung des neuen Hauses war sie sehr zufrieden und freute sich immer mehr darauf, endlich einzuziehen.

Die Mitarbeit der Patientin war sehr konstruktiv. Sie setzte die in der Gruppe gelernten Inhalte konsequent und weitgehend selbständig weiter um, insbesondere das Thema Tagesstrukturierung und Strukturierung der anstehenden Aufgaben. Die Einzeltherapiestunden nutzte sie zum einen als „Auszeit", in der sie etwas für sich tat und Abstand zu den häuslichen Aufgaben hatte. Zum anderen erwies es sich für sie als sehr positiv, die wöchentlichen Fortschritte in der Zielerreichung zu reflektieren und die neu anstehenden Arbeiten zu planen. So wurden die Aufgaben überschaubar, die Patientin war zuversichtlich, sie bewältigen zu können.

Therapeutische Beziehung

Die therapeutische Beziehung kann durchweg als sehr gut eingestuft werden, die Gesprächsatmosphäre war offen und freundlich. Die Patientin fasste schnell Vertrauen und konnte sich öffnen und brachte auch für sie schambesetzte Themen in die Sitzungen ein. Förderlich war sicherlich, dass dieselbe Therapeutin die Gruppen- und Einzeltherapie durchführte. So hatte sie während der Gruppe schon positive Erfahrungen gesammelt und zu Beginn der Einzeltherapie bestand bereits ein konstruktives Arbeitsbündnis.

11.3 Therapieergebnis

Die ursprüngliche Zielsetzung bestand im Erarbeiten eines funktionellen Krankheitsmodells, im besseren Umgang mit Belastungen (insbesondere den bevorstehenden Umzug), darin, eigene Bedürfnisse besser wahrzunehmen und zu erfüllen, sowie im Abbau der Ängste um die Söhne und um finanzielle Engpässe. Darüber hinaus sollte die medikamentöse Compliance gestärkt werden. Die Zielsetzung veränderte sich im Verlauf der Therapie nicht, die Ziele können als erfüllt eingestuft werden.

Gegen Ende der Therapie war praktisch keine Symptomatik mehr erkennbar. Die Patientin berichtete lediglich in der Phase des Umzugs, der in den letzten zwei Wochen der Therapie stattfand, über rasche Ermüdbarkeit. Mehr prophylaktisch nahm sie vor Tagen, an denen sie viel zu tun hatte, ihre Schlafmedikation ein, die sie ansonsten schon seit Beginn der Therapie weitgehend absetzen konnte. Antidepressiva nahm sie während des gesamten Zeitraumes zuverlässig ein. Zeitweise berichtete die Patientin über Gelenkschmerzen und -steifigkeit, was aber nach Aussage des behandelnden Arztes wohl eher als Medikamentennebenwirkung einzuordnen ist. Unter depressiven Verstimmungen oder unangemessenen Ängsten litt sie nicht mehr. Im BDI hatte sie zum Therapieende noch einen Wert von 2, in der HAMD einen Score von 0.

Insgesamt sind therapeutische Beziehung, therapeutischer Prozess und die Zielerreichung als positiv zu bewerten. Die Therapie war geprägt von konstruktiver Zusammenarbeit, sowohl der Prozess insgesamt als auch die einzelnen Sitzungen waren gut strukturiert. Erfolge wurden schnell sichtbar, die Patientin konnte störungsrelevante Verhaltensweisen und kognitive Muster verändern.

Entwicklungsgeschichtliche Aspekte hätten intensiver thematisiert werden können. Die Kindheit und Jugend, v. a. auch die für die Patientin sehr negative Zeit im Internat, bedürfen sicher noch der weiteren Bearbeitung. Die nach der Gruppe anschließenden 16 Einzelsitzungen wollte sie ausdrücklich als Unterstützung dafür nutzen, nach ihrem Klinikaufenthalt im Alltag wieder zurecht zu kommen und den Umzug zu bewältigen. Die Patientin sah zuletzt sehr zuversichtlich in die Zukunft, freute sich über ihr neues Haus und darauf, sich der Vorbereitung ihrer beruflichen Pläne zu widmen.

Literatur

Ablon, J.S. & Jones, E.E. (2002). Validity of controlled cinical trials of psychotherapy: findings from the NIMH Treatment of Depression Collaborative Research Program. *American Journal of Psychiatry, 159* (5), 775-783.

Abramson, L.Y., Seligman, M.E.P. & Teasdale, J.D. (1978). Learned helplessness in humans: Critique and reformulation. *Journal of Abnormal Psychology, 87*, 49-74.

Ärztliche Zentralstelle Qualitätssicherung (ÄZQ). (2003). *Leitlinien-Clearingbericht „Depression". Schriftenreihe 12.* Nibüll: Videel.

Akiskal, H.S. & McKinney, W.T. (1975). Overview of recent research in depression. *Archives of General Psychiatry, 32*, 285-295.

Aldenhoff, J. (1997). Überlegungen zur Psychobiologie der Depression. *Nervenarzt, 68*, 379-389.

Aldenhoff, J.B., Dumais-Huber, C., Fritzsche, M., Sulger, J. & Vollmayr, B. (1997). Altered Ca2+-Homeostasis in Single T-Lymphocytes of Depressed Patients. *Journal of Psychiatric Research, 31* (3), 315-322.

American Psychiatric Association (APA). (1993). Practive guidelines for major depression disorder in adults. *American Journal of Psychiatry, 150*, 1-26.

Anderson, C.M., Griffin, S., Rossi, A., Pagonis, I., Holder, D.P. & Treiber, R. (1986). A comparison study of the impact of education vs. process groups for families of patients with affective disorder. *Family Process, 25*, 185-205.

Anderson, C.M., Hogarty, G. & Reiss, D.J. (1980). Family treatment of adult schizophrenic patients: a psychoeducational approach. *Schizophrenia Bulletin, 6*, 490-505.

Andrade, L., Eaton, W.W. & Chilcoat, H. (1994). Lifetime comorbidity of panic attacks and major depression in a population-based study: Symptom profiles. *British Journal of Psychiatry, 165*, 363-369.

Araya, R., Rojas, G., Fritsch, R., Gaete, J., Rojas, M., Simon, G. et al. (2003). Treating depression in primary care in low-income women in Santiago, Chile: A randomised controlled trial. *Lancet, 361* (9362), 995-999.

Asberg, M., Montgomery, S.A., Perris, C., Schalling, D. & Sedvall, G. (1978). A comprehensive psychopathological rating-scale. *Acta psychiatrica Scandinavica, 271*, 5-25.

Auracher, C. (2001). *Belastungen, Attributionen und Reaktionen bei Angehörigen von Depressionspatienten – Entwicklung und Ergebnisse eines Angehörigenfragebogens.* München: Ludwig-Maximilians Universität, unveröffentlichte Diplomarbeit.

Backenstraß, M., Kronmüller, K.-T., Schwarz, T., Reck, C., Karr, M. & Kochenscheidt, K. (2001). Kognitive Verhaltenstherapie in und mit Gruppen – Ein Behandlungsprogramm für depressive Patienten in stationärer Behandlung. *Verhaltenstherapie, 11*, 305-311.

Backhaus, J. & Riemann, D. (1999). *Schlafstörungen. Fortschritte der Psychotherapie.* Göttingen: Hogrefe.

Bäuml, J. & Pitschel-Walz, G. (2003). *Psychoedukation bei schizophrenen Erkrankungen. Konsensuspapier der Arbeitsgruppe „Psychoedukation bei schizophrenen Erkrankungen".* Stuttgart: Schattauer.

Bandura, A. (1977). Self-efficacy: toward a unifying theory of behavioral change. *Psychological Review, 84*, 191-215.

Basler, H.D. & Kröner-Herwig, B. (Hrsg.). (1995). *Psychologische Therapie bei Kopf- und Rückenschmerzen. Ein Schmerzbewältigungsprogramm zur Gruppen- und Einzeltherapie.* München: Quintessenz.

Bauer, M., Bschor, T., Kunz, D., Berghöfer, A., Ströhle, A. & Müller-Oerlinghausen, B. (2000). Double-blind, placebo-controlled trial of the use of lithium to augment antidepressant medication in continuation treatment of unipolar major depression. *American Journal of Psychiatry, 157*, 1429-1435.

Bauer, M., Whybrow, P.C., Angst, J., Versiani, M. & Möller, H.-J. (2004). *Biologische Behandlung unipolarer depressiver Störungen. Behandlungsleitlinien der World Federation of Societies of Biological Psychiatry (WFSBP).* Stuttgart: Wissenschaftliche Verlagsgesellschaft.

Beach, S.R. (2001). *Marital and family processes in depression.* Washington: American Psychological Association.

Beach, S.R., Fineham, F.D. & Katz, J. (1998). Marital therapy in the treatment of depression: toward a third generation of therapy and research. *Clinical Psychology Review, 18*, 635-661.

Beach, S.R., Sandeen, E.E. & O'Leary, K.D. (1990). *Depression and marriage.* New York: Guilford Press.

Beck, A.T. & Freeman, A. (1999). *Kognitive Therapie der Persönlichkeitsstörungen* (4. Aufl.). Weinheim: BeltzPVU.

Beck, A.T., Rush, A.J., Shaw, B.F. & Emery, G. (1979). *Cognitive Therapy of Depression.* New York: Guilford. Dt. Übersetzung: Beck, A.T., Rush, A.J., Shaw, B.F. & Hautzinger, M. (1996). Kognitive Therapie der Depression (5. Aufl.). Weinheim: Psychologie Verlags Union.

Beck, A.T., Rush, A.J., Shaw, B.F. & Emery, G. (1994). *Kognitive Therapie der Depression.* Weinheim: Psychologie Verlags Union.

Beck, A.T. & Steer, R.A. (1987). *Beck Depression Inventory (BDI).* San Antonio: The Psychological Corporation Inc.

Beck, A.T., Wright F.D., Newman, C.F. & Liese, B.S. (1997). *Kognitive Therapie der Sucht.* Weinheim: BeltzPVU.

Beck, J. S. (1995). *Cognitive Therapy: Basics and Beyond.* New York, London: Guilford.

Benjamin Smith, L. (2001). *Die Interpersonelle Diagnose und Behandlung von Persönlichkeitsstörungen.* München: CIP-Medien.

Benkert, O. & Hippius, H. (2005). *Kompendium der Psychiatrischen Pharmakotherapie* (5., überarb. u. erw. Aufl.). Berlin: Springer.

Berger, M. & van Calker, D. (2003). Affektive Störungen. In M. Berger (Hrsg.), *Psychische Erkrankungen. Klinik und Therapie* (S. 541-636). München, Jena: Urban & Fischer.

Bernstein, D.A. & Borkovec, T.D. (2002). *Entspannungstraining. Handbuch der progressiven Muskelentspannung* (11. Aufl.). Stuttgart: Klett-Cotta.

Blackburn, I.M. & Moore, R.G. (1997). Controlled acute and follow-up trial of cognitive therapy and pharmacotherapy in outpatients with recurrent depression. *British Journal of Psychiatry, 171*, 328- 334.

Brown, R.A. & Lewinsohn, P.M. (1984). *Participant Workbook for the Coping with Depression Course.* Eugene: Castalania Publishing Company.

Brown, S.A., Inaba, R.K., Gillin, J.C., Schuckit, M.A., Stewart, M.A. & Irwin, M.R. (1995). Alcoholism and Affective Disorder: Clinical Course of Depressive Symptoms. *American Journal of Psychiatry, 152,* 45-52.

Brucks, U. (2004). Der blinde Fleck der medizinischen Versorgung in Deutschland – Migration und psychische Erkrankung. *psychoneuro, 30* (4), 210-214.

Buchkremer, G., Klingberg, S., Holle, R., Schulze Mönking, H. & Hornung, W.P. (1997). Psychoeducational psychotherapy for schizophrenic patients and their key relatives or care-givers: Results of a 2-year follow-up. *Acta Psychiatrica Scandinavica, 96,* 483-491.

Butollo, W., Hagl, M. & Krüsmann, M. (2003). *Trauma, Selbst und Therapie.* Bern: Huber.

Butzlaff, R.L. & Hooley, J.M. (1998). Expressed Emotion and psychiatric relapse. *Archives of General Psychiatry, 55,* 547-552.

Christensen, A., Atkins, D.C., Berns, S., Wheeler, J., Baucom, D.H. & Simpson, J.E. (2004). Traditional versus integrative behavioural couple therapy for significantly and chronically distressed married couples. *Journal of Consulting and Clinical Psychology, 72,* 176-191.

Collegium Internationale Psychiatrie Scalarum (CIPS) (Hrsg.). (2005). *Internationale Skalen für Psychiatrie.* Göttingen: Beltz Test.

Corruble, E., Ginestet, D. & Guelfi, J.D. (1996). Comorbidity of personality disorders and unipolar major depression: A review. *Journal of Affective Disorders, 37,* 157-170.

Coyne, J.C., Kessler, R.C., Tal, M., Turnbull, J., Wortman, C.B. & Greden, J.F. (1987). Living with a depressed person. *Journal of Consulting and Clinical Psychology, 55,* 347-352.

Cuijpers, P. (1998). A psychoeducational approach to the treatment of depression: A Meta-analysis of Lewinsohn's „Coping with Depression" Course. *Behavior Therapy, 29,* 521-533.

de Jong, R. (1987). *Neurotische Depression und psychologische Therapie.* Frankfurt, Bern: Lang.

De Jonghe, F., Hendriksen, M., van Aalst, G., Kool, S., Peen, J., Van, R. et al. (2004). Psychotherapy alone and combined with pharmacotherapy in the treatment of depression. *British Journal of Psychiatry, 185,* 37-45.

De Jonghe, F., Kool, S., van Aalst, G., Dekker, J. & Peen, J. (2001). Combining psychotherapy and antidepressant in the treatment of depression. *Journal of Affective Disorders, 64,* 217-229.

de Jong-Meyer, R., Hautzinger, M., Rudolf, G.A.E., Strauß, W. & Frick, U. (1996). Die Überprüfung der Wirksamkeit einer Kombination von Antidepressiva- und Verhaltenstherapie bei endogen depressiven Patienten: Varianzanalytische Ergebnisse zu den Haupt- und Nebenkriterien des Therapieerfolgs. *Zeitschrift für Klinische Psychologie, 25* (2), 93-109.

de Jong-Meyer, R., Hautzinger, M., Kühner, C. & Schramm, E. (2005). *Leitlinien: Psychotherapie affektiver Störungen.* Verfügbar unter: http://www.klinische-psychologie-psychotherapie.de

Depression Guideline Panel. (1993). In *Clinical practice guideline. Depression in primary care: detection and diagnosis.* Rockville, MD. US Department of Health and Human Services. Agency for Health Care Policy and Research; 1. Agency for Health Care Policy Research publication 93-0550.

DeRubeis, R.J. & Crits-Christoph, P. (1998). Empirically supported individual and group psychological treatments for adult memtal disorders. *Journal of Consulting and Clinical Psychology, 66* (1), 37-52.

DeRubeis, R.J., Gelfand, L.A., Tang, T.Z. & Simons, A.D. (1999). Medications versus cognitive behavior therapy for severely depressed outpatients: Megaanalysis of four randomized comparisons. *American Journal of Psychiatry, 156,* 1007-1013.

DeRubeis, R.J., Hollon, S.D., Amsterdam, J.D., Shelton, R.C., Young, P.R., Salomon, R.M. et al. (2005). Cognitive therapy vs. medications in the treatment of moderate to severe depression. *Archives of General Psychiatry, 62,* 409-416.

Dilling, H., Mombour, W. & Schmidt, M. H. (2004). *Internationale Klassifikation psychischer Störungen (ICD-10). Klinisch-diagnostische Leitlinien* (5., durchges. u. erg. Aufl.). Bern: Huber.

Dorrmann, W. (2002). *Suizid. Therapeutische Interventionen bei Selbsttötungsabsichten.* Stuttgart: Klett-Cotta.

Dowrick, C., Dunn, G., Ayoso-Mateos, J.L., Dalgard, O.S., Page, H., Lehtinen, V. et al. (2000). Problem solving treatment and group psychoeducation for depression: multicenter randomised controlled trial. *British Medical Journal, 9,* 321(7274), 1450-1454.

Duman, R.S. (2004). Depression: A Case of Neuronal Life and Death? *Biological Psychiatry, 56,* 140-145.

Duman, R.S., Malberg, J. & Nakagawa, S. (2001). Regulation of Adult Neurogenesis by Psychotropic Drugs and Stress. *Journal of Pharmacology and Experimental Therapeutics, 299,* 401-407.

Ehlers, A. (1999). *Posttraumatische Belastungsstörung.* Göttingen: Hogrefe.

Ehlers, C.L., Frank, E. & Kupfer, D.J. (1988). Social zeitgebers and Biological Rhythms. *Archives of General Psychiatry, 45,* 948-952.

Ehlers, C. L., Kupfer, D. J., Frank, E. & Monk, T. H. (1993). Biological rhythms and depression: The role of zeitgebers and zeitstorers. *Depression, 1,* 285-293.

Elkin, I., Shea, M.T., Watkins, J.T., Imber, S.D., Sotsky, S.M., Collins, J.F. et al. (1989). NIMH treatment of depression collaborative research program: 1. General effectiveness of treatments. *Archives of General Psychiatry, 46,* 971-982.

Elliott, R., Greenberg, L.S. & Lietaer, G. (2003). Research on experiential psychotherapy. In M.J. Lambert (Ed.), *Bergin and Garfields Handbook of Psychotherapy and Behavior Change* (pp. 493-539). New York: Wiley.

Elsesser, K. (1996). *Verhaltenstherapeutische Unterstützung des Benzodiazepin-Entzuges.* Weinheim: BeltzPVU.

Elsesser, K. & Sartory, G. (2001). *Medikamentenabhängigkeit.* Göttingen: Hogrefe.

Emanuels-Zuurveen, L. & Emmelkamp, P.M.G. (1998). Individual behavioural-cognitive therapy versus marital therapy for depression in maritally depressed couples. *British Journal of Psychiatry, 169,* 181-188.

Emmelkamp, P.M.G. & van Oppen, P. (2000). *Zwangsstörungen.* Göttingen: Hogrefe.

Erim Y. & Senf, W. (2002). Psychotherapie mit Migranten. Interkulturelle Aspekte der Psychotherapie. *Psychotherapeut, 47*, 336-346.

Fadden, G., Bebbington, P. & Kuipers, L. (1987). Caring and its burdens: a study of the spouses of depressed patients. *British Journal of Psychiatry, 151*, 660-667.

Fava, G.A., Grandi, S., Zieleszny, M., Canestrari, R. & Morphy, M.A. (1994). Cognitive behavioral treatment of residual symptoms in primary major depressive disorder. *American Journal of Psychiatry, 151* (9), 1295-1299.

Fava, G.A., Grandi, S., Zieleszny, M., Rafanelli, C. & Canestrari, R. (1996). Four-year outcome for cognitive behavioral treatment of residual symptoms in major depression. *American Journal of Psychiatry, 153* (7), 945-947.

Fava, G.A., Rafanelli, C., Grandi, S., Conti, S. & Belluardo, P. (1998a). Prevention of recurrent depression with cognitive behavioural therapy. *Archives of General Psychiatry, 55*, 816-820.

Fava, G.A., Rafanelli, C., Grandi, S., Canestrari, R. & Morphy, M.A. (1998b). Six-year outcome for cognitive behavioral treatment of residual symptoms in major depression. *American Journal of Psychiaty, 155* (10), 1443-1445.

Feijo de Mello, M., de Jesus Mari, J., Bacaltchuk, J., Verdeli, H. & Neugebauer, R. (2005). A systematic review of research findings on the efficacy of interpersonal therapy for depressive disorders. *European Archives of Psychiatry and Clinical Neuroscience, 255* (2), 75-82.

Feinstein, E., Hahlweg, K., Müller, U. & Dose, M. (1989). Fragebogenverfahren zur Erhebung des Expressed-Emotion-Maßes: Kurzverfahren zur Rückfallprognose bei psychiatrischen Patienten. In G. Buchkremer & N. Rath (Hrsg.), *Therapeutische Arbeit mit Angehörigen schizophrener Patienten. Messinstrumente, Methoden, Konzepte* (S. 39-45). Bern: Huber.

Frank, E., Kupfer, D.J., Perel, J.M., Cornes, C., Jarrett, D.B., Mallinger, A.G. et al. (1990). Three-year outcomes for maintenance therapies in recurrent depression. *Archives of General Psychiatry, 47*, 1093-1099.

Frank, E., Kupfer, D.J., Wagner, E.F., McEachran, A.B. & Cornes, C. (1991). Efficacy of interpersonal psychotherapy as a maintenance treatment of recurrent depression: contributing factors. *Archives of General Psychiatry, 48*, 1053-1059.

Frank, E., Thase, M.E., Spanier, C., Cyranowski, J.M. & Siegel, L. (2000). Psychotherapy of affective disorders. In H. Helmchen, F. Henn, H. Lauter & N. Sartorius (Hrsg.), *Contemporary Psychiatry,* Volume 3 (pp. 348-363). Heidelberg: Spinger.

Freeman, A. & Reinecke, M.A. (1995). *Selbstmordgefahr - Erkennen und Behandeln: Kognitive Therapie bei suizidalem Verhalten.* Bern: Huber.

Friedman, M.A., Detweiler-Bedell, J.B., Leventhal, H.W., Horne, R., Keitner, G.I. & Miller, I.W. (2004). Combined psychotherapy and pharmacotherapy for the treatment of major depression disorder. *Clinical Psychology: Science and Practice, 11*, 47-68.

Fydrich, T., Renneberg, B., Schmitz, B. & Wittchen, H.-U. (1997). *SKID-II. Strukturiertes Interview für DSM-IV. Achse II: Persönlichkeitsstörungen.* Göttingen: Hogrefe.

Gerlinghoff, M. & Backmund, H. (1995). *Therapie der Magersucht und Bulimie.* Weinheim: BeltzPVU.

Giernalczyk, T. & Kind, J. (1999). Chronische Suizidalität. Funktion und Gegenübertragung. *Psychotherapie, 4* (2), 173-178.

Glick, I.D., Burti, L., Okonogi, K. & Sacks, M. (1994). Effectiveness in psychiatric care. III: Psychoeducation and outcome for patients with major affective disorder and their families. *British Journal of Psychiatry, 164*, 104-106.

Gloaguen, V., Cottraux, J., Cucherat, M. & Blackburn, I.M. (1998). A meta-analysis of the effects of cognitive therapy in depressed patients. *Journal of Affective Disorders, 49*, 59-72.

Goldman, C.R. (1988). Toward a definition of psychoeducation. *Hospital and Community Psychiatry, 39*, 666-668.

Grawe, K. (1989). Von der psychotherapeutischen Outcome-Forschung zur differentiellen Prozeßanalyse. *Zeitschrift für Klinische Psychologie, 18* (1), 23-34.

Grawe, K. (1997). Research-informed psychotherapies. *Psychotherapy Research, 7* (1), 1-19.

Grawe, K. (2005). (Wie) kann Psychotherapie durch empirische Validierung wirksamer werden? *Psychotherapeutenjournal, 1*, 4-11.

Grawe, K., Donati, R. & Bernauer, F. (Hrsg.). (1994). *Psychotherapie im Wandel. Von der Konfession zur Profession.* Göttingen: Hogrefe.

Greenberg, L.S. (2001). *Emotion-focused therapy.* Washington D.C.: APA.

Greenberg, L.S. (2004). Emotion-focused therapy. *Clinical Psychology and Psychotherapy, 11*, 3-16.

Greenberg, L.S. & Pinsoff, W.M. (1986). *The psychotherapeutic process.* New York: Guilford Press.

Greenberg, L.S., Rice, L.N. & Eliott, R. (1993). Facilitating emotional change. The moment by moment process. New York: Guilford. Dt. Übersetzung: Greenberg, L.S., Rice, L.N. & Eliott, R. (2003). *Emotionale Veränderung fördern. Grundlagen einer prozess- und erlebensorientierten Therapie.* Paderborn: Junfermann.

Greenberg, L.S. & Watson, J.C. (1998). Experiential therapy of depression: Differential effects of client-centered relationship conditions and process experiential interventions. *Psychotherapy Research, 8* (2), 210-224.

Greenberg, L.S., Watson, J.C. & Goldman, R. (1998). Process-Experiential Therapy of Depression. In L.S. Greenberg, J.C. Watson & G. Lietaer (Eds.), *Handbook of Experiential Psychotherapy* (pp. 227-248). New York: Guilford.

Greenberg, L.S. & Watson, J.C. (2005). *Emotion-focused therapy for depression.* Washington: APA.

Greenberger, D. & Padesky, C.A. (1995). *Mind over mood. A cognitive therapy treatment manual for clients.* New York: Guilford.

Haas, G.L., Glick, I.D., Clarkin, J.F., Spencer, J.H., Lewis, A.B., Peyser, J. et al. (1988). Inpatient family intervention: a randomized trial. *Archives of General Psychiatry, 45*, 217-224.

Haasen, C. & Yagdiran, O. (2000). *Beurteilung psychischer Störungen in einer multikulturellen Gesellschaft.* Freiburg: Lambertus.

Härter, M., Bermejo, I., Schneider, F., Kratz, S., Gaebel, W., Hegerl, U. et al. (2003). Versorgungsleitlinien für Diagnostik und Therapie depressiver Störungen in der hausärztlichen Praxis. *Zeitschrift für ärztliche Fortbildung und Qualitätssicherung, 4*, 16-43.

Hamilton, M. (1986). Hamilton Depressions Skala. In CIPS (Hrsg.), *Internationale Skalen für Psychiatrie* (3. Aufl.). Weinheim: Beltz.

Hautzinger, M. (1991). Aspekte der Therapeut-Patient-Beziehung in der Kognitiven Verhaltenstherapie der Depressionen. In J. Margraf (Hrsg.), *Die Therapeut-Patient-Beziehung in der Verhaltenstherapie* (S. 135-159). München: Röttger.

Hautzinger, M. (1993). Kognitive Verhaltenstherapie und Pharmakotherapie bei Depressionen: Überblick und Vergleich. *Verhaltenstherapie, 3,* 26-34.

Hautzinger, M. (2003). *Kognitive Verhaltenstherapie bei Depressionen* (6., überarb. Aufl.). Weinheim: Psychologie Verlags Union.

Hautzinger, M. & Bailer, M. (2003). *ADS-Allgemeine Depressionsskala.* Göttingen: Beltz Test.

Hautzinger, M., Bailer, M., Worall, H. & Keller, F. (1995). *Beck-Depressions-Inventar (BDI).* Bern: Huber.

Hautzinger, M., de Jong-Meyer, R., Treiber, R., Rudolf, G.A.E. & Thien, U. (1996). Wirksamkeit Kognitiver Verhaltenstherapie, Pharmakotherapie und deren Kombination bei nicht-endogen, unipolaren Depressionen. *Zeitschrift für Klinische Psychologie, 25* (2), 130-145.

Hautzinger, M. & de Jong-Meyer, R. (2003). Depressionen. In H. Reinecker (Hrsg.), *Lehrbuch der klinischen Psychologie und Psychotherapie. Modelle psychischer Störungen* (S. 215-257). Göttingen: Hogrefe.

Hegerl, U. & Niescken, S. (2004). *Depressionen bewältigen, die Lebensfreude wiederfinden.* Stuttgart: Trias.

Hegerl, U., Plattner, A. & Möller, H.-J. (2004). Should combined pharmaco- and psychotherapy be offered to depressed patients? A qualitative review of randomized clinical trials from the 1990s. *European Archives of Psychiatry and Clinical Neuroscience, 254,* 99-107.

Heise, T. (1998). *Transkulturelle Psychotherapie. Hilfen im ärztlichen und therapeutischen Umgang mit ausländischen Mitbürgern.* Berlin: VWB.

Helmchen, H. & Rafaelsen, O.J. (1992). *Depression, Melancholie, Manie. Ein Buch für Kranke und Angehörige* (2., neubearb. Aufl.). Stuttgart: Trias.

Herrle, J. & Kühner, C. (Hrsg.). (1994). *Depression bewältigen. Ein kognitiv-verhaltenstherapeutisches Gruppenprogramm nach P.M. Lewinsohn.* Weinheim: Psychologie Verlags Union.

Hesse, A.M. (2002). *Schatten auf der Seele* (3. Aufl. d. überarb. Neuausg.). Freiburg: Herder.

Hill, C.E. & Lambert, M.J. (2004). Methodological issues in studying psychotherapy processes and outcomes. In M.J. Lambert (Ed.), *Bergin and Garfields Handbook of Psychotherapy and Behavior Change* (pp. 84-135). New York: Wiley.

Hiller, W., Zaudig, M. & Mombour, W. (1995). *IDCL. Internationale Diagnosen Checklisten für ICD-10 und DSM-IV.* Bern: Huber.

Hinsch, R. & Pfingsten, U. (2002). *Gruppentraining Sozialer Kompetenzen (GSK)* (4., vollst. überarb. Aufl.). Weinheim: BeltzPVU.

Hirschfeld, R.M.A. (1999). Personality Disorders and Depression: Comorbidity. *Depression and Anxiety, 10,* 142-146.

Hirschfeld, R.M.A., Russell, J.M., Delgado, P.L., Fawcett, J., Friedman, R.A., Harrison, W.M. et al. (1998). Predictors of response to acute treatment of chronic and double depression with sertraline or imipramine. *Journal of Clinical Psychiatry, 59,* 669-675.

Hoffmann, B. (2004). *Handbuch Autogenes Training. Grundlagen, Technik, Anwendung* (Neuaufl.). München: dtv.

Hofmann, P. (2002). *Dysthymie. Diagnostik und Therapie der chronisch depressiven Verstimmung.* Wien: Springer.

Hollon, S.D., DeRubeis, R.J., Evans, D.M., Wiener, M.J., Garvey, M.J., Grove, W.M. et al. (1992). Cognitive therapy and pharmacotherapy for depression. *Archives of General Psychiatry, 47,* 774-781.

Hollon, S.D., DeRubeis, R.J., Shelton, R.C., Amsterdam, J.D, Salomon, R.M., O´Reardon, J.P. et al. (2005). Prevention of relapse following cognitive therapy vs. medications in moderate to severe depression. *Archives of General Psychiatry, 62,* 417-422.

Holsboer-Trachsler, E. & Vanoni, C. (1998). *Depression und Schlafstörungen in der Allgemeinarztpraxis.* Binningen: Medical Congress.

Hooley, J.M., Orley, J. & Teasdale, J.D. (1986). Levels of expressed emotion and relapse in depressed patients. *British Journal of Psychiatry, 148,* 642-647.

Horvitz-Lennon, M., Normand, S.L., Frank, R.G. & Goldman, H.H. (2003). „Usual care" for major depression in the 1990s: characteristics and expert-estimated outcomes. *American Journal of Psychiatry, 160* (4), 720-726.

Huber, T.J. (2005). Stationäre Depressionsbehandlung. Soll man Psychotherapie und Medikamente kombinieren? *Nervenarzt, 76,* 270-277.

Hüsler, G. & Hemerlein, G. (1996). *Leben auf Zeit. Ein Psychotherapiemanual für den Umgang mit HIV/AIDS und anderen lebensbedrohlichen Krankheiten.* Bern: Huber.

Jacobi, C., Thiel, A. & Paul, T. (2000). *Kognitive Verhaltenstherapie bei Anorexia und Bulimia nervosa* (2. Aufl.). Weinheim: BeltzPVU.

Jacobson, E. & Höfler, R. (2002). *Entspannung als Therapie. Progressive Relaxation in Theorie und Praxis* (4., verb. Aufl.). Stuttgart: Klett-Cotta.

Jacobson, N.S., Dobson, K., Fruzzetti, A.E., Schmaling, K.B. & Salutzky, S. (1991). Marital therapy as a treatment for depression. *Journal of Consulting und Clinical Psychology, 59,* 547-557.

Jacobson, N.S., Fruzzetti, A.E., Dobson, K., Whisman, M. & Hops, H. (1993). Couple therapy as a treatment for depression: II. The effects of relationship quality and therapy on depressive relapse. *Journal of Consulting and Clinical Psychology, 61,* 516-519.

Jarrett, R.B., Kraft, D., Doyle, J., Foster, B.M., Eaves, G.H. & Silver, P.C. (2001). Preventing recurrent depression using cognitive therapy with and without a continuation phase. *Archives of General Psychiatry, 58,* 381-388.

Jarrett, R.B., Schaffer, M., McIntire, D., Witt-Browder, A., Kraft, D. & Risser, R.C. (1999). Treatment of atypical depression with cognitive therapy or phenelzine. *Archives of General Psychiatry, 56,* 431-437.

Jindal, R.D. & Thase, M.E. (2003). Integrating psychotherapy and pharmacotherapy to improve outcomes among patients with mood disorders. *Psychiatric Services, 54,* 1484-1490.

Johnson, M.R. & Lydiard, R.B. (1998). Comorbidity of major depression and panic disorder. *Journal of Clinical Psychology, 54,* 201-210.

Jones, E. & Asen, E. (1999). *Systemic couple therapy and depression.* London: Karnac.

Jungnitsch, G. (1990). Psychotherapeutische Verfahren bei chronischen Schmerzen. *Fortschritte der Medizin, 108,* 152-156.

Jungnitsch, G. (1992). *Schmerz- und Krankheitsbewältigung bei rheumatischen Erkrankungen.* München: Quintessenz.

Kabat-Zinn, J. (1990). *Full catastrophe living.* New York: Delta.

Kabat-Zinn, J. & Kesper-Grossmann, U. (2004). *Die heilende Kraft der Achtsamkeit.* Freiamt: Arbor.

Kaluza, G. (2004). *Stressbewältigung. Trainingsmanual zur psychologischen Gesundheitsförderung.* Berlin: Springer.

Kanfer, F.H., Reinecker, H. & Schmelzer, D. (2000). *Selbstmanagement-Therapie. Ein Lehrbuch für die klinische Praxis* (4. Aufl.). Berlin: Springer.

Kapfhammer, H.P. (1994). Psychische Störungen im Zusammenhang von Geburt und Wochenbett. In H. Helmchen, H. Hippius, W. Greil, M. Hambrecht, M. Linden & J. Tegeler (Hrsg.), *Psychiatrie für die Praxis 19* (S. 45-53). München: MMV Medizin Verlag.

Kasper, S. & Kasper, A. (1994). Langzeitbehandlung affektiver Störungen. *Nervenarzt, 65,* 577-589.

Katon, W., Robinson, P., v. Korff, M., Lin, E., Bush, T., Ludman, E. et al. (1996). A multifaceted intervention to improve treatment of depression in primary care. *Archives of General Psychiatry, 53,* 924-932.

Katon, W. & Roy-Byrne, P.P. (1991). Mixed anxiety and depression. *Journal of Abnormal Psychology, 100,* 337-345.

Katon, W., Rutter, C., Ludman, E., v. Korff, M., Lin, E., Simon, G. et al. (2001). A randomized trial of relapse prevention of depression in primary care. *Archives of General Psychiatry, 58,* 241-247.

Keller, M.B., Gelenberg, A.J., Hirschfeld, R.M.A., Rush, A.J., Thase, M.E., Kocsis, J.H. et al. (1998). The treatment of chronic depression, part 2: a double-blind, randomized trial of sertraline and imipramine. *Journal of Clinical Psychiatry, 59,* 598-607.

Keller, M.B., McCullough, J.P., Klein, D.N., Arnow, B., Dunner, D.L., Gelenberg et al. (2000). A comparison of nefazodone, the cognitive behavioral-analysis system of psychotherapy, and their combination for the treatment of chronic depression. *New England Journal of Medicine, 342* (20), 1462-1470.

Kendall, P.C., Holmbeck, G. & Verduin, T. (2004). Methodology, design, and evolution in psychotherapy research. In M.J. Lambert (Ed.), *Bergin and Garfields Handbook of Psychotherapy and Behavior Change* (pp. 16-43). New York: Wiley.

Kendler, K.S., Thornton, L.M. & Gardner, C.O. (2000). Stressful life events and previous episodes in the etiology of major depression in women: an evaluation of the 'kindling' hypothesis. *American Journal of Psychiatry, 157,* 1243-1251.

Kendler, K.S., Thornton, L.M. & Gardner, C.O. (2001). Genetic risk, number of previous depressive episodes, and stressful life events in predicting onset of major depression. *American Journal of Psychiatry, 158,* 582-586.

Klein, D.F., Santiago, N.J., Vivian, D., Blalock, J.A., Kocsis, J.H., Markowitz, J.C. et al. (2004). Cognitive-behavioral analysis system of psychotherapy as maintenance treatment for chronic depression. *Journal of Consulting and Clinical Psychology, 72,* 681-688.

Klerman, G.L. (1991). Ideological conflicts in integrating pharmacotherapy and psychotherapy. In B.D. Beitman & G.L. Klerman, *Integrating pharmacotherapy and psychotherapy.* Washington: American Psychiatric Press.

Klerman, G.L., Dimascio, A., Weissman, M.M., Prosoff, B. & Paykel, E.S. (1974). Treatment of depression by drugs and psychotherapy. *American Journal of Psychiatry, 131,* 186-191.

Klerman, G.L., Weissman, M.M., Rounsaville, B.J. & Chevron, E.S. (1984). *Interpersonal Psychotherapy of Depression.* New York: Basic Books Inc Publishers.

Klerman, G.L. & Weissman, M.M. (Eds.). (1993). *New applications of interpersonal psychotherpy.* Washington, DC: American Psychiatric Press.

Klier, C., Demal, U. & Katschnig, H. (Hrsg.). (2001). *Mutterglück und Mutterleid.* Wien: Facultas.

Klingberg, S., Schaub, A. & Conradt, B. (2003). *Rezidivprophylaxe bei schizophrenen Störungen. Ein kognitiv-verhaltenstherapeutisches Behandlungsmanual.* Weinheim: BeltzPVU.

Kühner, C. (2003). Das Gruppenprogramm „Depression bewältigen" und seine Varianten: Eine aktualisierte Meta-Analyse. *Verhaltenstherapie, 13,* 254-262.

Kühner, C. & Weber, I. (2001). *Depressionen vorbeugen. Ein Gruppenprogramm nach R.F. Munoz.* Göttingen: Hogrefe.

Kuiper, P.C. (1995). *Seelenfinsternis. Die Depression eines Psychiaters* (8. Aufl.). Frankfurt: Fischer.

Kupfer, D.J., Frank, E., Perel J.M., Cornes, C., Mallinger, A.G., Thase, M.E. et al. (1992). Five-year outcome for maintenance therapies in recurrent depression. *Archives of General Psychiatry, 49,* 769-778.

Lakatos, A. & Reinecker, H. (1999). *Kognitive Verhaltenstherapie bei Zwangsstörungen. Ein Therapiemanual.* Göttingen: Hogrefe.

Lambert, M.J. & Ogles, B.M. (2004). The efficay and effectiveness of psychotherapy. In M.J. Lambert (Ed.), *Bergin and Garfields Handbook of Psychotherapy and Behavior Change* (pp. 139-193). New York: Wiley.

Laux, G. (2003). Depressive Episode und rezidivierende depressive Störung. In H.-J. Möller & H.-P. Kapfhammer (Hrsg.), *Psychiatrie und Psychotherapie* (S. 1159-1210). Berlin: Springer.

Leff, J., Vearnals, S., Brewin, C.R., Wolff, G., Alexander, B., Asen, E. et al. (2000). The London Depression Intervention Trial. Randomised controlled trial of antidepressants v. couple therapy in the treatment and maintenance of people with depression living with a partner: clinical outcome and costs. *British Journal of Psychiatry, 177,* 95-100.

Leibing, E., Hiller, W. & Sulz, S.K.D. (Hrsg.). (2003). *Lehrbuch der Psychotherapie.* Band 3 Verhaltenstherapie. München: CIP-Medien.

Leichsenring, F. (2001). Comparative effects of short-term psychodynamic psychotherapy and cognitive-behavioral therapy in depression: a meta-analytic approach. *Clinical Psychology Review, 21* (3), 401-419.

Leichsenring, F., Rabung, S. & Leibing, E. (2004). The efficacy of short-term psychodynamic psychotherapy in specific psychiatric disorders. A meta-analysis. *Archives of General Psychiatry, 61,* 1208-1216.

Lemke, M. R. (2004). Ätiologie und Krankheitsmodelle. In M.R. Lemke (Hrsg.), *Affektive Störungen* (S. 7-18). Stuttgart: Thieme.

Lenz, G., Demal, U. & Bach, M. (1998). *Spektrum der Zwangsstörung. Forschung und Praxis.* Berlin: Springer.

Lewinsohn, P.M., Antonuccio, D.O., Steinmetz, J.L. & Teri, L. (1984). *The coping with depression course. A psychoeducational intervention for unipolar depression.* Eugene, Oregon: Castalia Publishing Company.

Lindenmeyer, J. (2005). *Alkoholabhängigkeit.* (2., überarb. Aufl.). Göttingen: Hogrefe.

Linehan, M. (1996). *Trainingsmanual zur Dialektisch-Behavioralen Therapie der Borderline-Persönlichkeitsstörung.* München: CIP-Medien.

Lydiard, R.B. (1991). Coexisting anxiety and depression: Special diagnostic and treatment issues. *Journal of Clinical Psychiatry, 52* (Suppl.), 48-52.

Machleidt, W. & Callies, I.T. (2004). Psychiatrisch-psychotherapeutische Behandlung von Migranten und transkulturelle Psychiatrie. In M. Berger (Hrsg.), *Psychische Erkrankungen. Klinik und Therapie* (S. 1161-1184). München: Urban & Fischer.

Majkowski, J. (2002). Das Kindling-Modell und seine klinischen Anwendungen. *Nervenheilkunde, 21,* 467-470.

Malchow, C.P. & Dilling, H. (2002). *ICD-10 Computer-Tutorial II. Die Internationale Klassifikation psychischer Störungen ICD-10 Kapitel V(F)* – CD-ROM-Version. Bern: Huber.

Margraf, J. & Schneider, S. (2005). *Panik. Angstanfälle und ihre Behandlung* (3., überarb. u. aktualis. Aufl.). Heidelberg: Springer.

Markowitz, J.C. (2003). Interpersonal Psychotherapy for Chronic Depression. *Journal of Clinical Psychology, 59* (8), 847-858.

McCullough, J.P. (1984). Cognitive-behavioral analysis system of psychotherapy: An interactional treatment approach for dysthymia. *Psychiatry, 47,* 234-250.

McCullough, J.P. (2000). *Treatment for chronic depression: Cognitive behavioural analysis system of psychotherapy.* New York: Guilford.

McCullough, J.P. (2001). *Skills training for diagnosing and treating chronic depression: Cognitive behavioural analysis system of psychotherapy.* New York: Guilford Press.

McCullough, J.P. (2003). *Patient's manual for CBASP.* New York: Guilford.

McCullough, J.P. (2006). Behandlung der chronischen Depression. München: Urban & Fischer.

McDermut, W., Miller, I.W. & Brown, R.A. (2001). The efficacy of group psychotherapy for depression: A meta-analysis and review of the empirical research. *Clinical Psychology, Science and Practice, 8,* 98-116.

Möller, H.-J. (2002). *Psychiatrie. Ein Leitfaden für Klinik und Praxis* (4., aktualis. u. erw. Aufl.). Stuttgart: Kohlhammer.

Möller, H.-J., Laux, G. & Deister, A. (2005). *Psychiatrie und Psychotherapie.* Duale Reihe (3., überarb. Aufl.). Stuttgart: Thieme.

Möller, H.-J., Müller, W.E. & Volz, H.P. (2000). *Psychopharmakotherapie – eine Leitlinie für Klinik und Praxis* (2., überarb. u. erw. Aufl.). Stuttgart: Kohlhammer.

Monk, T.H., Flaherty, J.F., Frank, E., Hoskinson, K. & Kupfer, D.J. (1990). The Social Rhythm Metric: an instrument to quantify the daily rhythms of life. *Journal of Nervous and Mental Disease, 178,* 120-126.

Müller, T. & Paterok, B. (1999). *Schlaftraining. Ein Therapiemanual zur Behandlung von Schlafstörungen.* Göttingen: Hogrefe.

Munoz, R.F. & Miranda, J. (1986). *Group Therapy for Cognitive-Behavioral Treatment of Depression.* San Francisco: General Hospital Depression Clinic.

Neumann, N.U. & Schulte, R.M. (1989). *Montgomery Asberg Depressions Rating Skala – Deutsche Fassung.* Erlangen: Perimed.

Niklewski, G. & Riecke-Niklewski, R. (2003). *Depessionen überwinden – ein Ratgeber für Betroffene, Angehörige und Helfer.* Berlin: Stiftung Warentest.

Olfson, M., Marcus, S.C., Druss, B., Elinson, L., Tanielian, T. & Pincus, H.A. (2002). National trends in the outpatient treatment of depression. *Journal of the American Medical Association, 287* (2), 203-209.

Orlinsky, D.E., Ronnestad, M.H. & Willutzki, U. (2004). Fifty years of psychotherapy process-outcome research: continuity and change. In M.J. Lambert (Ed.), *Bergin and Garfields Handbook of Psychotherapy and Behavior Change* (pp. 307-389). New York: Wiley.

Pampallona, S., Bollini, P., Tibaldi, G., Kupelnick, B. & Munizza, C. (2004). Combined pharmacotherapy and psychosocial treatment for depression. *Archives of General Psychiatry, 61,* 714-719.

Paykel, E.S., Scott, J., Teasdale, J.D., Johnson, A.L., Garland, A., Moore, R. et al. (1999). Prevention of relapse in residual depression by cognitive therapy. A controlled trial. *Archives of General Psychiatry, 56 (9),* 829-835.

Pearls, F.S., Hefferline, R.F. & Goodman, P. (1951). *Gestalt Therapy.* New York: Julian.

Pencea, V., Bingaman, K.D., Wiegand, S.J. & Luskin, M.B. (2001). Infusion of Brain-Derived Neurotrophic Factor into the Lateral Ventricle of the Adult Rat Leads to New Neurons in the Parenchyma of the Striatum, Septum, Thalamus, and Hypothalamus. *Journal of Neuroscience, 21,* 6706-6717.

Pitschel-Walz, G. (2003). *Lebensfreude zurückgewinnen.* München: Urban & Fischer.

Pitschel-Walz, G., Bäuml, J. & Kissling, W. (2003). *Psychoedukation: Depressionen.* Manual zur Leitung von Patienten- und Angehörigengruppen. München: Urban & Fischer.

Post, R. M. (2002). Do the epilepsies, pain syndromes, and affective disorders share common kindling-like mechanisms? *Epilepsy Research, 50,* 203-219.

Regli, D., Bieber, K., Mathier, F. & Grawe, K. (2000). Beziehungsgestaltung und Aktivierung von Ressourcen in der Anfangsphase von Therapien. *Verhaltenstherapie und Verhaltensmedizin, 21* (4), 399-420.

Reinecker, H. (1994). *Zwänge. Diagnose, Theorien und Behandlung.* Bern: Huber.

Reschke, K. & Schröder, H. (2000). *Optimistisch den Stress meistern. Kursleiterhandbuch – Handbuch und Material für die Kursdurchführung.* Tübingen: dgvt.

Reynolds, C.F., Frank, E., Perel, J.M., Imber, S.D., Cornes, C. & Miller, M.D. (1999). Nortriptyline and interpersonal psychotherapy as maintenance therapies for recurrent major depression. *Journal of American Medical Association, 281* (1), 39-45.

Richter, G. (2000). Depression und Persönlichkeit – Konzepte und Ergebnisse. *Psychotherapie in Psychiatrie, Psychotherapeutischer Medizin und Klinischer Psychologie, 5* (1), 54-69.

Riecher-Rösseler, A. & Hofecker-Fallahpour, M. (2003). Die Depression in der Postpartalzeit. Eine diagnostische und therapeutische Herausforderung. *Schweizer Archiv für Neurologie und Psychiatrie, 154* (3), 106-115.

Rief, W. & Hiller, W. (1998). *Somatisierungsstörung und Hypochondrie.* Göttingen: Hogrefe.

Rief, W., Schaefer, S., Hiller, W. & Fichter, M.M. (1992). Lifetime Diagnoses in Patients with Somatoform Disorders: Which came first? *European Archives of Clinical Neuroscience, 241,* 236-240.

Rogers, C.R. (1957). The necessary and sufficient conditions of therapeutic personality change. *Journal of Consulting and Clinical Psychology, 21,* 95-103.

Rush, A.J., Beck, A.T., Kovacs, M. & Hollon, S. (1977). Comparative efficacy of cognitive therapy and pharmacotherapy in the treatment of depressed outpatients. *Cognitive Therapy and Research, 1,* 17-37.

Rush, A.J. & Kupfer, D.J. (2001). Strategies and tactics in the treatment of depression. In G.O. Gabbard (Ed.), *Treatment of psychiatric disorders* (3rd ed.). Washington: American Psychiatric Publishing.

Rush, A.J. & Thase, M.E. (1999). Psychotherapy for depressive disorders. In M. Maj & M. Sartorius (Eds.), *WPA Series. Evidence and Experience in Psychiatry.* Volume 1 – depressive disoders. Chichester: Wiley.

Sachse, R. (2001). *Psychologische Psychotherapie der Persönlichkeitsstörungen* (3., überarb. Aufl.). Göttingen: Hogrefe.

Sachse, R. (2002). *Histrionische und Narzisstische Persönlichkeitsstörungen.* Göttingen: Hogrefe.

Safran, J.D. & Segal, Z.V. (1990). *Interpersonal Process in Cognitive Therapy.* New York: Basic Books.

Saß, H., Wittchen, H.-U., Zaudig, M. & Houben, I. (2003). *Diagnostisches und Statistisches Manual Psychischer Störungen – Textrevision. DSM-IV-TR.* Göttingen: Hogrefe.

Schaub, A. (1999). Subprojekt 6.7.: Einfluß von Psychoedukation und Krankheitsbewältigung auf die Compliance und den Krankheitsverlauf bei Patienten mit depressiven Störungen. In H.-J. Möller, F. Holsboer & U. Hegerl (Hrsg.), *MedNet Kompetenznetzwerke in der Medizin „Depression, Suizidalität"*, vorgelegt am 19.11.1998 beim Bundesministerium für Bildung und Forschung, S. 165-166.

Schaub, A. & Auracher, C. (2001). Belastungen, Ursachenzuschreibungen und Reaktionen von Angehörigen mit einem depressiven Familienmitglied. *IX. Symposium Angehörigenarbeit in der Psychiatrie am 19. – 20.04.2002. Abstraktband S. 17.*

Schaub, A., Bernhard, B. & Gauck, L. (2004). *Kognitiv-psychoedukative Therapie bei bipolaren Erkrankungen. Ein Therapiemanual.* Göttingen: Hogrefe.

Schaub, A., Neusser, A., Kopinke, J. & Charypar, M. (2006). Kognitiv-psychoedukative Gruppenintervention bei stationären Patienten mit depressiven Erkrankungen – Ergebnisse einer prospektiven Studie. Unveröffentlichtes Manuskript.

Schaub, A., Roth, E., Goldmann, U. & Charypar, M. (2000). Protokoll zum Subprojekt 6.7. „Einfluß von Psychoedukation und Krankheitsbewältigung auf die Compliance und Krankheitsbewältigung bei Patienten mit depressiven Störungen" des Kompetenznetzes Depression (BMBF-Förderung).

Schaub, A., Roth, E., Goldmann, U. & Charypar, M. (2003). Impact of psychoeducation and coping on compliance and course of the illness in patients with depression. Preliminary results of a controlled study. *Kompetenznetz Depression, Suizidalität. 3. Internationaler Workshop, 06./07.09.2003 in Tutzing.*

Schaub, A., Roth, E., Goldmann, U. & Charypar, M. (2005a). Psychoeduaktion. In M. Lehofer & C. Stuppäck (Hrsg.), *Depressionstherapien* (S. 84-89). Stuttgart: Thieme.

Schaub, A., Roth, E., Goldmann, U. & Charypar, M. (2005b). Kontrollierte randomisierte Studie zur Evaluation eines kognitiv-psychoedukativen Therapieansatzes bei depressiven Störungen. *Verhaltenstherapie, 10. Kongress der DGVM: Freier Wille und biologische Regulation*, Supplement 1 zu Band 15, 4.

Schaub, A. & Stotz, G. (1995). *Verhaltensorientierte Gruppen für depressive Patienten.* Unveröffliches Manuskript, Psychiatrische Universitätsklinik München.

Schaub, A., Wolf, B., Stotz, G., Froschmayr, S., Haimerl, M. & Möller, H.J. (1997). Implementierung verhaltenstherapeutischer Behandlungskonzepte für Patienten mit schizophrenen und depressiven Störungen. *Schizophrenie, Beiträge zu Forschung, Therapie und psychosozialem Management.* Mitteilungsorgan der gfts, Sonderheft 2.

Schaub, A., Wolf, B., Gartenmaier, A., Charypar, M. & Goldmann, U. (1999). Evaluation von Therapieansätzen zur Krankheitsbewältigung bei schizophrenen und depressiven Störungen. *Verhaltenstherapie, 9* (1).

Schindler, L., Hahlweg, K. & Revenstorf, D. (1998). *Partnerschaftsprobleme, Diagnose und Therapie, Handbuch für den Therapeuten* (2., aktualis. u. vollst. neubearb. Aufl.). Berlin: Springer.

Schindler, L., Hahlweg, K. & Revenstorf, D. (1999). *Partnerschaftsprobleme: Möglichkeiten zur Bewältigung. Ein Handbuch für Paare* (2., aktualis. u. vollst. überarb. Aufl.). Berlin: Springer.

Schneider, S. & Margraf, J. (1998). *Agoraphobie und Panikstörung.* Göttingen: Hogrefe.

Schramm, E. (2003). *Interpersonelle Psychotherapie* (3., unveränd. Aufl.). Stuttgart: Schattauer.

Schultz, J.H. (2003). *Das autogene Training* (20. Aufl.). Stuttgart: Thieme.

Scott, J., Teasdale, J.D., Paykel, E.S., Johnson, A.L., Abbott, R., Hayhurst, H. et al. (2000). Effects of cognitive therapy on psychological symptoms and social functioning in residual depression. *British Journal of Psychiatry, 177,* 440-464.

Segal, Z.V., Kennedy, S.H., Cohen, N.L. & CANMAT Depression work group (2001a). Clinical guidelines for the treatment of depressive disorders. V. Combining psychotherapy and pharmacotherapy. *Canadian Journal of Psychiatry, 46* (1), 59-62.

Segal, Z.V., Williams, J.M.G. & Teasdale, J.D. (2001b). *Mindfulness-Based Cognitive Therapy for Depression: A new approach and preventing relapse.* New York: Guilford Publications.

Seligman, M.E.P. (1975). *Learned helplessness.* San Francisco: Freeman.

Sellschopp, A., Fegg, M., Frick, E., Gruber, U., Pouget-Schors, D., Theml, H. et al. (Hrsg.). (2002). *Manual Psychoonkologie. Empfehlungen zur Diagnostik, Therapie und Nachsorge.* München: W. Zuckschwerdt.

Sherill, J.T., Frank, E., Geary, M., Stack, J.A. & Reynolds, C.F. (1997). Psychoeducational workshops for elderly patients with recurrent major depression and their families. *Psychiatric Services, 48,* 76-81.

Sipos, V. & Schweiger, U. (2003). *Psychologische Therapie von Essstörungen.* Oberhaching: Dustri.

Soyka, M., Hollweg, M. & Naber, D. (1996). Alkoholabhängigkeit und Depression. Klassifikation, Komorbidität, genetische und neurobiologische Aspekte. *Nervenarzt, 67,* 896-904.

Stavemann, H.H. (2003). *Sokratische Gesprächsführung in Therapie und Beratung.* Weinheim: BeltzPVU.

Stuart, S. & Bowers, W.A. (1995). Cognitive therapy with inpatients. Review and meta-analysis. *Journal of Cognitive Psychotherapy, 9,* 85-92.

Swendsen, J.D. & Merikangas, K.R. (2000). The Comorbidity of Depression and Substance Use Disorders. *Clinical Psychology Review, 20* (2), 173-189.

Tausch, A.-M. (1997). *Gespräche gegen die Angst* (12. Aufl.). Reinbek: Rowohlt.

Teasdale, J.D., Moore, R.G., Hayhurst, H., Pope, M., Williams, S. & Segal, Z.V. (2002). Metacognitive awareness and prevention of relapse in depression: Empirical evidencs. *Journal of Consuling and Clinical Psychology, 70* (2), 275-287.

Teasdale, J.D., Segal, Z.V. & Williams, J.M.G. (1995). How does cognitive therapy prevent depressive relapse and why should attentional control (mindfulness) training help? *Behaviour Research and Therapy, 33,* 25-39.

Teasdale, J.D., Segal, Z.V., Williams, J.M.G., Ridgeway, V.A., Soulsby, J.M. & Laq, M.A. (2000). Prevention of relapse/recurrence in major depression by mindfulnessbased cognitive therapy. *Journal of Consulting and Clinical Psychology, 68,* 615-623.

Tellenbach, H. (1961). *Melancholie.* Berlin: Springer.

Thase, M.E., Greenhouse, J.B., Frank, E., Reynolds, C.F., Pilkonis, P.A., Hurley, K. et al. (1997). Treatment of major depression with psychotherapy of psychotherapy-pharmacotherapy combinations. *Archives of General Psychiatry, 54,* 1009-1015.

Ullrich, R. & de Muynck, R. (1998). *ATP. Anleitung für den Therapeuten* (2. Aufl.). Stuttgart: Klett-Cotta.

Vieweg, T. & Trabert, W. (2002). Psychoedukation in der Depressionsbehandlung. Ein psychoedukatives Gruppenprogramm im Rahmen stationärer Psychotherapie. *Verhaltenstherapie und Verhaltensmedizin, 23* (4), 479-497.

von Wogau, J.R., Eimmermacher, H. & Lanfranchi, A. (2004). *Beratung und Therapie bei Migranten.* Weinheim: BeltzPVU.

Wampold, B.E., Minami, T., Tierney, S.C., Baskin, T.W. & Bhati, K.S. (2005). The placebo is powerful: Estimating placebo effects in medicine and psychotherapy from randomized clinical trials. *Journal of Clinical Psychology, 61,* 835-854.

Watson, J.C., Gordon, L.B., Stermac, L., Kalogerakos, F. & Steckley, P. (2003). Comparing the effectiveness of process-experiential with cognitive-behavioral psychotherapy in the treatment of depression. *Journal of Consulting and Clinical Psychology, 71* (4), 773-781.

Whisman, M.A. (1993). Mediators and moderators of change in cognitive therapy of depression. *Psychological Bulletin, 114,* 248-265.

Wiese, C. & Schaub, A. (1999). *Leitfaden für die Durchführung von Angehörigengruppen bei unipolaren Depressionen.* Unveröffentlichtes Manuskript.

Wilken, B. (2003). *Methoden der kognitiven Umstrukturierung. Ein Leitfaden für die psychotherapeutische Praxis* (2., aktualis. u. erw. Aufl.). Stuttgart: Kohlhammer.

Wittchen, H.-U. (1997). *Wenn Traurigkeit krank macht. Depressionen erkennen, behandeln, überwinden.* München: Mosaik.

Wittchen, H.-U., Zaudig, M. & Fydrich, T. (1997). *SKID-I. Strukturiertes Klinisches Interview für DSM-IV. Achse I: Psychische Störungen.* Göttingen: Hogrefe.

Wlazlo, Z. (1998). *Soziale Phobie. Eine Anleitung zur Durchführung einer Exposition in vivo.* Freiburg: Karger.

Wolfersdorf, M. (2000). *Der suizidale Patient in Klinik und Praxis. Suizidalität und Suizidprävention.* Stuttgart: Wissenschaftliche Verlagsgesellschaft.

Wolfersdorf, M. (2002). *Depression – Verstehen und bewältigen* (3., neubearb. Aufl.). Berlin: Springer.

Worden, J.W. (2004). *Beratung und Therapie in Trauerfällen* (4. Aufl.). Bern: Huber.

Yalom, I.D. (1975). *The theory and practive of group psychotherapy.* New York: Basic Books.

Yalom, I.D. (1980). *Existential psychology.* New York: Basic Books.

Ziegler, W. & Hegerl, U. (2002). Der Werther-Effekt. Bedeutung, Mechanismen, Konsequenzen. *Nervenarzt, 72,* 41-49.

Zimmerman, M., Chelminski, I. & McDermut, W. (2002). Major Depressive Disorder and Axis I Diagnostic Comorbidity. *Journal of Clinical Psychiatry, 63,* 187-193.

Zubin, J. & Spring, B. (1977). Vulnerability – a new View of Schizophrenia. *Journal of Abnormal Psychology, 86,* 103-126.

Anhang

Anwesenheitsliste – Gruppentherapie

Gruppe Nr.: _____   Start der Gruppe: _____   vorauss. Ende: _____

Leitung: _____

Datum / Name und Station	1. Std.	2. Std.	3. Std.	4. Std. Einstiegs- zeitpunkt	5. Std.	6. Std.	7. Std. Einstiegs- zeitpunkt	8. Std.	9. Std.	10. Std.	11. Std. Einstiegs- zeitpunkt	12. Std

Sitzungsprotokoll – Gruppentherapie

Datum: _____ Gruppenleitung: _____

Gruppe Nr. _____ _____

Sitzung Nr. _____

Verspäteter Beginn: ☐ ja _____ Minuten ☐ nein

Grund: _____

_____

Vorzeitiges Ende: ☐ ja _____ Minuten ☐ nein

Grund: _____

_____

Verspätetes Ende: ☐ ja _____ Minuten ☐ nein

Grund: _____

_____

Übungen bearbeitet? ☐ alle ☐ teilweise ☐ niemand

Wer nicht:
Grund: _____

_____

_____

_____

_____

Einhalten des Manuals möglich? ☐ ja ☐ nein

Wenn nicht,
Grund: _____

_____

_____

Besonderheiten: _____

_____

_____

Protokoll Gruppentherapie pro Teilnehmer

PatientIn _____

Datum _____   Sitzung Nr. _____

1. Aktive Teilnahme   0---1---2---3---4---5---6---7---8---9---10

2. Introspektionsfähigkeit   0---1---2---3---4---5---6---7---8---9---10

3. Überforderung   0---1---2---3---4---5---6---7---8---9---10

4. Unterforderung   0---1---2---3---4---5---6---7---8---9---10

5. Emotionale Stabilität   0---1---2---3---4---5---6---7---8---9---10

6. Wohlbefinden   0---1---2---3---4---5---6---7---8---9---10

7. Verständnis des Themas   0---1---2---3---4---5---6---7---8---9---10

8. Kontaktfähigkeit/   0---1---2---3---4---5---6---7---8---9---10
   Gruppenfähigkeit

9. Im Vergleich zur vorangegangenen Sitzung ist der Zustand des Patienten/der Patientin

☐   ☐   ☐

verbessert   unverändert   verschlechtert

Bemerkungen (besondere Vorkommnisse, eigene Eindrücke)

_____

_____

_____

_____

_____

_____

_____

_____

Sitzungsprotokoll – Einzeltherapie

PatientIn: _____   TherapeutIn: _____

Datum _____   Sitzung Nr. _____

Verspäteter Beginn: ☐ ja _____ Minuten   ☐ nein

Grund: _____
_____

Vorzeitiges Ende: ☐ ja _____ Minuten   ☐ nein

Grund: _____

_____

Verspätetes Ende: ☐ ja _____ Minuten   ☐ nein

Grund: _____
_____

Übungen bearbeitet?   ☐ ja   ☐ nein

Wenn nicht, _____
Grund: _____

Art der Intervention: ☐ Psychoedukation
                        ☐ Tagesstrukturierung
                        ☐ Aufbau positiver Aktivitäten
                        ☐ Kognitive Umstrukturierung
                        ☐ Supportives Gespräch
                        ☐ Rückfallprävention
                        ☐ Sonstiges:

Besonderheiten: _____
_____
_____

Neue Übungen: _____
_____

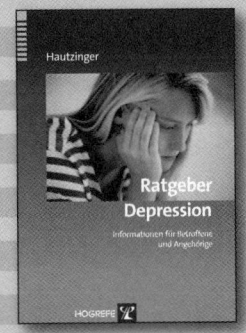
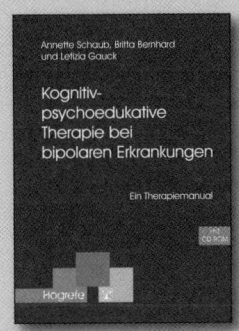
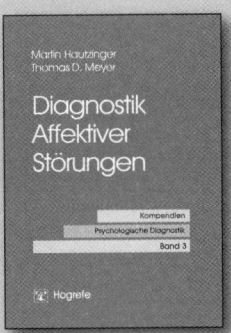
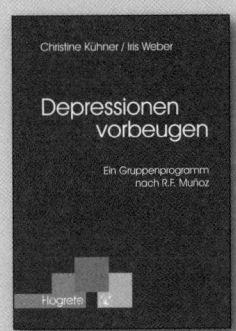 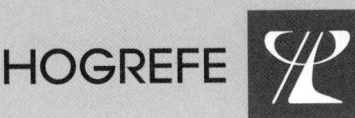

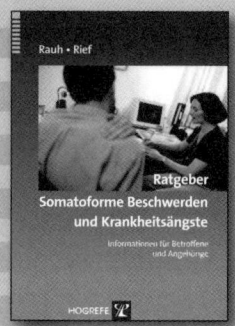
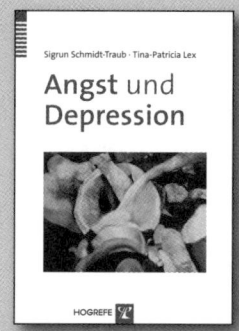
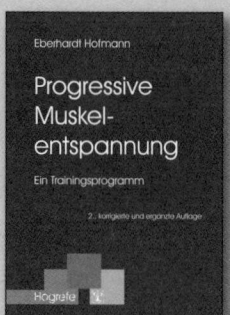
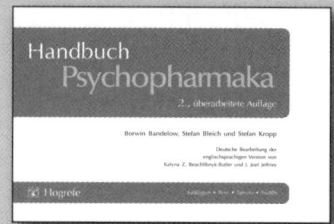
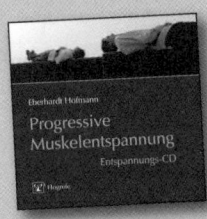
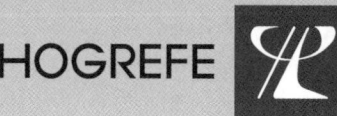